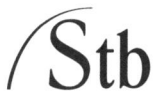

Stb

RUEDIGER DAHLKE

Schwebend die Leichtigkeit des Seins erleben

Urvertrauen gewinnen durch Losgelöstheit und Aufgehen im Augenblick

Vom Autor überarbeitete und korrigierte Ausgabe

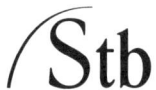

© 2003 by Integral Verlag, München
Als Vorlage diente die im Heyne Verlag im Jahre 2005
erschienene Ausgabe
»Die Leichtigkeit des Schwebens«

ISBN 978-3-8434-4644-0

© Schirner Verlag, Darmstadt
2., erweiterte Auflage 2012, versehen mit neuer ISBN

Umschlag: Murat Karaçay, Schirner,
unter Verwendung von # 20447568
(Herbie), www. fotolia.de
Redaktion: Heike Wietelmann, Schirner
Satz: Sebastian Carl, Amerang
Printed by: OURDASdruckt!, Celle, Germany

www.schirner.com

Inhalt

Zweiter Teil • Wege zur Leichtigkeit

Welch ein Entzücken der Vögel,
wenn sie auffliegend in endloser Weite treiben,
während die Flügel ein namenloses Wort
in den Himmel schreiben.
Wenn sich mein Geist erhebt,
beginnt sein Ton zu schwingen,
im Entzücken des Fliegens allein
kann mein Schreiben gelingen.

RABINDRANATH TAGORE

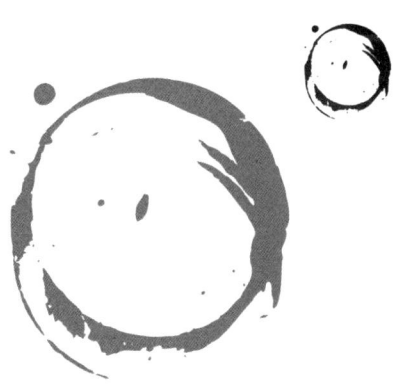

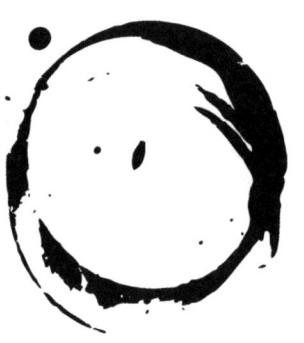

Einleitung

Dieses Buch findet nun schon zum dritten Mal seinen Weg in die Öffentlichkeit. Der Verlagswechsel hat mir die Chance eröffnet, es insgesamt auf den neuesten Stand zu bringen, die dem Anliegen der schwebenden Leichtigkeit des Seins entspricht.

Trotz seines leichten Titels mag dieses Buch schwerwiegende Bedenken hervorrufen, da es so manches Tabu nicht nur ankratzt, sondern es sogar mit Absicht und Hingabe bricht. Die spirituelle Szene hat viel mehr Grundannahmen aus der christlichen Kultur übernommen, als ihren Mitgliedern bewusst ist oder recht sein kann. Dazu gehört vor allem die Überzeugung, die in zweitausend Jahren tief in die Grundfesten der christlichen Kultur eingesickert ist, dass der religiöse Weg etwas Ernstes und Anstrengendes zu sein habe, dass er Opfer fordere und der Askese näher stünde als der Lebensfreude. Eine ähnliche Grundannahme kennzeichnet zwar auch den Buddhismus mit der Vorstellung, dass alles Leben Leid sei. Aber diese relativiert sich selbst, da davon ausgegangen wird, dass das Leid am Anhaften oder mit unseren Worten am Festhalten liege. Demnach wird das Loslassen zur Grundforderung. An den bis heute völlig vom Vajrayana-Buddhismus geprägten Tibetern kann man etwa sehen, was für eine fröhliche, lebensbejahende Stimmung daraus erwachsen kann.

Aus dem Hinduismus können sogar noch frohere Ansätze entstehen, wie man etwa an jener von Maharishi Mahesh Yogi, dem Begründer der Transzendentalen Meditation, ins Leben gerufenen, weltweiten Bewegung sehen kann. Sie vertritt jene einfache Mantram-Meditation, die über die Beatles und viele andere frühe Popstars wie die Beach Boys oder Donovan die Hippiezeit und später die 68er prägte. Maharishi betonte immer wieder, dass man auch den Weg der Freude gehen könne und Leiden nur ein Umweg sei, den man sich ersparen könne durch Kenntnis der Naturgesetze und ihre freiwillige Akzeptanz.

In unserer Kultur hat letztlich die alttestamentarische Grundstimmung, die das Christentum mit seiner Frohen Botschaft der Evangelien eigentlich wandeln wollte, doch die Oberhand behalten. Jahwe, der strenge rechtende Gott der Juden, hat die Frohe Botschaft seines Sohnes Jesus einfach ausgesessen und seine alte Stimmung durchgesetzt. Die Kirchen haben dem Vater letztlich recht gegeben und wohl auch im eigenen Interesse ihre Anhänger mit einer Schuld beladen, die der Sohn nachdrücklich relativieren wollte.

Beispiele dafür gibt es in den Evangelien genug, nur haben sie leider nicht Schule gemacht. Jesus verhindert zum Beispiel, dass die Ehebrecherin gesteinigt wird, indem er den Juden deutlich macht, dass sie alle schuldig sind. Damit relativiert er die Schuld der Frau, und kein Stein fliegt. In der Bergpredigt legt er die Zehn Gebote so aus, dass wir alle an allen schuldig (geworden) sind, und relativiert damit unsere Schuld insgesamt. An vielen Stellen warnt er die Menschen davor, ihr Fasten und ihre Bußübungen an die große Glocke zu hängen oder sich überhaupt etwas davon anmerken zu lassen. Im Gegenteil, er fordert seine Anhänger auf, die Askese zu unterlassen, solange er unter ihnen weile, und sich des Lebens mit ihm zu freuen. Ausdrücklich verkündet er seine Frohe Botschaft, um den Menschen Hoffnung zu schenken und sie froh zu stimmen, auf dass sie sich freudigen Herzens auf den Weg zu Gott und damit in die Einheit machen können. Er sagt ihnen klipp und klar, dass das Himmelreich Gottes in ihnen liege, dass sie sich selbst lieben sollen, genau wie ihre Nächsten. Von den Härten versucht er sie abzubringen und sich der Liebe, der Offenheit und der Weite des Herzens hinzugeben. Die Rache etwa sei des Herrn, also gar nicht ihre Sache. Sie sollen so weit werden, dass sie selbst ihren Feinden mit Offenheit und Liebe begegnen können.

Wo es um die Lebensstimmung geht, wird Jesus sogar sehr konkret. Maria Magdalena ermuntert er in ihrer scheinbaren Verschwendung des wertvollen Öls, mit dem sie ihn salbt. Er ist bei Festen zugegen, feiert mit und sorgt – auch schon mal mit Wundern – dafür, dass der Wein nicht ausgeht. Und wenn er schon auf diese wundervolle Weise Wein produziert, kommt auch noch ein besonders guter dabei heraus. Daran lässt die Bibel keinen Zweifel. Nicht nur verkündigt er seine Frohe Botschaft für Geist und Seele, er stellt auch Nahrung für den Körper bereit, als er Brote und Fische vermehrt und fünftausend Menschen ein kulinarisches Festmahl auftischt. Er sagt uns wohl, dass wir nicht vom Brot allein leben, aber er verlangt nicht, dass wir darben und uns über alle Maßen plagen. Mit keiner Silbe redet er dem Kapitalismus und seinen Werten das Wort. Im Gleichnis vom Weinberg bekommen alle Arbeiter den gleichen Lohn, egal wie lange sie gearbeitet haben.

Vor allem aber empfiehlt Jesus nirgends die moralinsaure Stimmung, die seine professionellen Vertreter zu ihrem Lebensthema gemacht und zu unser aller Lebensstimmung erhoben haben. Es wäre also eine urchristliche Idee, beim Abendmahl, das wir zu seinem Andenken feiern, den allerbesten Wein auszuschenken und ein Fest(mahl) zu genießen. Solche Sätze mögen vielleicht ketzerisch klingen, aber in Wirklichkeit sind sie christlicher als der larmoyante Singsang, der nun schon so lange aus den Kirchen dringt und – nebenbei bemerkt – kaum noch jemanden wirklich anspricht. Nur an wenigen Stellen blitzt noch die frohe, lebensbejahende Botschaft der Evangelien durch. Etwa wenn es beim katholischen Leichenschmaus darum geht, die Tatsache, dass man noch lebt, zu feiern und sich des Lebens zu freuen, ja sich sogar für die Vorausgegangenen, Verstorbenen zu freuen, dass sie nämlich dem Ziel, der Einheit beziehungsweise dem Himmelreich Gottes, nun näher sind.

Dieses Buch will zeigen, dass es durchaus eine Menge Freude bereiten kann, sich auf den Weg der Bewusstseinserweiterung zu machen, dass das Leben dadurch sogar sinnlicher und leichter, die Lebensstimmung lustvoller und schwebender werden kann. Das ist zwar ein frontaler Angriff gegen die Stimmung vieler christlicher Industriegesellschaften, deckt sich aber voll und ganz mit den Aussagen der christlichen Urtexte, der Evangelien.

Es gibt also überhaupt keinen christlichen und, soweit ich weiß, auch sonst keinen triftigen Grund, ständig in Sack und Asche durchs Leben zu schleichen, nur weil man sich mit spirituellen Übungen beschäftigt und auf dem Weg zur Befreiung ist. Die spirituelle Szene kommt, ähnlich wie die Szene der gesund Lebenden, mit der sie weitgehend identisch ist, in mancher Hinsicht ziemlich farblos und unfroh daher. Da gerade spirituelle Menschen davon ausgehen müssten, dass die Form den Inhalt prägt, wäre darüber nachzudenken, ob man sich nicht besser aus diesem Feld befreien sollte, um in eine Welt der lebendigeren Farben und Schwingungen einzutauchen und sich den Überfluss an Leben spendenden Energien zu gönnen, die in diesem Universum im Überfluss vorhanden sind.

Die Formen prägen die Inhalte. Wäre dem nicht so, hätten Körperübungen wie die Asanas aus dem Hatha Yoga überhaupt keinen Sinn. Versuche, über den Körper Einfluss auf die Seele zu nehmen, die es in praktisch allen Traditionen gibt, zeigen, wie wichtig das Außen selbst für jene Menschen ist, die ihre Lösungen und schließlich auch die große Lösung im eigenen Inneren suchen. Die Parallele zwischen Körper und Seele entspricht der zwischen Form und Inhalt. Die Idee, dass der Körper eine Art Tempel für die Seele ist und durch seine Form deren Entwicklung mitbestimmt, hat beispielsweise zum Lotossitz und vielen anderen Meditationshaltungen und meditativen Bewegungsmustern wie denen des Qi Gong oder Tai Chi geführt. Auch die Feldenkrais-Arbeit nutzt dieses Phänomen. Die ideale äußere Haltung des Körpers kann im wahrsten Sinne des Wortes auf die Seele abfärben, indem sie in sie hineinfließt. In dieser Erfahrung wurzeln sicherlich die ersten Versuche, den Körper in eine gute, der Entwicklung förderliche Form zu bringen.

Die frühen Christen waren dagegen offenbar primär an ihrer Seele und weniger an ihrem Körper interessiert. Sie versuchten nämlich, den Körper vor allem über Missachtung und Beschränkung, etwa durch lange Fastenzeiten, harte Reinigungsübungen und strenge Exerzitien, zu einem idealen Tempel für die nach Entwicklung dürstende Seele zu machen. Im Gegensatz dazu haben heute viele Menschen ein sehr positives Verhältnis zu ihrem Körper und nehmen aus dieser Haltung heraus Einfluss auf ihre Seele. Man kann sich ohne Weiteres und mit Erfolg primär mit seinem Körper beschäftigen und die Seele dennoch bewusst mit auf den Weg nehmen.

Damit will ich die alten asketischen Übungen keineswegs als wirkungslos entlarven, im Gegenteil. Ich gebe seit über zwanzig Jahren mit einigem Engagement Fastenseminare, aber auch diese Zeiten können wir feiern und müssen sie nicht in gedrückter Stimmung durchleiden. Die gute Nachricht ist: Es gibt auch noch andere Mittel und Wege, um Einfluss auf die Seele zu nehmen, solche, die sich mit Spaß und Freude genießen lassen. Langsam wird es Zeit, zu erkennen, dass wir genauso vom Körper auf die Seele zielen können wie umgekehrt. Und wenn wir beides tun, haben wir insgesamt mehr und bessere Chancen.

Das bringt uns gleich zum nächsten Tabu, das die kommenden Seiten hoffentlich auch nicht überleben wird. Es besagt, der Mensch auf dem spirituellen Weg dürfe sich nur natürlicher Hilfsmittel bedienen und habe an sich ein Purist zu sein. Technik und Maschinen seien völlig tabu, von High Tech ganz zu schweigen. In der Tat haben sich alle bisherigen Versuche, Erleuchtungserlebnisse mit technischen Mitteln hervorzurufen oder auch nur zu simulieren, auf die Dauer als Fehlschläge erwiesen. Am stärksten waren solche Hoffnungen von den so genannten Mind-Machines geweckt worden, doch letztlich wurden sie enttäuscht.

Doch wie sollte es anders sein, auch die moderne Technik, die so einen unübersehbar dunklen Schatten auf die heutige Welt wirft, hat ihre hellen Seiten. Und so gibt es inzwischen an sich ganz einfache mechanische Geräte, die verblüffende, um nicht zu sagen wunderbare Erfahrungen möglich machen. Es handelt sich dabei um *Kundalini-Wiegen* und Rüttelgeräte, andererseits um Schwingbetten, die nicht nur in den Schlaf wiegen, sondern obendrein den Schlaf gesunden lassen. So entstehen Schwingungstherapien, die in ihrer Einfachheit die Tiefe ihrer Möglichkeiten nur andeuten können. Dabei sind diese Ideen eigentlich gar nicht so neu oder neu nur insofern, als sie mit modernen High-Tech-Mitteln leicht zu haben sind.

Wir müssen uns wohl an den Gedanken gewöhnen, dass Technik etwas zu leisten und zu erleichtern vermag, für das auf dem Weg der reinen Meditation nicht nur eine gehörige Portion Disziplin und Einsatz, sondern auch sehr viel mehr Zeit erforderlich wäre. Diesbezüglich existieren natürlich eine Fülle von Vorurteilen, aber die spirituelle Szene hat ja schon einige Schritte in ursprünglich verdächtige Richtungen hinter sich. Vor Jahren war zu hören, dass die »neue digitale« Musik auf CD für spirituelle Zwecke gänzlich unbrauchbar sei, weil sie eben digital und damit zerhackt sei. Inzwischen kümmert sich kein Mensch mehr um derartigen Unsinn, und alle genießen die neue brillante Technik. Analoge Aufnahmen wie auf Kassetten sind auch unter spirituellen Menschen ziemlich aus der Mode gekommen.

Dann hieß es lange, nur natürliche Klangmuster seien der inneren Entwicklung förderlich. Bezeichnenderweise werden aber ausgerechnet die von Vangelis »gesampleten« gregorianischen Choräle als besonders euphorisierende Begleitung bei Atem- oder Wassertherapiesitzungen empfunden. Diese Choräle sind auf einem Keyboard und damit auf einem Computer von einem genialen Musiker gespielt und bieten einfach wundervolle Klangräume. Dumm, wer sich von ihrer Machart den Genuss rückwirkend vermiesen lässt.

Die Menschheit hat schon viele solche Schritte hinter sich gebracht, wie sie den Suchern auf dem spirituellen Weg jetzt bevorstehen. Am Anfang war es auch schwer, zu akzeptieren, dass die Dampfmaschine mehr Kraft hatte und mehr leisten konnte als ein Mensch mit seinen Muskeln. Dann galt es, zu akzeptieren, dass technische Pferde schneller liefen als biologische. Natürlich gab es den deutschen Professor, der händeringend vor den gesundheitsschädigenden Auswirkungen der Eisenbahn warnte, weil der menschliche Körper für Geschwindigkeiten über 40 Stundenkilometer nicht geschaffen sei. Heute müssen wir eine weitere Überzeugung zu Grabe tragen, nämlich die, dass ein Computer niemals besser Schach spielen könne als ein menschliches Gehirn. Inzwischen ziehen selbst Weltmeister den Kürzeren gegen die besten Elektronengehirne.

Angesichts all dessen ist es vielleicht nicht mehr ganz so schwer, zu akzeptieren, dass es jetzt auch auf dem spirituellen Weg mechanische Hilfen gibt, die etwas bringen und den Weg drastisch erleichtern und vielleicht sogar deutlich abkürzen können. Die Kundalini-Wiege oder Chi-Maschine scheint auf die Dauer zu halten, was die Mind-Machines immer versprochen haben. Das sollte eigentlich kein Anlass sein, beleidigt zu reagieren, weil ein weiteres Tabu gebrochen wird, sondern eher ein Grund zur Freude und sogar Begeisterung. Warum sollte man es sich nicht leichter machen und das auch noch genießen? Das im eigenen Atemrhythmus sanft schwingende Bett kann das wichtigste Möbel der Wohnung, auf dem wir die meiste Zeit verbringen, zu einem Platz sanfter, genussvoller Therapie machen.

Vielleicht tun sich hier wirklich unserer Gesellschaft angemessene, weil aus ihr hervorgegangene Wege auf, die Spiritualität mit Lebensfreude verbinden und deren Ziel, die schwebende Leichtigkeit des Seins, schon unterwegs immer wieder ausprobiert werden kann. Immerhin hat uns der Osten gelehrt, der Weg sei das Ziel. Wenn dem so ist, macht es eigentlich wenig Sinn, sich abzurackern und selbst zu knechten, um schließlich das Ziel grenzenloser Freiheit und Erleuchtung zu erreichen. Viel sinnvoller wäre es, sich schon auf dem Weg die Freiheit des Lebensgenusses zu gönnen und immer wieder und am besten täglich einen Blick voraus auf die schwebende Leichtigkeit des Seins zu werfen und sie in vollen Zügen zu genießen.

Bhagwan-Osho antwortete auf die Frage eines Schülers, wie er sich Kosmisches Bewusstsein vorzustellen habe, dabei handle es sich um einen Orgasmus mit der Schöpfung. In diesem Sinne sollten wir freudig aufbrechen in Richtung Ganzheit. Der Weg könnte lang werden, aber das macht nichts, wenn wir ihn genießen.

Seminyak, Bali, im Januar 2009

ERSTER TEIL

GEDANKEN ÜBER DIE LEICHTIGKEIT

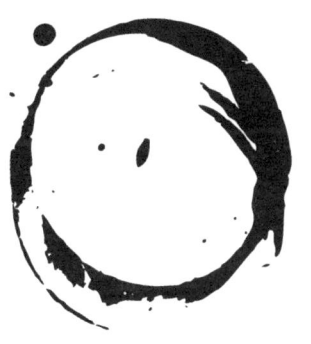

Schwereloses Schweben und der Traum vom Fliegen

Zu fliegen oder gar zu schweben, war schon immer ein Traum des Menschen. Schon Leonardo da Vinci ersann Flugmaschinen auf dem Papier, aber es dauerte Jahrhunderte, bis Otto Lilienthal seinen Traum vom Fliegen für einen kleinen Moment wahr machte. Wo immer Menschen sich erstmals oder auf neue Weise in die Luft erhoben, wie etwa die Brüder Montgolfier mit ihrem Luftschiff, die Brüder Wright mit dem ersten Motorflugzeug oder Charles Lindbergh, der als Erster über den Atlantik flog, wurden sie zu Volkshelden, weil sie den alten Traum der Menschheit ein Stück wahrer werden ließen: die Erde unter sich zu lassen, sich den Engeln gleich über alles Irdische hinwegzusetzen und davonzufliegen.

Allerdings konnte noch keiner dieser Helden den eigentlichen und wahrhaft großen Traum verwirklichen, den vom schwerelosen Schweben. Es ist ja vor allem dieses schwerelose Schweben und das Fliegen aus eigener Kraft, das uns so fasziniert. Mit großem Energieaufwand in einem mächtigen Flugzeug in die Luft zu gehen, ist etwas ganz anderes. Es ist sicher beeindruckend, aber vom Schweben so weit entfernt wie Fastfood von wahrem Essgenuss. Das Engelwesen in uns zu beleben und sich schwebend und leicht über die Dinge des Alltags zu erheben, ist der wirkliche Traum von der Leichtigkeit des Schwebens.

Diesen konnten erst die Kosmo- und Astronauten verwirklichen. Und ihr auf diese spektakuläre Weise erlebtes Lebensgefühl war es, das unser Lebensgefühl veränderte. Erstmals gab es Bilder von wirklich und wahrhaft frei im Raum schwebenden Menschen, und es gab auch Bilder von der ebenso frei im Raum schwebenden Erde, unserem Heimatplaneten. So ist es sicher auch kein Zufall, dass sich genau zu dieser Zeit jenes Bewusstsein in Teilen der Menschheit bildete, das wir heute Gaia-Bewusstsein nennen und das diesen Planeten vielleicht noch retten und für die Menschheit erhalten kann.

Mithilfe von Naturwissenschaft und Technik hatten sich die ersten Menschen – auf materieller Ebene – von den Zwängen der Polarität und des irdischen Lebens befreit. Das hatte es vorher nur auf spiritueller beziehungsweise auf Bewusstseinsebene gegeben, wenn Suchende endgültige Befreiung fanden, wie das vor allem aus östlichen Traditionen immer wieder berichtet wird, wie es aber auch einem Meister Eckehart im Westen widerfahren ist.

Seit Kurzem erfüllen sich die ersten Weltraumtouristen ihren Traum von der Schwerelosigkeit im All für viele Millionen Dollar. Deren erster war nach seiner Heimkehr keineswegs ernüchtert, sondern berichtete strahlend, jeder Dollar habe sich gelohnt. Er habe (im Raum) geschwebt und war doch eigentlich nur in einer Raumstation. Vom Gefühl des im freien Raum schwebenden Astronauten, der sich, nur noch durch eine Art technischer Nabelschnur mit dem Raumschiff verbunden, in der völligen Freiheit des Weltenraums treiben lässt, war er noch weit entfernt. Das ist jene noch viel eindrucksvollere Situation, die David Bowie zu seinem unvergessenen Lied »Space Oddity« inspirierte. Dort schwebt Major Tom, der Astronaut, frei im Raum, nur über Funk mit seiner Bodenstation verbunden. Und während »mission control« ihn auf technische und medizinische Fragestellungen wie seine Vitaminpillen festlegen will, gibt sich Major Tom dem Schweben hin und gerät dermaßen in Ekstase, dass er schließlich – genervt von »mission control« – die Versorgungsleine und die Funkverbindung kappt, um ungestört im zeitlosen Schweben eins zu werden mit dem allumfassenden Raum. Was für »mission control« den Verlust aller Kontrolle und des Astronauten bedeutet, ist für Major Tom die Ekstase des Augenblicks – und die hat mit dem Schweben in der Schwerelosigkeit zu tun. Er wird ganz zum schwebenden Seelenwesen und erlebt ohne Rücksicht auf Materie und Körper sein eigentliches Menschsein. Offenbar ist er so sehr im Augenblick versunken und so weit in diese ganz andere Dimension der Einheit entrückt, dass er für die Zukunft, die seinem Körper den Tod bringen wird, keinen Gedanken mehr übrig hat.

Was als modernes Pop-Märchen um die Welt ging, hatte einen realen Hintergrund. Viele Astro- und Kosmonauten gerieten in eine für die am Boden zurückgebliebenen Techniker schwer nachvollziehbare Verzückung, wenn sie schwerelos im Raum schwebend in großer Ferne ihre alte Heimat als kleine weißblaue Kugel erblickten – schwebend wie sie selbst. Ihre Sorgen kamen ihnen plötzlich klein und unbedeutend vor und die Liebe zur Erde wuchs auf einmal unerwartet und gewaltig. So entwickelte sich bei ihnen eine ganz neue Art der Heimatliebe, die frei war von all den oft so kitschigen Aspekten des irdischen Ablegers dieses Gefühls. Das leichte Gefühl des freien Schwebens brachte offenbar entsprechend weiche Saiten ihres Wesens zum Schwingen. Aus diesen gefühlsbetonten Erfahrungen entstand das wunderschöne Buch »Der Heimatplanet«, das russische und amerikanische Weltraumflieger noch zur Zeit des Kalten Krieges gemeinsam aus ihren persönlichen Bildern und Gedanken zusammenstellten. Doch leider kann ein Buch immer nur eine ferne Ahnung von der wirklichen Erfahrung des Schwebens vermitteln. Das gilt besonders für dieses Gemeinschaftswerk der Astro- und Kosmonauten, versuchen sie doch, mit zweidimensionalen Bildern ihre Erfahrungen von Schwere- und Grenzenlosigkeit, von Freiheit und Ungebundenheit zu transportieren. Eigene Erfahrungen können sie ihren Lesern natürlich nicht anbieten, bedarf die Raumfahrt doch eines ungeheuren technologischen und damit auch finanziellen Aufwandes.

Das freie Schweben im Raum – auch auf dieser ganz technischen Ebene der Raumfahrt – scheint aber auf alle Fälle die besseren Seiten in den Menschen hervorzuheben und zu betonen. Als sich jene Astronautenmannschaft an Bord der Weltraumfähre Columbia, die wenig später in der Atmosphäre zerschellen sollte, der Erde näherte, sandten sie einen denkwürdigen Funkspruch voraus. Angesichts der Kleinheit der Erde und ihres Lebensgefühls in den Weiten des Raumes gaben sie ihrer Hoffnung auf Frieden und die Überwindung nationaler Grenzen in bewegenden und völlig unwissenschaftlichen, dafür aber sehr gefühlsbetonten Worten Ausdruck.

Makabererweise bekam diese wundervolle Botschaft lediglich durch das tragische Ende ihrer Mission wenigstens noch eine gewisse Publizität. Sie wurde sozusagen zum letzten Vermächtnis einer internationalen Mannschaft, die wenig später bei dem Versuch der Rückkehr in unsere polare Welt verglühte. Ihr Raumschiff war der Macht der Atmosphäre und der Schwerkraft der Erde nicht mehr gewachsen. Hier unten auf Erden, wo noch viel zu wenige Menschen die Leichtigkeit des Schwebens kennen, verpuffte das Vermächtnis.

Auf Erden ist die Erfahrung des Schwebens und der Leichtigkeit des Seins bisher Mystikern und Meditierenden vorbehalten, die sich für Momente oder einige wenige auch für immer aus den Fesseln der Polarität und von der Schwerkraft des Irdischen befreien konnten. Wer einmal den Geschmack dieser großen und letzten Freiheit gespürt hat, wird ihn nie mehr vergessen und in aller Regel für den Rest seines irdischen Lebens zum Suchenden. Das ist übrigens auch mindestens einem der Astronauten widerfahren, der nach seinen bewegenden Erlebnissen in der Schwerelosigkeit des Raumes von der Eroberung des äußeren auf die des inneren Raumes umsattelte und zu einer Art Mystiker wurde.

Dieses kleine Buch verfolgt das große Ziel, seine Leser über seine praktischen Hinweise in innere Räume zu führen, die dem äußeren Raum durchaus entsprechen, auf jener Ebene, die Paracelsus mit seiner zeitlosen Gleichung Mikrokosmos =

Makrokosmos anklingen ließ. Wenn der Mensch der Welt entspricht und umgekehrt, wenn nach dem Grundsatz der hermetischen Philosophie oben und unten einander entsprechen, wie auch innen und außen, dann wird der innere Raum auch dem äußeren entsprechen und die Raumfahrt wird zu einem Beleg für die Möglichkeiten der »Reisen nach innen«.

Über die Vermittlung von Übungen und Exerzitien, die für Momente erlauben, die Leichtigkeit des Seins zu erleben, kann und will dieses Buch den Geschmack von Ewigkeit vermitteln, jenes Lebensgefühl, das die Astronauten der Columbia wohl meinten, als sie auf die Bedeutungslosigkeit und Nichtigkeit all der nationalen Grenzen und Konflikte auf Erden hinwiesen und die Erhabenheit des Lebens betonten angesichts der Ewigkeit.

Seit ewigen Zeiten haben Mystiker und manchmal auch Autoren versucht, das Gefühl von Ekstase und freier Ungebundenheit zu beschreiben. Leichter tun sich da noch Musiker wie etwa Reinhard Mey, der in einem seiner Lieder davon singt, dass über den Wolken die Freiheit wohl grenzenlos sein muss, oder Maurice Ravel, der seinen Bolero dem Wirbeltanz der Sufi-Derwische nachempfunden hat, indem er die sich steigernde Ekstase des Zhikr in Töne fasste. Hobbyflieger, die wie Reinhard Mey konkret abheben und in die Luft gehen, sind in ihrer Sehnsucht jenen Menschen, die in spirituellen Workshops nach dem inneren Gefühl des Fliegens suchen, ebenso nah verwandt wie jenen, die mit psychotropen Substanzen und Drogen wie weiland die Hexen auf ihren Besen die Leichtigkeit des Gedankenfluges erleben wollen. Selbst jene Millionen, die sich heute in der Freizeit- und Spaßgesellschaft tummeln, sind nicht so weit davon entfernt, denn auch sie treibt letztlich die Sehnsucht nach der schwebenden Leichtigkeit des Seins. Dass selbst jene Luftikusse, Spielbuben und -mädchen, neudeutsch Playboys und Playgirls genannt, auf ihre Weise dem tiefsten Sinn des Lebens, der Einheitserfahrung, auf der Spur sein könnten, mag ernste, seriöse Suchende ungewohnt und eigenartig berühren, doch wird es sich im Laufe dieses Buches immer deutlicher erweisen.

Der Körper und Momente der Erleuchtung

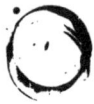

Alle Traditionen sind sich darin einig, dass die Einheit in allem und hinter allem steckt, und zwar zu jeder Zeit und besonders in jedem Moment. Kein Wunder, dass die Schicht, die uns von ihr trennt, an manchen Stellen in der Gesellschaft und in unserem Leben dünner ist und die alles verbindende Tiefe wie von selbst hindurchschimmert. Um solche Stellen, an denen die Membran zur Einheit transparent wird, soll es uns gehen und später auch um Übungen und Exerzitien, die uns an solche Stellen führen und die uns helfen können, nicht nur durch sie hindurchzublicken, sondern auch Erfahrungen auf der anderen Seite zu machen und das überwältigende Erlebnis der allumfassenden Einheit zu genießen. Die Anhänger der Advaita-Lehre wie etwa die Schüler des indischen Guru Ramana Maharshi machen uns diesbezüglich Hoffnung, wenn sie davon ausgehen, dass Erwachen zur Ganzheit jederzeit und überall möglich ist, weil die Ganzheit immer schon da ist.

Mein Problem und das anderer Autoren ist, dass Einheitserfahrungen sich jeder Beschreibung entziehen, weil Beschreibungen auf Worte angewiesen sind und Worte aus dem Bereich der Polarität stammen, dem sie auch meist verhaftet bleiben. Dion Fortune, ein Mitglied des esoterischen Ordens vom »Golden Dawn«, der um die Jahrhundertwende großen Einfluss auf die spirituelle Szene Europas ausübte, hat ein ganzes Buch über Kether, die höchste Sphäre im kabbalistischen Lebensbaum geschrieben, doch sie konnte nur den Geschmack, nicht aber die Erfahrung der Einheit vermitteln.

Das Problem dieses Buches wird bleiben, dass es nur über Übungen und Exerzitien, Meditationen und Bewusstseinstechniken zu einheitsnahen Erfahrungen führen kann, auch wenn ich mich beim Schreiben noch so darauf einstelle, für ein Bewusstsein der Einheit und aus einem der Einheit nahen Empfinden zu schreiben und jetzt auch auf den neuesten Stand zu bringen. Für die Leser wird die Praxis der dargestellten Methoden und Übungen wohl der entscheidende Kontaktpunkt zum Erleben der Leichtigkeit des Seins bleiben.

Der schwere Körper, von der Gravitation erbarmungslos am Boden gehalten, steht offensichtlich im Widerspruch zu schwerelosem Schweben. Er ist ihm buchstäblich im Weg. Er müsste also überwunden werden, wobei seine berechtigten Forderungen vorher zu befriedigen sind. In Ersterem sind sich fast alle spirituellen Traditionen einig. Im Tarot ist bereits die vierte Karte, der Herrscher, diesem Thema gewidmet. Er sitzt auf einem Würfel, der mit seinen vier Ecken die materielle Welt symbolisiert und besitzt damit die Materie und nicht umgekehrt wie bei den meisten Menschen, die besessen sind vom Gedanken an Geld, materiellen Reichtum und Besitz[1]. Als Herrscher über die Materie beherrscht er auch seinen Körper, der eindeutig dieser Ebene angehört. Er wird ihn gerade nicht vernachlässigen, wie es in manchen religiösen Gemeinschaften und Sekten propagiert wird, und natürlich auch nicht verachten, sondern er ist Herr über ihn geworden. Der Körper gehorcht ihm jederzeit und wird so zum Sprungbrett für seine geistigen und spirituellen Höhenflüge.

Diese solide Basis, die gegeben ist, wenn der Körper kein Problem mehr darstellt, wenn die ihm innewohnende Seele jederzeit das Sagen hat und nicht mehr seinen Ansprüchen unterworfen ist, bildet die beste Ausgangsposition für schwebende Erfahrungen in der Leichtigkeit des Seins. Nur dann sind diese

---

1 Wer mit diesem Thema ringt, sei auf das Buch Ruediger Dahlke, *Die Psychologie des Geldes – Erfolgreicher und glücklicher mithilfe der Lebensgesetze*, München: Nymphenburger, 2008, verwiesen.

Erfahrungen auch mit ausreichender Sicherheit zu bewerkstelligen, denn die Rückkehr zu so einer Basis ist jederzeit problemlos möglich.

Schon immer hat es Menschen fasziniert, ihren Körper hinter sich zu lassen, sich körperlos zu fühlen, den Leib mit seinen Zwängen zu vergessen und auf diese Weise zurückzukehren in den Zustand der völligen Ungebundenheit des Anfangs, als wir nur Seele waren. Als Kinder spielten wir auf dem Schulhof ein Spiel, das darauf zielte, für Momente den Körper loszuwerden. Man schlang einem Schulkameraden von hinten die Arme um den Bauch und drückte so lange und so fest zu, bis dem »Gedrückten« im wahrsten Sinne des Wortes Hören und Sehen vergingen und er ins Niemandsland zwischen Wachbewusstsein und Anderwelt entschwebte. Der Körper blieb ohnmächtig in den Armen des Freundes hängen, und die Kinderseele erlebte einen Augenblick schwerelosen Seins, was uns über alle Maßen faszinierte. Schon bald wurde die Übung von der Schulleitung unter Androhung von Strafe als äußerst gefährlich verboten. Der Zustand der Körperlosigkeit hatte uns aber so fasziniert, dass wir ihn natürlich trotzdem immer wieder herbeiführten, jetzt noch gewürzt durch den Reiz des Verbotenen.

Ob es uns bewusst ist oder nicht, wir alle kennen diese Momente, denn vor der Empfängnis und nach dem Tod, und ganz schwach manchmal auch beim Einschlafen und Aufwachen erlebt jede Seele ihr eigenes Sein körper- und damit schwerelos und leicht. Lediglich ein Selbstmord oder vergleichbare Vergehen gegen das Leben können eine Nahtoderfahrung so belasten, dass die Leichtigkeit von Beklemmung überlagert und zugedeckt wird. Zwischen den Erfahrungen am Anfang und gegen Ende unserer körperlichen Existenz, im normalen irdischen Leben also, erleben die meisten dieses Gefühl nur in relativ kurzen Einheitserfahrungen. Um diese Erfahrungen geht es in den Meditationen und Exerzitien vieler Traditionen und Religionen und letztlich auch bei den Anleitungen in diesem Buch. Allerdings können auch schon Annäherungen an die Einheit einen Geschmack von der wundervollen Leichtigkeit des Schwebens vermitteln.

Modernes Lebensgefühl
und die Leichtigkeit des Schwebens

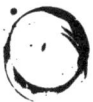

Alle Menschen und sogar solche, die nichts von einem spirituellen Weg wissen (wollen), sehnen sich nach der völligen Freiheit körperlosen Schwebens, nach jenen wenigen Momenten, in denen jeder fühlt, wie er eigentlich gemeint ist. »Life is surfing, the rest is details« (»Das Leben ist Surfen, der Rest sind Details«) steht auf einem Plakat im Büro eines Jungmanagers. Immerhin degradiert er mit diesem Poster seine Familie und seinen hochdotierten Job zu Details am Rande seines Lebens. Verglichen mit dem Gefühl, den Wind mit den Händen haltend, schwerelos über das Wasser zu gleiten, mag ihm das wirklich so erscheinen. Fragt man Surfer, warum sie die langen Autofahrten in sichere Windreviere, das nervende Warten auf den richtigen Wind auf sich nehmen, um dann im Glücksfall von einer sogenannten Power-Halse zur nächsten zu düsen, hört man nicht selten fast spirituell anmutende Begründungen.

Es gibt eine wachsende Gruppe von jungen und nicht mehr ganz so jungen Leuten, die ihr Leben solch vordergründig sportlichen Erfahrungen widmen, ohne damit auch nur die geringsten Ambitionen auf Ruhm oder Geld zu verbinden. Im Sommer reisen sie geradezu besessen auf den starken Flügeln des Windes, während sie im Winter dem Rausch des Tiefschnees frönen. Solche

Lebenssurfer und *Skibumps* sind oft, ohne es recht zu wissen, spirituell Suchende, die der Geschmack der Einheitserfahrung nicht mehr loslässt. Ob sie sich im Sommer vom Wind über das Wasser tragen lassen, auf ihren Brettern die großen Brandungswellen abreiten, sich beim Kiten von ihren kleinen Flugdrachen in die Lüfte ziehen lassen, um dann wieder sanft auf der Wasseroberfläche aufzusetzen, oder ob sie sich im Winter auf zwei Skiern oder einem Snowboard durch tiefen Schnee tragen lassen, bleibt sich ziemlich gleich angesichts der all dem zugrunde liegenden Sehnsucht nach dem Gefühl des schwebenden Seins. Bei den Skibumps geht das so weit, dass sie ihr übriges Leben ausschließlich um die Möglichkeit solcher Erfahrungen »organisieren«, wobei ihnen dieses Wort sicherlich schon zu weit ginge und zu spießig wäre. Für sie stehen Unabhängigkeit und Freiheit an erster Stelle. In unserer Gesellschaft werden sie natürlich gerade dadurch besonders leicht abhängig und bleiben es oft für den Rest des Lebens. Die Momente freien Seins entschädigen sie offenbar ausreichend.

Nicht zufällig war die Surferszene in Kalifornien ein erster, ausgesprochen fruchtbarer Mutterboden der Hippiebewegung, die sich die Suche nach Befreiung von den erdrückenden Zwängen der bürgerlichen Welt auf ihre Fahnen und Flügel geschrieben hatte. Wir versuchten damals so ziemlich alles, um leichter und freier zu werden und schwebendes Sein in unser Leben zu bringen. Das heraufdämmernde Wassermannzeitalter lieferte einen wundervollen Vorwand, diesen uralten Menschheitstraum neu zu beleben. Sehr rasch verband »The age of aquarius« die Surfer, die, bis dahin auf die richtige Welle wartend, ihre Tage am Strand genossen hatten, mit einer Bewegung, welche die freie Liebe und das Ende aller Zwänge propagierte, und schließlich noch mit den politisch engagierten Jugendlichen, die genug hatten von den engen Idealen der Leistungsgesellschaft und den sich daraus ergebenden Sachzwängen bis hin zu Kriegen. Ausgedehnte Reisen auf den Flügeln psychedelischer Drogen sollten die Befreiung beschleunigen und aufzeigen, worum es im Leben letztlich und eigentlich ginge. Einige blieben an den Drogen hängen wie Timothy Leary, der ehemalige Harvardprofessor, der sich von der Hippiebewegung im wahrsten Sinne des Wortes mitreißen ließ. »Drop out – tune in«, war der Slogan der Welle, die ihn und viele andere mitnahm und ein gutes Stück durchs Lebens trug.

Andere wie Richard Alpert, ebenfalls Harvardprofessor und inzwischen besser bekannt als spiritueller Lehrer unter dem Namen Ram Dass, haben andere Richtungen genommen und den Weg zu ihrem Lehrer beziehungsweise Guru gefunden.

Sie haben vermutlich viel mehr mit heutigen Ravern der *Loveparade* gemeinsam, als auf den ersten Blick erkennbar sein mag. Die Sehnsucht nach der schwebenden Qualität des Seins dürfte beide Gruppen in der Tiefe verbinden. Die verschiedenen Spielarten der Hippies verbargen ihre Sehnsüchte und Träume hinter mehr oder weniger anspruchsvollen politischen Theorien und Hymnen an die Freiheit. Die heutigen Raver sagen ganz direkt, es gingen ihnen darum, sich leicht und gut zu fühlen und ihr Thema sei die Liebe. Das reicht ihnen, und letztlich würde es wohl allen reichen.

Reisen als Suche nach
der Leichtigkeit des Seins

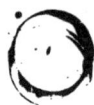

Auch ganz banale Urlaubsziele verraten oft noch den Wunsch nach unbeschwerter Leichtigkeit des Seins. Selbst der einfachste Italienurlauber sehnt sich außer nach Sonne und Meer, und damit den alten Elementen Feuer und Wasser, nach der Leichtigkeit des italienischen Lebensgefühls und einer Mentalität, die ihm zu Hause fehlt. Er hofft, etwas davon möge auf ihn abfärben, wenigstens während des Urlaubs, am liebsten aber darüber hinaus. Ähnliche Motive dürften bei vielen Reisen nach Süden mit im Spiel sein. Das s(ch)wingende Lebensgefühl der Karibik ist sprichwörtlich und begehrt, dass Brasilianer mehr Rhythmus im Blut und mehr Musik im Leben haben als Deutsche und Schweizer, spürt man dort rasch. Manchmal ist es auch die Sehnsucht nach einer freieren und sinnlicheren Liebeserfahrung, die Reisende beiderlei Geschlechts um die halbe Welt fliegen lässt. Der Wunsch, einmal sämtliche Zwänge loszulassen, ist dabei im Spiel, aber durchaus auch die Angst vor dem, was die anderen wohl sagen würden, wenn man sich daheim einmal so richtig gehen ließe. »Den Alltagsstress loslassen« ist inzwischen sogar zu einem Patentrezept von Schulmedizinern geworden, die ansonsten meist gänzlich auf spirituelle Perspektiven verzichten.

Jedes Kind weiß, dass Jamaica mit all seinen ökonomischen und politischen Schwierigkeiten ungleich mehr beschwingte Menschen hervorbringt und Indien mit all seinen materiellen Problemen sehr viel mehr Erleuchtete als der materiell so erfolgreiche Westen. Menschen, die locker durch ein, wenn auch schwieriges Leben gehen oder gar solche, die letzte Befreiung gefunden haben, rühren an eine tiefe Sehnsucht. Sie vermitteln uns ein Gefühl von jenem eigentlichen Leben, das sich irgendwo im Verborgenen, hinter den Kulissen unserer blühenden Wohlstandslandschaften abspielt.

Offensichtlich verlieren wir durch unser ständiges Streben nach Effizienz und über der Betonung von Materie und Leistung das Gefühl für die Leichtigkeit des Seins. In unserem Alltag kommt sie entschieden zu kurz, was Wochenenden und Urlaube erst so wichtig macht. Also nehmen wir wenigstens in den Ferien Abstand von uns selbst und unserer eigenartig erden- und sorgenschwer gewordenen Welt und versuchen, ein bisschen Leichtigkeit aufzusammeln, wo es geht.

Wer sich des Themas intensiver bewusst ist und um sein Defizit an Einheitserfahrungen weiß, kann mittlerweile auch in den modernen Industrie- und Hochleistungsgesellschaften mittels Übungen und Meditation suchen, was ihm fehlt. Das große Ziel aller Exerzitien und Meditationen besteht darin, in das viel besungene, oft beschworene und deshalb schon berühmte »Hier und Jetzt« einzutauchen. Spätestens seit der Hippiezeit gibt es eine, zwar oft totgesagte, aber in Wirklichkeit immer noch wachsende Welle der Spiritualität in den modernen Leistungs- und Industriegesellschaften, die bürgerliche Jugendliche und viele ältere Suchende erfasst und sie ermutigt, wenigstens zeitweise (Er-)Lösung von der irdischen Enge zu suchen. Ungleich größer aber ist das Heer jener Menschen, denen all das viel zu anstrengend und beschwerlich ist oder die noch gar nicht auf solche Möglichkeiten und Ideen gestoßen sind. Auch sie suchen auf ihre Weise. Man trifft sie in hochmodernen Fitness-Tempeln und Wellness-Oasen ebenso wie an den schönsten Stränden der Welt, aber auch an den Massenstränden Italiens und Spaniens. Selbst hier grassiert die Sehnsucht nach Leichtigkeit, und sogar mitten in der Masse zeigt sich der Wunsch nach Einzigartigkeit und dem leichten und lockenden Charme des zeitlosen Augenblicks im Hier und Jetzt.

Gipfelerlebnisse in dieser und in jener Welt

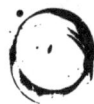

Momente der Zeit- und Raumlosigkeit bezeichnete Abraham Maslow, der Vater der humanistischen Psychologie, als *peak-experiences* oder Gipfelerlebnisse. Für einen einzigen Moment ist der Mensch dabei angekommen, in diesem einen Augenblick steht er auf dem Gipfel seiner lebenslangen Bergtour. Wenn alle Anstrengungen des Aufstieges mit dem Rucksack von einem abfallen und mit ihm alles, was man ein Leben lang mit sich herumgeschleppt hat, wenn sich der Himmel über einem öffnet und seine Weite spürbar wird, einem die Welt zu Füßen liegt und so klein erscheint, dann kann sich dieses einzigartige Gefühl einstellen. In solchen Momenten meint man zu wissen, warum sich fast alle Völker die Seele als Flügelwesen vorstellen oder gleich vom Seelenvogel sprechen. Sich in den Himmel zu erheben und eins zu werden mit dem All, scheint dann so naheliegend und Himmel und Paradies werden greifbar.

Hier dürfte der Grund liegen, warum frühe Kulturen überall auf der Welt die Gipfel der höchsten Berge zu Gottes Reich rechneten, die des Olymp und des Berges Athos in Griechenland, die des Fujiyama in Japan, des Kailas und Kanchenjunga im Himalaja, die des Mount Meru in Tansania, des Berges Sinai oder Mount Zion in Palästina. Einen solchen Gipfel zu erreichen, ist nicht nur ein erhabenes, sondern auch ein erhebendes Erlebnis. Es beflügelt die Seele und lässt uns die Nähe Gottes spüren, die Einheit. Was der Seele Flügel verleiht und was uns die Welt aus der Vogel- oder gar Engelperspektive erblicken lässt, wird von allen Menschen überall auf der Welt geschätzt und gesucht und ist mit dem Wort Gipfelerlebnis nur dürftig umschrieben. Die Einheit lässt sich eben nie ganz mit Worten erfassen und daher gibt es unzählige Beschreibungen solcher Gipfelerlebnisse. Jede Tradition und Religion hat ihre eigenen Worte gefunden, um dasselbe auszudrücken. Letztlich bleibt es unbeschreibbar, aber zum Glück erfahrbar.

Wer Menschen intensiv genug befragt, bekommt die Sehnsucht nach ihrer letztendlichen Bestimmung zu spüren, und die ist fast immer mit diesem leichten Gefühl der Seele und des Seligen verbunden: Befreit von der Last körperlicher und existenzieller Sorgen kann sich der Mensch so fühlen, wie er spürt, wirklich zu *sein*.

Wo sich Skifahrer im tiefen Schnee schwerelos treiben lassen und Gefühle von Leichtigkeit erleben, Taucher im warmen Wasser frei schweben, Walzertänzer über der Tanzfläche, den Boden kaum noch berührend, zu schweben meinen, dann atmet die Seele jenes freie Gefühl, das ihrem Wesen entspricht, das ihr vom Anfang bekannt ist, dem sie ein Leben lang zustrebt und das sie schließlich in der (Er-)Lösung des Todes wiederfindet. Es scheint auf immer ihr Ziel zu bleiben und selbst in extremen Schreckensmomenten und Horrorzeiten nicht ganz zu verschwinden.

In der heutigen Zeit kann Geschwindigkeit manchmal wenigstens eine Ahnung von dieser Schwerelosigkeit vermitteln: kurz vor dem Abheben, wenn das Surfboard sich wie von selbst aus dem Wasser hebt und ins Gleiten kommt; wenn der Reiter im fliegenden Galopp zu schweben glaubt und den starken Körper des Pferdes unter sich mehr ahnt als spürt, während er in großer Geschwindigkeit im Gleichgewicht mit sich und eins mit seinem Pferd ist. Aber auch der Motorradfahrer erlebt das, wenn er auf seiner schweren Maschine kauert, unter sich direkt und sinnlich die vibrierende Kraft vieler Pferde spürend und den Asphalt, der wie ein reißender Fluss unter ihm dahindonnert, wenn er bei 200 Stundenkilometern nur den Arm zu heben brauchte, um abzuheben und für immer frei zu sein. Der Fallschirmspringer kennt dieses Gefühl aus der Phase des freien Falles, wenn der Wind sein Gesicht formt und er der Schwerkraft keinen Widerstand mehr leistet, sich nur noch fallen lassen kann. Bevor er an der Leine reißt und an seinem Schirm ins sanfte Gleiten übergeht, mag es einen Moment des Zögerns geben, den Major Tom ausreizte. Am liebsten wird er so butterweich landen, dass es kaum merklich ist, wie er auf der Erde aufsetzt – mehr Schmetterling als Mensch.

Ist er zum großen Kummer aller gutwilligen Umweltschützer mit seiner Motocross-Maschine im Gelände unterwegs, dann tut er das nicht, um andere zu ärgern oder Ruhe und Umwelt zu stören, er wird vielmehr angetrieben von der Lust, er selbst und frei zu sein, sich wie im Flug über alle Unebenheiten (des Lebens) zu erheben und federleicht darüberzusetzen. Deshalb scheut er auch hohe, gefährlich wirkende Sprünge nicht, im Gegenteil, er versucht – allerdings auf laute und etwas anrüchige Art – abzuheben.

Der Cabriofahrer, der eigentlich den Wind des echten Lebens im Gesicht spüren will, lässt wenigstens seine Haare – so noch vorhanden – im Wind flattern. Er setzt demonstrativ auf locker-leichte Lebensart. Auf dem Entwicklungsweg wähnt er sich in mancher Hinsicht schon viel weiter als der Fahrradfahrer, der sich bei Regen einen Schutz erträumt und kein Dach über dem Kopf hat. Wer das sichere Dach eines verlässlichen Mittelklassewagens lange genug gehabt hat, mag sich seine Sehnsucht nach mehr Freiheit und Lockerheit in einem offenen Sportwagen materialisieren – indem er das Dach – für einiges Geld – entmaterialisiert. Nicht zufällig ist die Cabriolet-Dichte Deutschlands in Hamburg am größten, wo es sich vom Wetter her am wenigsten lohnt. Wer das nicht hinbekommt, kann wenigstens im Straßen-Cafe die Leichtigkeit seines Seins demonstrieren. Wer all diese Illusion gelebt und durchschaut hat, mag sich auf den Weg zu echter Freiheit machen.

Bei sich selbst ist all das – wegen Eigenblindheit – schwer zu durchschauen, bei anderen fällt es erfahrungsgemäß viel leichter. Eine Milliarde Chinesen steigt gerade mit tatkräftiger Hilfe von VW vom Fahrrad aufs Auto um. Sie sind noch nicht reif für Cabriolets und Roadsters exquisiterer Marken, zunächst sind echte Volkswagen mit solidem Dach gefragt. Wenn die Welt das dann noch hergibt, werden auch die Chinesen irgendwann reif für Cabriolets und Geländewagen, um vielleicht danach die Natur wiederzuentdecken, die sie gerade nachhaltig zerstören, und zu merken, dass der Traum vom schnellen eigenen Auto zum Albtraum wird und die Sehnsucht nach Freiheit und schwebender Leichtigkeit dadurch nie befriedigt werden kann.

Selbst der Raucher, der die leichten Zigaretten favorisiert und gern träumend in seinen blauen Dunst blickt, ist auf dem Weg zur schwebenden Leichtigkeit. Kaum jemand kann das entsprechende Lebensgefühl schöner bebildern als die Werbung für leichte Zigaretten. Besonders bei den Werbespots, die uns die *Marlboro Light* schmackhaft machen sollen, wird einem ganz leicht ums Herz. Wenn Herden wilder ungezügelter Pferde auf ihre freie Art durch die leicht verschneite Steppe galoppieren, sodass man nicht mehr sehen, sondern höchstens ahnen kann, wie ihre Hufe den Boden berühren, und sie dann dem fernen Horizont entgegenfliegen, um schließlich im Off zu verschwinden, dann weiß man, was Leichtigkeit sein könnte und was einen im Innersten bewegt. Ob man sich anschließend die Gesundheit mit der einschlägigen Zigarette ruiniert, ist allerdings Geschmackssache.

Der Weg mag noch so problematisch sein, das Ziel ist immer dasselbe und ein sehr erhebendes. Das nicht nur zu ahnen, sondern auch zu wissen, kann helfen, viele Wertungen und Vorurteile loszulassen. Taddäus Golas sagte so locker und befreiend: »Der Erleuchtung ist es egal, wie du sie erlangst.«

Der Weg der Spaßgesellschaft

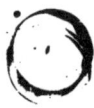

Auch die Spaßgesellschaft strebt nach der Leichtigkeit des Seins, wenn sie nichts unversucht lässt, um ein wenig Entspannung ins Leben zu holen. Die Fülle ständig neuer Massagen mit Fantasienamen, wundervolle Wellness-Oasen, das Bestreben, Leichtigkeit zu spüren, während man sich am Fallschirm hängend hinter einem Motorboot über Seen ziehen lässt oder bei Ballonfahrten das Luftelement genießt, überall geht es um denselben Traum der Leichtigkeit. Auf ihre Weise sind die Aktionen der Fungesellschaft eine fast perfekte Karikatur der spirituellen Forderung nach einem Leben im Hier und Jetzt. Man kümmert sich nur um diesen Augenblick, nimmt das Leben so leicht es geht und sorgt sich einfach nicht um das Morgen oder Gestern. So ähnlich verlangt es die Bibel, wenn sie davon spricht, dass die Vögel des Himmels weder säen noch ernten und dennoch gut versorgt seien. Als solche »Paradiesvögel« versuchen immer mehr Jugendliche zu leben und auch einige Alte, die von der Jugend nicht loskommen. Die Forderung, in der Gegenwart anzukommen, die Vergangenheit loszulassen und der Zukunft nicht vorzugreifen, ist allen Traditionen gemeinsam und auch in einer so traditionslosen Zeit wie der Moderne immer da.

Die Spaßgesellschaft mag oberflächlich wirken, ist aber dennoch eine sehr deutliche Spiegelung dieser universalen Sehnsucht. Auch wenn der als *couch-potato* (Sofakartoffel) bekannt gewordene völlig unengagierte Jugendliche ein Schreckgespenst für die übrige Gesellschaft sein mag, frönt er einem hohen Ideal, ebenso wie jene jugendlichen Vertreter der »Nullbock-Generation«, die auf fast apathische Weise im Moment versinken. Möglicherweise gibt es in der modernen Welt mehr

Karikaturen der Suche nach dem Hier und Jetzt als gelungene Lebensentwürfe. Doch mit etwas gutem Willen lässt sich erkennen, dass alles auf dasselbe höchste Ziel ausgerichtet ist.

Wenn Hunderttausende von Ravern stundenlang wie besessen zu einförmigen, fast monotonen Rhythmen tanzen, sich das Herzchakra mit Ecstasy öffnen und das Ganze *Loveparade* nennen, demonstrieren sie unbeschwerte Lebensfreude und Lebenslust in einem Umfang und auf eine Weise wie noch kaum eine Jugendbewegung vor ihnen. Als politische Demonstration wird das (in Deutschland) nicht mehr anerkannt, Liebe reicht als Thema offenbar nicht und eine Parade zu Ehren derselben kommt den Spießbürgern sowieso verdächtig vor, wie ihren Vorgängern jede Jugendbewegung gefährlich und verdächtig erschien. Während die Hippies der Sechziger von Freiheit und dem heraufziehenden Zeitalter des Wassermannes sangen und träumten, stellen ihre heutigen Nachfahren nur noch ähnlich bunte Köpfe und nackte Brüste zur Schau, glauben ansonsten weniger an Politik als an den Spaß des Augenblicks und sind damit tief in einer uralten Tradition verwurzelt. Nach ähnlichen Rhythmen haben sich schon immer Menschen in Ekstase getanzt und werden das wohl auch weiter tun. Die Kostüme werden weiterhin wechseln wie die Anlässe, Begründungen und Rationalisierungen.

Wie auch immer die vernünftigen Erklärungen lauten mögen, die Lust am Augenblick und an der Losgelöstheit von äußeren Sachzwängen wird ihre Faszination behalten, weil sie den ewigen Traum des Menschen nach Freiheit berührt. Selbst noch die angepasstesten Spieß(bürg)er werden in ihrer eigenen Jugend wenigstens Spuren einer solchen Sehnsucht nach Freiheit entdecken, denn sie ist ein untrennbarer Bestandteil des Menschseins.

Der Abstieg vor dem Aufstieg

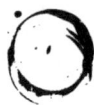

Es ist ein großer Fortschritt und eine enorme Erleichterung, dass wir unsere primären Bedürfnisse wie etwa das nach Nahrung heute so leicht befriedigen können und dass die allermeisten Menschen in den Industrienationen auf der materiellen Ebene alles haben, was sie zum Leben brauchen. Denn erst wenn die Basis stimmt, kann die Suche nach der schwebenden Leichtigkeit des Seins sinnvollerweise beginnen. Solange man Hunger leidet, ist kaum Leichtigkeit im Leben zu verwirklichen. Insofern halte ich es für unbeabsichtigt zynisch, den hungernden Millionen dieser Welt *Lichtnahrung* als Alternative zu empfehlen. Erst wenn wir genug Materie haben, können wir davon träumen, davon (los-)zu lassen und uns darüber zu erheben.

Inzwischen haben wir im reichen Teil der Welt aber so viel davon, dass der Überfluss vor allem Überdruss schafft und viele Menschen angesichts mangelnder Perspektiven und fehlenden Lebenssinns Orientierungs- und Motivationsschwierigkeiten entwickeln. Immer mehr Menschen haben immer mehr Freizeit und immer weniger Lust auf ihr eigenes Leben. Die Angebote der Freizeitgesellschaft bieten vielen offensichtlich auch keine befriedigenden Lösungen. Auf moralische Appelle, etwa vonseiten der Kirchen, man möge sich wieder mehr um alte Grundwerte bemühen und zum Wohle der eigenen Kinder Sorge für die Zukunft tragen, reagieren die meisten heute eher genervt.

Es ist so weit gekommen, dass die Leichtigkeit des Lebens, die sich vor allem durch mühelosen Konsum, mechanisierte Be-

quemlichkeit und permanente Unterforderung aller Körpermus-
keln auszeichnet, vielen unerträglich wird und sie dazu treibt,
fast verzweifelt weiterzusuchen, ohne so recht zu wissen, wonach und wozu. Das ist an sich im Sinne aller Weisheitslehren,
nach denen die Suche erst enden kann, wenn Einheitsbewusstsein verwirklicht ist. Die mittlerweile sprichwörtliche »uner-
trägliche Leichtigkeit des Seins«[2] in jene schwebende Variante
weiterzuentwickeln, die der Einheit so nahekommt, könnte ein
lohnendes Ziel für jene Vielen werden, die verzweifelt um Orientierung ringen.

Und es wäre gar nicht so schwer. Vielleicht wurde deutlich,
dass sich beide Varianten bei aller äußerlichen Gegensätzlich-
keit und manchmal sogar Feindschaft viel näher sind, als wir
gemeinhin annehmen. Natürlich gibt es einen gewissen Inter-
essenkonflikt zwischen Meditierenden, die sich in die Stille der
Natur zurückziehen, um die schwebende Ruhe des Seins in sich
zu finden, und den Motorradfreaks, die auf der Suche nach neu-
en Herausforderungen scheinbar rücksichtslos an ihnen vorbei-
düsen. Und dennoch sind sie sich in ihrer Suche viel näher, als
beide glauben und zugeben würden. Spirituelle Menschen der
verschiedenen Traditionen haben das zu allen Zeiten erkannt
und oft in Witzen wie folgendem zum Ausdruck gebracht:

Der fromme Thora-Schüler ist in biblischem Alter gestorben
und geht nun voller Zuversicht auf Gott Jahwe zu. Alles war in
seinem Leben auf das Heilige ausgerichtet, der einzige kleine
Wermutstropfen war eine Prostituierte gewesen, die ihm direkt
gegenüber wohnte und dort ihrem frivolen Gewerbe nachging.
Wie es der Zufall wollte, war sie nach ihrem harten Leben in
der Gosse fast gleichzeitig mit dem heiligen Mann gestorben
und erreichte knapp hinter ihm die Himmelspforte. Erstaunt
sah sie, wie der heilige Mann vor ihr in die Hölle verwiesen
wurde, während Petrus ihr – völlig unerwartet – den Weg in

---

2   Siehe den gleichnamigen Roman von Milan Kundera, München: Hanser,
    2001 (17. Auflage).

den Himmel wies. Auf die heftigen Proteste des heiligen Mannes von wegen Verwechslung sagte Jahwe in seiner unermesslichen Güte nur: Jeder bekommt, was ihm noch fehlt. Du hast zeitlebens zu dieser Prostituierten hinübergeschielt, sie aber hat sich zu dir gesehnt.

Schwebende Leichtigkeit in den Kirchen

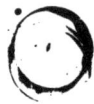

Während das erklärte Ziel der Esoterik-Szene darin besteht, ganz entspannt im Hier und Jetzt zu landen, befinden sich die Kirchen noch immer ziemlich verspannt im Wenn und Aber. Dabei versuchen Religionen natürlich in der Regel, den Menschen auf die Existenz seiner Seele zu verweisen, und betonen, dass die Körperlichkeit weder des eigenen Organismus noch der materiellen Welt zu überschätzen oder gar in den Vordergrund zu stellen sei. In der Welt der Religion und der Seele gibt es Engel, und die fliegen und schweben völlig frei von den materiellen Bindungen und dem Einfluss der Schwerkraft. Letztere beherrscht unseren Körper und macht das Leben schw(i)er(ig). Kein Wunder also, dass alles fasziniert, was leichter macht und den Engeln und der Leichtigkeit des Himmels näher bringt. So gesehen ist auch die Renaissance, die Engel heute erleben, ein Ausdruck derselben Sehnsucht. Wo der eigene Körper und das Leben schon so irdisch schwer sind, ist der Gedanke an überirdische Helfer aus der anderen, leichteren Welt doppelt erhebend und verheißungsvoll zugleich.

Erstaunlicherweise tun die Kirchen heute nichts mehr, um

diese Sehnsucht zu befriedigen, sondern überlassen das den Anbietern von Engelkongressen und -workshops, wobei der Gedanke, man könne in *Arbeits-Läden* (wörtlich aus dem Neudeutschen übersetzt) Engelerfahrungen machen, schon etwas Verblüffendes hat. Weder haben Engel einen Bezug zu Arbeit, noch sind sie oder ihre Nähe käuflich.

Leider übt die katholische Kirche vornehme Zurückhaltung, wenn es um das Thema Engel geht – abgesehen vielleicht von den Schutzengeln, die gelegentlich im Religionsunterricht der Grundschule vorkommen. Dabei wissen die meisten Kirchenleute um die Existenz dieser immateriellen Helfer auf der anderen Seite und viele sind sogar persönlich mit ihnen in Kontakt. Sogar von Päpsten wird dergleichen gemunkelt. Aber anscheinend schämt man sich noch, offen dazu zu stehen und Zeugnis abzulegen. In der evangelischen Kirche ist der Kontakt mit Engeln und anderen lichten Wesen schon längst einem rationalen Weltbild zum Opfer gefallen. Sie hat die entzauberte Welt der Wissenschaft fast ganz übernommen, die katholische träumt noch insgeheim von ihrer lebendigen Vergangenheit, die spirituelle Szene arbeitet – wenn auch oft mit reichlich kitschigen Mitteln – an der Wiederverzauberung der Welt. Wo das gelingt, bekommt das Leben wieder etwas Zauberhaftes.

Auch der Standpunkt der Kirchen zum Thema Ekstase und Begeisterung ist heute ein durch und durch komplizierter, was keineswegs immer so war. Noch vor wenigen Jahrhunderten wurden auf dem großen Labyrinth in der Kathedrale von Chartres ekstatische Tanzfeste gefeiert. Aber gerade dieses Außer-sich-Sein, dieses Außer-Kontrolle-Geraten der Gläubigen wurde der Institution Kirche mit der Zeit immer verdächtiger, und schließlich wurde es ersatzlos gestrichen. Gerade das aber scheint heute zum Dilemma zu werden, an dem die Kirchen zugrunde zu gehen drohen und mit ihnen leider auch viele Werte, die unsere Kultur ausmachen. Die Gläubigen erfahren keine Begeisterung mehr und versinken stattdessen in der Schwere ihres

Alltags. Aus der erhebenden und im tiefsten Sinne befreienden Botschaft ihres Meisters Jesus Christus haben die professionellen Christen eine moralinsaure Sauce gemacht, in der ihre oft wunderbaren Aktivitäten ertrinken.

Ihr wichtigstes Symbol macht das auf seine Art deutlich. Überall wird Christus als Leidender und Sterbender am Kreuz dargestellt. Das Entscheidende an Christus ist jedoch nicht, dass er gestorben ist und hingerichtet wurde, wie viele Menschen damals, sondern dass er wieder auferstanden ist, sogar physisch. Warum sonst feiern wir seine Himmelfahrt? Wieso nur will die Kirche davon so wenig wissen und warum lässt sie ihre Anhänger davon so wenig wissen? Das Sterben steht in ihren Bildern und Symbolen im Vordergrund, während das Sich-Erheben und Entschweben zum Vater im Himmel höchstens bei Mystikern (wie dem Engländer William Blake) eine Rolle spielt, denen Christus zum über der Welt schwebenden strahlenden Erlöser wird. Im Großen und Ganzen dominiert die irdische Schwere und lässt der himmlischen Leichtigkeit keine Chance. Und das führt – leider auch für die Kirche selbst – zum Sterben statt zu Auferstehung und neuem Leben.

Durch ihre Angst vor dem Rausch religiöser Begeisterung und tiefer Ekstase und in ihrem Bestreben, alles strikt unter Kontrolle zu halten, gehen den Kirchen immer mehr von jenen ausgesprochen lebendigen Menschen verloren, die ihre Heilige Schrift ernst nehmen und Christus in ihrem Herzen erleben (wollen), die sich für ihre eigene Auferstehung und Himmelfahrt bereit machen (möchten). Mit der Abschaffung oder inhaltlichen Aushöhlung aller wirksamen Exerzitien und Rituale haben die christlichen Kirchen ihren schwindenden Anhängern den Zugang zur schwebenden Leichtigkeit des Seins verbaut.

Hinzu kommt natürlich noch das ängstliche Ausklammern von Erotik und Sexualität und damit der großen Themen Liebe und Partnerschaft. Damit hat vor allem die katholische Kirche einen weiteren und den vielleicht am nächsten liegenden Weg zu Rausch, Ekstase und schwebender Leichtigkeit tabuisiert.

Die meisten ihrer Anhänger lassen sich das schon lange nicht mehr gefallen, zumal gar nicht erkennbar ist, was daran christlich sein soll. Einige Kirchenpolitiker merken es inzwischen sogar, allerdings kommen sie offenbar nicht so leicht aus dem erdenschweren und stark im Materiellen verhafteten Feld ihrer Kirche heraus.

Wenigen muss man die schwebende Leichtigkeit des Seins mehr wünschen als den Berufschristen. Und wenn ich von Berufschristen spreche, meine ich das durchaus nicht negativ. Was kann es denn Schöneres und Erhebenderes geben, als seine Berufung in der Verkündigung der Frohen Botschaft zu finden. Wir würden es nur gern auch wieder spüren, das Prickeln der Begeisterung, wenn der Geist kommt und die Leichtigkeit des Schwebens, wenn die Seele freier und leichter wird.

Die Leichtigkeit des Schwebens und das Reich der Elemente

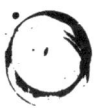

Die übertriebene Erdung, welche die Kirche im Übermaß ins Spiel des Lebens bringt und mit der sie Einheitserfahrungen von vornherein blockiert, fehlt in der sogenannten Eso-Szene dagegen oft völlig, was wiederum zu anderen Problemen führt. Dort werden manchmal ganz sorglos die anspruchsvollsten Exerzitien ohne jeden Anker angeboten.

Eine Aussöhnung mit Mutter Erde und mit unserer irdischen Natur ist Voraussetzung, um sich gefahrlos auf die Leichtigkeit des Schwebens einzulassen. Der Skiflieger muss auch wieder landen können und braucht einen guten Bezug zur Erde, wenn er einen hohen und weiten Flug durchstehen will. Wer sich mit Engeln einlässt, braucht sicheren Boden unter den Füßen, um nach entsprechenden Ausflügen in himmlische Welten wieder sicher zu landen. Anderenfalls läuft er Gefahr, sich in himmlischen (Schein-)Welten zu verlieren.

Ebenso eindrucksvolle wie erschütternde Reisebeschreibungen in die unirdische Welt spiritueller Räume voller unterschiedlicher Wesenheiten und Energien präsentiert der amerikanische Buddhist und Psychiater Edward Podvoll in seinem Buch »Berichte aus entrückten Welten«[3]. Die Ureinwohner seines Landes, die Indianer, wussten schon immer: Nur wer mit beiden Füßen fest auf Mutter Erde steht, wer also im Irdischen verwurzelt ist, darf es wagen, den Kopf zu(m) Vater (im) Himmel zu erheben.

Der Bezug zur Erde, die solide Grundlage im Leben, scheint auch in der Spaßgesellschaft manchmal zu kurz zu kommen. Dann wird die Suche nach himmlischen Gefilden gefährlich und die Expedition in die Seelenwelt im wahrsten Sinne des Wortes zum Himmelfahrtskommando. Wer mit seelischen Problemen kämpft, braucht vor allem jene gründliche Erdung, zu der Indianer raten. Wenn Therapeuten wie Bert Hellinger davon ausgehen, dass der Himmel voller Gefahren sei und die Erde das Ziel, meinen sie wohl genau das.

Die Erde ist zwar die Basis und die Voraussetzung für alle Aktivitäten, die zu schwebender Leichtigkeit führen, aber sie hat keinen besonders faszinierenden Ruf. Windsurfern, Wellenreitern oder Drachenfliegern geht es um ein und dasselbe Gefühl innerer Freiheit, das sie auf dem Wasser und in der Herausforderung mit dem Luftelement haben. Das Erdelement spielt dabei die geringste Rolle, sie setzen auf die Kraft der Wellen des Seelenelementes Wasser, auf die Stärke des Windes und die Leichtigkeit des Luftelementes und genießen dabei ihr inne-

---

3   Edward Podvoll, *Verlockungen des Wahnsinns*, München: Hugendubel, 1994

res Feuer ebenso wie das Feuer der Sonne. Von Erdenschwere wollen sie nichts wissen. Die brauchen sie nur zum Starten und Landen. Würden sie versehentlich auf den Strand, also auf die Erde auflaufen, würde das ihre Höhenflüge abrupt und schmerzlich bremsen. Für Drachenflieger bedeutet unbeabsichtigter Erdkontakt immer das schreckliche Ende ihrer Ausflüge in die Leichtigkeit. Allein was passiert, wenn ein Flugzeug ein anderes in der Luft streift, macht deutlich, wie irdisch diese Fluggeräte immer bleiben: So etwas endet in der Regel ebenso jäh wie furchtbar. Derartige Gefahren können die Sucher nach der schwebenden Leichtigkeit jedoch nicht im Mindesten abschrecken. Zu verlockend ist die Weite und Offenheit des Luftreiches im Gegensatz zur Erdenschwere. Und selbst der Tod verspricht zeitlose Schwerelosigkeit und Leichtigkeit des Seins, jedenfalls denen, die um sein Geheimnis wissen.

Alle, die sich auf der Suche nach Freiheit und Leichtigkeit dem Wasser und erst recht der Luft anvertrauen, wie etwa Fallschirmspringer und Paraglider, müssen sich anschließend sehr vorsichtig und möglichst sanft wieder mit der Erde anfreunden. Ihre Sehnsucht zielt auf unirdische beziehungsweise überirdische Erfahrungen, und es ist ernüchternd, wenn die Erde mit ihren Zwängen sie zurückholt.

Insofern handelt es sich bei diesen sportlichen Wegen um fast exakte Umkehrungen des Lebensweges, der in der Leichtigkeit des grenzenlosen Universums beginnt und zeitlebens dem Erdelement aufs Engste verbunden bleibt – vom Eintritt in dieses mit der Empfängnis bis zur (Er-)Lösung daraus durch den Tod. Sarkophag heißt (wörtlich aus dem Griechischen übersetzt) Fleischfresser. Er frisst das Fleisch weg und löst die Körperlichkeit wieder auf, nachdem die Seele längst das Weite gesucht hat. In verschiedenen Traditionen gab es auch Einweihungssarkophage, deren Sinn und Zweck ebenfalls darin bestand, den Körper darin zurückzulassen, damit die Seele allein und leicht und frei auf Reisen gehen konnte. Am Anfang war das Wort, und das Wort war bei Gott, also in der Einheit, und wurde erst später Fleisch, berichtet das Johannesevangelium. Sich wieder vom Fleisch zu lösen, um zur Einheit zurückzukehren, ist das Ziel allen irdischen Lebens. Diesen Weg schon im irdischen Körper übend zu erforschen, haben viele Traditionen auf unterschiedlichste Weise versucht und all die Sucher nach der Leichtigkeit des Schwebens tun das noch heute auf ihre ganz eigene Art und Weise.

Wenn noch das Feuerelement in Gestalt der Kundalini-Energie hinzukommt, wie etwa beim *Verbundenen Atem*, streben die beiden männlichen Elemente, Luft und Feuer, hinauf in Richtung Leichtigkeit, während die weiblichen, Wasser und Erde, sozusagen als Anker fungieren und uns im Gleichgewicht halten. Auch symbolisch sind es die Begeisterung des feurigen Herzens und die Luftigkeit der Gedanken, die uns zum Abheben tendieren lassen, während uns die Erdenschwere unserer Knochen am Boden hält. Das fließende Wasserelement spielt seinem Wesen entsprechend eine sich anpassende und verbindende Rolle. Wo die vier Elemente in einem Leben ausgewogen zur Geltung kommen, können wir uns jedem einzelnen sicher anvertrauen und so mit dem Wind des Atems leichter werden, mit dem Feuer der Begeisterung Träume verwirklichen, uns vom Wasser weich und geborgen tragen lassen und auf der verlässlichen Erde zufrieden und sicher leben.

Die Faszination
erhebender Glücksmomente

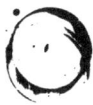

Fast alle Menschen empfinden es als wundervoll und beglückend,
– gut geerdet – die erhebenden Seiten des himmlischen Pols
in ihrem Leben zu entdecken und sich selige Gefühle und die
Leichtigkeit des Seins zuzugestehen. Alle Traditionen wissen
um die Möglichkeit, noch vor Erreichen des letzten Zieles kurze Momente vollkommenen Glücks und schwebenden Seins zu
erleben. In der Zen-Tradition spricht man von Satori-Erlebnis-
sen, Augenblicken der Erleuchtung auf dem langen Weg zum
Samadhi, der endgültigen Befreiung.

Abraham Maslow, der eigentliche Vater der Glücksforschung,
fand, dass Glück genauso wenig gerecht verteilt ist wie Geld, das
in der heutigen Zeit vielfach mit Glück gleichgesetzt wird. Dabei hält Geld und der oft lebenslange Kampf darum die meisten
Menschen eher vom Glück ab[4]. Je mehr Glücksmomente beziehungsweise Gipfelerlebnisse ein Mensch bereits hatte, desto größer ist – nach Maslow – die Chance, dass er in Zukunft weitere
erleben wird. Diese Sehnsucht nach dem Glück des Himmels,
dem ungebundenen Schweben in völliger Freiheit, ist ein un-
verzichtbares Grundrecht des Menschen und in jeder Hinsicht

---

4   Siehe dazu: Ruediger Dahlke, *Die Psychologie des Geldes – Erfolgreicher
und glücklicher mithilfe der Lebensgesetze*, München: Nymphenburger,
2008

unterstützenswert. Sie kann wirklich dem letzten Ziel näher bringen. Wir sollten nur vorher unsere irdischen Hausaufgaben gemacht beziehungsweise unsere Geschäfte erledigt haben.

Nicht nur Erwachsene träumen den Traum vom leichten lichten Glück. In den ersten Monaten im Mutterleib haben wir fast alle Einheitserfahrungen erlebt. Sie geraten wohl nie ganz in Vergessenheit, auch wenn sich das Wachbewusstsein gar nicht mehr daran erinnern mag. Fast alle Kinder träumen von entsprechenden Erfahrungen im Schlaraffenland, wo sie alles hatten und nichts zu kontrollieren brauchten. Die Lust am Kontrollverlust war wohl eine weitere unbewusste Motivation hinter unserem »Ohnmachtsspiel« im Schulhof. Der dadurch herbeigeführte Moment des Schwindels brachte einen eigenartig verlockenden Verlust der Kontrolle mit sich. Loslassen, das Zauberwort der Psychoszene, kommt also schon so früh ins Spiel (des Lebens).

Letztlich ist es dieselbe Sehnsucht, die Menschen fast aller Altersstufen auf Volksfesten vor den Achterbahnen mit Doppel- und Dreifachloopings anstehen lässt. Sie opfern bereitwillig zwei Stunden und einiges Geld, für letztlich zwei oder drei winzige, beziehungsweise zeitlose Augenblicke der Freiheit, die sie erleben, wenn im Moment des Überschlags die Schwerkraft sie für diesen Moment freigibt.

Solche Zustände faszinieren. Ob sie aus Angst abgelehnt oder aus Neugierde gesucht werden, wirklich unbewegt lassen sie kaum jemanden. Immer sind sie von dem eigenartigen Nimbus des Geheimnisvollen und zugleich Verlockenden umgeben.

Auch andere Fahrgeräte auf Volksfesten werben mit dem Überwinden der Schwerkraft. Es gibt da ein drehbares Mandala, in dem man sich ganz draußen in der Peripherie an die Wand lehnt und das immer schneller zu rotieren beginnt. Wenn die Fliehkraft über die Schwerkraft siegt und einen fest an die Wand drückt, entschwindet der Boden unter den Füßen und man ist wenigstens von unten her frei von irdischer Anziehung.

In amerikanischen Themenparks wie »Six Flags Magic

Mountain«[5] konnte man sich schon vor mehr als zwei Jahrzehnten – in einen Metallkäfig geschnallt – im freien Fall erproben. Auch dabei macht man, ähnlich wie beim Fallschirmspringen, Erfahrungen großer Freiheit, bevor einen die harte Erde wieder aufnimmt.

Das so genannte Bungeejumping stammt aus Schwarzafrika und wurde bei uns zu Sportzwecken wiederentdeckt. Dabei handelte es sich ursprünglich um eine Mutprobe, die von jungen Männern in der Pubertät im Rahmen ihres Einweihungsrituals vollzogen wurde. Diesen Zweck kann es bei uns mangels ritueller Einbindung nicht erfüllen, aber die Mutprobe steht nach wie vor im Vordergrund. Der Sprung gewährt neben dem freien Fall auch noch jene besondere Erfahrung am Umkehrpunkt, der für einen winzigen Moment die Wirkung der Schwerkraft aufhebt. Während man fällt, gibt es eigentlich gar kein Entkommen aus den Fängen der Gravitation. Es fühlt sich lediglich wundervoll an, wenn man ihr keinen Widerstand mehr leisten muss. Beim Bungeejumping gibt es nach dem Fall einen Wiederaufstieg, bedingt durch die Elastizität des Gummibandes. Wenn man am Höhepunkt dieses Wiederaufstiegs angekommen ist, direkt bevor sich die Bewegung umkehrt und man ein zweites Mal nach unten fällt, gibt einen die Schwerkraft einen Herzschlag lang frei. Dieser Moment fasziniert manche Menschen so sehr, dass sie sich allein deshalb immer wieder in die Tiefe stürzen, leider zumeist ohne dabei erwachsen zu werden.

Generell sind es die Umkehrpunkte, die solche Freiheiten schenken. Wo die Richtung im Leben wechselt oder eine Bewegung in eine andere übergeht, liegen die Chancen, faszinierende Erfahrungen mit der Zeitlosigkeit zu machen. Voraussetzung ist, dass wir wirklich wach sind für diese Augenblicke – egal ob an Übergängen im Mandala unseres Lebensmusters oder auch in Momenten, in denen ein Bewusstseinszustand in einen anderen übergeht, wie beispielsweise beim allabendlichen Einschlafen.

---

5   nahe Los Angeles in Kalifornien oder auch als »Six Flags over Texas«

Es ist wohl eben dieser Nimbus des Außerordentlichen und die Suche nach Ekstase, die Jugendliche mit Drogen experimentieren lassen – nicht zufällig besonders in jenen Teilen der Welt, wo die Suche nach Ekstase und orgiastischen Erfahrungen nicht mehr gelehrt und schon gar nicht gelebt wird.[6]

Nicht nur zu Anfang und am Ende des Lebens, bevor die Seele in den Körper eintritt und nachdem sie ihn wieder verlässt, erlebt sie die unbeschwerte Leichtigkeit ihrer körperlosen Existenz, schwebende Zustände schwerelosen Seins treten auch noch in den ersten Monaten im Mutterleib auf. Wenn der Embryo im körperwarmen Fruchtwasser schwebt und die Wasserwelt und die weiche Höhle der Gebärmutter ihm Geborgenheit vermitteln und das Gefühl, eins zu sein mit allem, erlebt er jene unbeschreiblichen Gefühle ungebundener Weite, die ein Leben lang unvergesslich bleiben. In dieser Zeit des unbeschwerten Seins und der erhebenden Einheitsempfindungen bildet sich jenes Urvertrauen, auf dem das spätere Selbstvertrauen aufbaut. Wer immer sich mit diesen frühen Zuständen des Lebens beschäftigt, stößt auf orgiastische Erlebnisse oder ozeanische Gefühle, wie Stan Grof sie nennt. Das größte und wertvollste Geschenk, das eine Mutter ihrem Kind machen kann, besteht darin, den Raum für diese Einheitsempfindungen ungestört zu schenken. Dazu reicht es, auf Abtreibungsgedanken zu verzichten und sich auf das Kind zu freuen.

In der Tat wird man Einheitserfahrungen immer erinnern, wenn sie auch nicht immer bewusst sind. Im Rahmen der Reinkarnationstherapie[7] lassen sich solche frühen Erfahrungen erneut erleben.

Auch in den Zwischenreich-Zuständen, die man mit dieser Therapie erfahren kann, wird die Seele aus dem Gefühl des

---

6   Siehe hierzu das Kapitel *Sucht und Suche* in:
     Ruediger Dahlke, *Woran krankt die Welt?*, München: Goldmann, 2003.

7   Informationen zur Reinkarnationstherapie unter www.dahlke.at oder im
     Heil-Kunde-Zentrum D-84381 Johanniskirchen, Tel. 0049(0)8564-819,
     Fax: -1429, E-Mail: HKZ-dahlke@t-online.de

leichten Schwebens heraus einen ganz anderen Überblick über ihre Aufgaben und Möglichkeiten haben. Es lohnt sich fast immer, diese uns ansonsten wenig vertrauten Seinsbereiche ausführlicher zu erkunden, zumal das Erleben hier von einem wunderbar schwebenden Leichtigkeitsgefühl geprägt ist.

Auch Sterbeerfahrungen sind häufig von körperlosem Schweben geprägt. Wer das einmal erlebt hat, wird es ebenfalls nie mehr vergessen. Und mehr noch: Wer sein Sterben durchlebt hat, verliert die Angst vor dem Leben und ist danach in der Regel ein anderer Mensch, ein Mensch, der sein Wesen, seine Seele erlebt und ihre Ungebundenheit unmittelbar erfahren hat. So kann er den Körper als Haus der Seele erkennen, das er aufgrund dieser Erkenntnis vielleicht sogar in einen Tempel verwandelt. Er wird ihn jedenfalls nicht verkommen lassen, wird ihn aber auch nicht überschätzen und übertrieben wichtig nehmen – ähnlich wie das Haus oder Gebäude der Kirche seine Bedeutung für denjenigen verliert, der Gott in seinem Herzen trägt. Er wird es achten, aber das Göttliche kann er von nun an überall sehen und wird es sicher nicht mehr auf bestimmte Orte beschränken. Er ist wie jenes kleine Mädchen, das der Bischof anlässlich seiner Firmung auf den Schoß nahm und ihm eine Orange bot, wenn es ihm sagen könne, wo Gott wohne. Das Mädchen versprach dem Bischof zwei Apfelsinen, wenn er ihm einen Ort nennen könne, wo Gott nicht wohne.

Zwischen Empfängnis und (Er-)Lösung im Tod, in dem Zeitabschnitt, den wir gemeinhin Leben nennen, bleibt die Sehnsucht nach der Leichtigkeit des Seins das wichtigste Ziel aller Menschen, das immer nur kurz-, mittel- oder schlimmstenfalls auch langfristig von anderen Themen und Dingen überlagert und verdrängt wird. Je nachdem, wie sehr sich jemand in die Welt der Gegensätze verwickelt, kann er das Ziel der Befreiung und das damit einhergehende Lebensgefühl sogar ganz aus den Augen verlieren, seine Seele wird es aber niemals wirklich vergessen.

Alte Werte und moderne Perspektiven

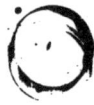

Auch die moderne Spaß- und Freizeitgesellschaft amerikanischer Provenienz ist also gar nicht so weitab vom Ziel und bietet denjenigen, die diese Nähe erkennen und zu nutzen wissen, verblüffende Möglichkeiten. Auf den ersten Blick mag sich alles um oberflächlichen Spaß drehen, aber hinter der angestrebten Leichtigkeit blitzt immer wieder jenes Lebensgefühl durch, das zum letzten Ziel gehört, zu der Erfahrung der Einheit. Und selbst in dem oft angestrengten und offensichtlich widersinnigen Bemühen um Lockerheit und Leichtigkeit, das manchmal in Schickeriakreisen zu beobachten ist, lässt sich das ursprüngliche und eigentliche Ziel erahnen. Insofern sind wir fast immer auf dem Weg, auch wenn wir es oft gar nicht wissen und beabsichtigen und manchmal nicht einmal wahrhaben wollen.

Mitglieder der Spaßgesellschaft haben jederzeit die Chance, das leichte Lebensgefühl, das der Freiheit und Ungebundenheit der Seele entspricht, mit dem zugehörigen inhaltlichen Ziel zu verbinden und ihrem Leben damit eine Tiefe zu geben, die letztlich einzig befriedigen kann. Es ist genau jene Chance, die auch die Hippies hatten, wenn es sich bei ihnen auch um eine überschaubare Jugendbewegung handelte, die lediglich viel Wirbel machte. Falls die heutige Spaßgesellschaft eine spirituelle Richtung einschlägt, wird das schon allein deshalb von viel größerer Bedeutung sein, weil es sich um eine erstaunlich große, auch weite Teile des Bürgertums umfassende Bewegung handelt. Die Auftritte der Hippiebewegung konzentrierten sich auf die USA und dort auf Kalifornien. Natürlich war Woodstock ein nie dagewesenes Ereignis, aber leider auch eines, das sich nicht wiederholen ließ. Die Spaßgesellschaft lebt in einer ganz anderen Zeit. Die Amerikanisierung der modernen Welt ist ungleich weiter fortgeschritten, und Trends »made in USA« werden weltweit offen aufgenommen. Folglich werden auch viel mehr Menschen davon erfasst. Die *Loveparade* in Berlin, an der 1,5 Millionen Raver teilnahmen, war die wahrscheinlich größte Lebensgefühl-Demonstration, die es überhaupt je gegeben hat, und doch ist sie nur die Speerspitze jener Spaßgesellschaft, die die alten Ideale bürgerlicher Redlichkeit satt hat und nach neuer Leichtigkeit sucht.

Auch wenn der Verfall alter Werte für viele bedrückend sein mag, wird mit dem Begriff Redlichkeit heute keinerlei Lust mehr verbunden. Er gibt einfach kein lohnendes Ziel für große Mehrheiten mehr ab. Ordentlich, pünktlich, effizient, genügsam, sparsam, arbeitsam, fleißig, bescheiden und ehrlich sind Adjektive, die augenblicklich nicht in Mode sind. Die jüngere Generation sieht gar nicht mehr ein, warum sie danach streben sollte. Ulrich Wickert hat das in seinem Bestseller »Der Ehrliche ist der Dumme« mit vielen Beispielen aus dem modernen Leben belegt. »Bescheidenheit ist eine Zier, doch besser lebt man ohne ihr«, weiß der Volksmund schon längst. Nun wird dieser uralte Verdacht auf breiter Front umgesetzt und es wird dick aufgetragen und schamlos übertrieben. »Understatement« ist im so- genannten »mainstream«, dem gesellschaftlichen Hauptstrom, sogar »megaout«. Arbeitsam und fleißig zu sein, zahlt sich sowieso nicht mehr aus, wenn es sich überhaupt jemals gelohnt hat. Heute zählen Geschicklichkeit, Raffinesse und eine gewisse Durchsetzungsfähigkeit und zahlen sich auch aus. Das Spiel an der Börse ist zu einem allerdings nur für Insider lohnenden Gesellschaftsspiel geworden und die fleißigen kleinen Leute werden von den modernen Zeiten noch mehr benachteiligt. Genügsamkeit und Sparsamkeit zielen auf eine Zukunft, an die die Jungen gar nicht mehr so recht glauben mögen. Konsequenterweise wollen sie ihr Leben jetzt leben und in vollen Zügen genießen. Damit sind sie besser in Übereinstimmung mit den Lehren spiritueller Traditionen als ihre Kritiker und Vorgänger. Ordentlichkeit als typisch deutsche Tugend steht ebenfalls nicht mehr hoch im Kurs, wenn man auch staunend feststellen muss, dass sie auf der Computerebene weltweit erstaunliche Triumphe feiert, weil Computer einfach streiken, wenn man bestimmte Ordnungshierarchien nicht peinlich genau einhält.

Der allgemein zu beobachtende Verfall eherner Werte mag manche erschrecken, das Beruhigende daran ist, dass hinter dem neuen Lebensstil die uralten, ja zeitlosen Seelenbedürfnisse durchschimmern wie eh und je. Insofern ist die Jugend natürlich mal wieder nicht verloren und vielleicht nicht einmal die Welt. Die Sehnsucht nach der Leichtigkeit des Seins ist Erbe und Mitgift unserer unsterblichen Seele und wird nie untergehen. Sie tritt nur immer wieder in neuen Gewändern auf.

Letztlich ist es nicht so wichtig, ob wir in tiefer Versenkung danach suchen oder auf dem Rummelplatz, Ekstase kann sich überall einstellen: im Gebet und in der erotischen Vereinigung mit einem geliebten Menschen, im Einswerden mit Musik, bei rhythmischer Bewegung oder auch in der Stille der Meditation. Gesunde Ekstase entsteht allerdings nur dann, wenn Erdenschwere und himmlische Leichtigkeit zusammenfinden.

Urvertrauen – der tiefere Sinn der schwebenden Leichtigkeit

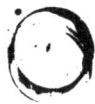

Wie bereits erwähnt, erleben wir alle Phasen ekstatischer Leichtigkeit noch vor der Empfängnis und dann in der Regel wieder zu Beginn unserer Zeit im Mutterleib. Hier entwickelt sich jenes Urvertrauen, das im späteren Leben so wichtig ist, weil es die Basis für Selbstvertrauen darstellt. Ganz offensichtlich hat Selbstvertrauen nur sehr bedingt mit Erfolg zu tun. Oft ist Letzterer sogar deutlich als der Versuch durchschaubar, mangelndes Selbstvertrauen zu kompensieren. Wenn äußerlich erfolgreiche Menschen immer noch Angst vor Schritten haben, die sie schon x-mal problemlos bewältigt haben, und wenn sie bei jeder Gelegenheit eine völlig unerklärliche Unsicherheit an den Tag legen, wird dieser Mangel an Selbst- und Urvertrauen augenscheinlich. Selbstsicherheitstraining, Rhetorikseminare oder Typberatungen können diesen Mangelzustand zwar verdecken und überspielen, aber das eigentliche Bedürfnis nach Selbstsicherheit niemals befriedigen.

Hier liegt die große Chance aller Einheitserfahrungen, gleichgültig ob sie aus tiefer Meditation oder aus der Ekstase eines vorsätzlich herbeigeführten Schwebezustandes hervorgehen. Das Gefühl, eins mit allem zu sein, kann wie nichts anderes (Ur-)Vertrauen schenken. Wie nah die wundervoll leichten Zustände des Schwebens einer Einheitserfahrung kommen können, wird erleben, wer sich auf die später vorgestellten Übungen einlässt.

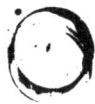

Eine andere Möglichkeit, Urvertrauen nachzubessern, ist die direkte Regression in die frühen Schwangerschaftsmonate, um gezielt an diese wichtigste Zeit der Vertrauensbildung heranzukommen. Entscheidend zur Erreichung des Ziels »Urvertrauen« ist, dass letztlich ein einheitsnaher Zustand erlebt wird und damit die unbeschwerte Leichtigkeit schwebenden Seins. Insofern sind alle in diesem Buch vorgestellten Möglichkeiten und Übungen zugleich auch Chancen, neues und echtes Selbstvertrauen zu gewinnen oder vorhandenes zu vertiefen.

Warum soll das auf so angenehme und leichte Weise möglich sein? Sonst müssen wir uns doch alles so hart erarbeiten. Es gehört zu den meistgepflegten Vorurteilen nordischer Menschen, dass wir uns alles Gute erschuften müssen, dass wir zum Beispiel ständig an unserer Beziehung zu arbeiten haben, dass wir uns in einem fort plagen müssen, um anerkannt zu werden, und dass wir uns die Liebe unserer Eltern und Mitmenschen erst mühsam verdienen müssen. Vieles könnte uns ganz leicht zufallen, wenn wir immer mal wieder im Schuften innehielten, und das gilt ganz besonders für alle Erfahrungen in der archetypisch weiblichen Welt der Seele. Es wäre viel angemessener, sich bewusst für ihre Geschenke zu öffnen und einfach bereit zu sein, sich auf leichte und beschwingte Art beschenken zu lassen.

Jetzt könnte genau die Zeit sein, es sich leicht(er) zu machen und auf genussvolle Art und Weise zu Erleuchtungserfahrungen aufzubrechen. Die Vertreter der Spaßgesellschaft machen auf ihre Art deutlich, dass sie sich lange genug geplagt haben und nun leichtes Spiel haben wollen. Als ich im Nachschwang der 68er-»Revolution« meinen kritischen, politisch engagierten Freunden, mit denen ich für eine neue Medizin in einer neuen, besseren Gesellschaft kämpfte, die Notwendigkeit der spirituellen Dimension in der Medizin nahezubringen suchte, stieß ich in der Regel auf Unverständnis. Schon Kunst galt als Krampf im Klassenkampf, von Spiritualität wollte kaum einer etwas wissen. Die schwebende Leichtigkeit des Seins war einfach kein Thema. Ich meditierte sozusagen im Geheimen weiter. Die Hippiezeit war als Episode gewesen, und das neue Ziel hieß, unter großem Einsatz für Neuerungen zu diskutieren, zu streiten, sogar zu kämpfen, notfalls zu streiken. Die Methoden und selbst die angestrebten Neuerungen wirken von heute aus betrachtet ziemlich altbacken. Für die Dimension des Seelischen oder gar Spirituellen gab es damals weder in der Studentenbewegung noch in der Gesellschaft ein wirkliches Feld. Heute ist die Offenheit für spirituelle Dimensionen hinter den Dingen auf allen Ebenen der Gesellschaft größer und die Paradiesvögel der Spaßgesellschaft könnten die Ersten sein, die über ihre Sehnsucht nach Leichtigkeit ihre Nähe zur spirituellen Philosophie erkennen und daraus bewusste Konsequenzen ziehen.

Urvertrauen ist ein Geschenk des Anfangs. Zum Glück können wir es uns auch später noch schenken lassen, erarbeitet werden kann es aber kaum. Es ist lediglich möglich, mit einem gewissen Maß an Disziplin Umstände herbeizuführen, die uns für ein solches Geschenk öffnen und reif machen. Selbst das Heilen der eigenen Vergangenheit ist möglich, indem wir rückwirkend für Urvertrauen sorgen und damit eine zwar späte, aber immer noch verlässliche Basis für echtes Selbstvertrauen schaffen. Wo das gelingt, stellen wir uns einer der großen Herausforderungen unserer Zeit. Denn viel öfter als auf den ersten Blick erkennbar, ranken heutige Probleme um dieses Thema.

Der Niedergang alter Tugenden wie etwa der Bescheidenheit und der Höflichkeit hat sicher damit zu tun, dass so viele moderne Menschen fürchten, übersehen und nicht beachtet zu werden, wenn sie nicht schamlos übertreiben und gnadenlos »auf den Putz hauen«. Dahinter steckt Mangel an Selbstvertrauen. Wer sich nicht ausreichend geliebt und angenommen fühlt, liebt sich in erster Linie selbst zu wenig. Solche Menschen resignieren und verkriechen sich oder sie gehen in die Kompensation und spielen die peinliche Rolle des besonders selbstsicheren »coolen« Überfliegers, der sich nur um sich und sein Ego kümmert und über alles andere hinwegsieht. Dahinter steckt fast immer ein Selbstwertproblem, das auf mangelndem Urvertrauen gründet.

Die moderne Unbescheidenheit könnte aber auch den Vorteil haben, dass viele sich trauen, so abgehobene Erfahrungen wie die schwebende Leichtigkeit des Seins anzustreben. Warum sollte indischen Heiligen vorbehalten bleiben, was sich so gut anfühlt und was so relativ leicht zu verwirklichen ist?

Der Weg von der *Ego*zentrik zur *Selbst*verwirklichung muss nicht lang sein, man muss nur erkennen, dass es einfach noch viel zu bescheiden ist, das eigene Ego in den Mittelpunkt der Welt zu stellen. Es muss noch weiterwachsen und noch größer werden, bis es schließlich auch den eigenen Schatten umfasst und alles andere ebenfalls. Dann ist nach der Definition C.G. Jungs die Individuation beziehungsweise das Selbst verwirklicht. Der Osten spricht dann von Befreiung. Die Grenzen, von denen das alte kleine Ego lebte und über die es sich definierte, sind überwunden beziehungsweise haben sich so weit in den Raum und in die Welt geschoben, dass alles darin Platz hat. Dann fallen außen und innen zusammen, man erkennt sich selbst in allem und alles in sich selbst. Ganz nebenbei erfüllt sich dann auch die christliche Grundforderung, den Nächsten zu lieben wie sich selbst. Wo es keine Grenze und keinen Unterschied mehr zwischen uns gibt, wird das selbstverständlich.

Der Meditierende in der Natur aus dem bereits erwähnten Beispiel muss sich in der Tat auch in dem Motocross-»Helden« wiedererkennen, der ihn gerade so nachhaltig stört. Zen-Buddhisten haben eine nette Geschichte, um das zu illustrieren: Ein Suchender in tiefer Versenkung wird von einer Maus gestört, die an seiner Sandale knabbert. Er scheucht sie weg mit den Worten: »Verschwinde, du kleines nichtsnutziges Biest, ich will mich mit dem Höchsten vereinigen.« Da antwortet die Maus: »Daraus wird wohl nichts werden, wenn du nicht einmal mit mir einig wirst.«

Alles spricht dafür, dass jede Einheitserfahrung, aber auch jede schwebende oder ekstatische Nähe zu ihr das Reservoir unseres Urvertrauens auffüllt. Wer ursprünglich schreckliche Erlebnisse noch einmal in einer Haltung gelassener Ruhe durchlebt, repariert seine eigene Vergangenheit, besonders wenn er dabei noch kleine Tricks anwendet wie kreisende Augenbewegungen[8]. Er wird frei von dem belastenden Sog, der ihn sonst ständig zurück in die Problemzonen oder ihnen urprinzipiell ähnliche Situationen saugt. Die Seele nutzt offenbar jede sich ihr bietende Gelegenheit, jeden Moment der großen inneren Ruhe und Entspannung, um solche noch offenen Rechnungen zurück ins Bewusstsein zu bringen und schlussendlich eine Aussöhnung herbeizuführen. Was häufig als besondere Gemeinheit des Schicksals erlebt wird, ist eigentlich eine wunderbare Tendenz, uns immer wieder genau mit dem Lernstoff zu konfrontieren, den wir noch nicht bewältigt haben. Es ist die typische Schulsituation, die von so vielen Schülern gehasst und von so ziemlich allen Erwachsenen durchschaut wird. Es wäre naheliegend, auch das Leben als Schule zu begreifen, in der wir beständig weiterlernen müssen. Klassen müssen auch hier nur wiederholt werden, wenn die Grundlagen nicht stimmen und weiteres Fortschreiten zum eigenen Schaden wäre.

Die Seele scheint in ihrer immerwährenden Sehnsucht nach Vereinigung mit allem ständig offen zu sein für die neuerliche Erfahrung ihrer eigentlichen Bestimmung von Weite und Leichtigkeit. Je mehr wir ihr erlauben, sich diese Erfahrung wieder bewusst zu machen, desto mehr wird sie erfüllt davon und kann sich erneut darauf einlassen. Dem entspricht Abraham Maslows Forschungsergebnis, dass diejenigen, die schon viele Gipfelerlebnisse (*peak-experiences*) hatten, in Zukunft vermutlich noch mehr erleben werden. Mit jeder weiteren Erfahrung von Glückseligkeit vergrößern wir sozusagen unsere Resonanz für neuerliches Glück. Der Volksmund kennt dieses Gesetz und beschreibt es in dem frechen Spruch: »Der Teufel scheißt immer

---

8   Mehr solcher Tricks finden sich in:
     Ruediger Dahlke, *Notfallapotheke für die Seele,* München: Nymphenburger, 2007.

auf den größten Haufen.« Jeder Millionär weiß, dass die erste Million viel schwerer zu verdienen ist als alle weiteren. Auch wenn Glück und Geld in diesem Fall demselben Resonanzgesetz gehorchen, haben sie ansonsten viel weniger gemein, als oft angenommen wird.

Jede Seins- und Glückserfahrung bereichert uns also nicht nur im Moment des direkten Erlebens, sondern schenkt uns darüber hinaus die Chance, weiteres Glück zu erfahren. Glück ist offensichtlich nicht gerecht verteilt, aber wer das durchschaut und versteht, wie es zu Glückserfahrungen kommt, der hat deutlich bessere Chancen, seinen Anteil am Glück zu vergrößern. Nach Auffassung des Ostens etwa in Gestalt der Advaita-Lehre, aber auch nach christlichem Weltverständnis ist das Glück beziehungsweise die Einheit immer da. Es ist nur die Frage, wie sehr wir uns dessen bewusst sind und wie nah wir uns heranwagen. Wenn stimmt, was in der Bibel steht, dass das Himmelreich Gottes in uns liegt, müssten sich Glückssucher beziehungsweise jene, die das Himmelreich im Visier haben, nach innen wenden. Auch alle Ergebnisse der Glücksforschung sprechen dafür, dass diese Annahme richtig ist. Insofern gibt es – wenn man glücklich werden will – nichts Geschickteres, als Glücksmomente zu sammeln.

Glücksmomente und Gipfelerlebnisse als Geschenke

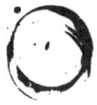

Allerdings hat das Sammeln von Glückserfahrungen einen Haken. Wer Glücksmomente gleichsam aufbewahren will, verfängt sich nur allzu leicht in einem Netz schöner Erinnerungen. Schlimmer noch, wer in Erinnerungen schwelgt, denn er lebt eigentlich gar nicht, weil Leben nur in der Gegenwart möglich ist, Erinnerungen aber immer in der Vergangenheit angesiedelt sind. Fast jeder Meditierende dürfte den Effekt kennen. Kaum hatte man eine wundervolle Erfahrung im Sinne eines Satori-Erlebnisses, will man sie wiederholen und macht alles genau wie beim letzten Mal. Das Kissen wird wieder genauso gelegt, der Blick auf genau den gleichen Punkt am Boden gerichtet, und trotzdem kommt die Erleuchtungserfahrung nicht zurück. Im Gegenteil, es ist die Fixierung darauf, die eine neuerliche Lichterfahrung so lange verhindert, bis man sich wieder von dem vergangenen Erlebnis löst und sich erneut der Gegenwart öffnet.

Im Augenblick – wenn wir wirklich in ihm ankommen – ist alles möglich, auch die große Befreiung. Diese neigt dann dazu, alles in ihren Bann zu ziehen. Glück ist bekanntlich ansteckend. Deswegen suchen wir die Nähe glücklicher Menschen, deswegen sammeln sich Schüler um selbstverwirklichte Menschen.

Das Prinzip der Seinserfahrungen müsste jedem klar sein, der schon einmal verliebt war. Es ist im Kleinen ein gutes Abbild jeden Glückserlebens. Kaum ist es passiert, könnte man die ganze Welt umarmen, nicht nur die jeweiligen Geliebten.

Erfahrungen der Offenheit und Weite – und Liebeserfahrungen gehören hierher – bewirken, dass wir über uns selbst hinauswachsen und Grenzen überwinden, wenn nicht gar überfliegen.

Wer sich einmal Hals über Kopf verliebt hat, neigt in der Regel dazu, es wieder zu tun beziehungsweise geschehen zu lassen. Menschen, die Liebe sehr eng definieren und Besitzansprüche damit verknüpfen, fürchten diesen Zustand sogar. Wer aber den Besitz der anderen Seele im Auge hat, wird genau dadurch den Zauber der Liebe ruinieren. Zumindest wirkt Besitzdenken stark verunsichernd, denn man spürt, dass die Liebe weiterwachsen will und sich niemals mit dem Status quo zufrieden geben kann. Alle Versuche, den Augenblick festzuhalten, sind sichere Methoden, seinen Zauber zu brechen.

Hier gleichen sich die Liebe und das weibliche Seelenelement Wasser, denn beide lassen sich wohl in der offenen hohlen Hand bewahren, wer sie aber krampfhaft festzuhalten sucht, wird sie in der sich schließenden Faust verlieren.

Das bezaubernde Gefühl des Verliebtseins und jeden Eintauchens in den Augenblick und in die Einheit will sich ausdehnen auf andere Zeiten und Menschen. Man muss sich nur davor hüten, es genau durch diesen Wunsch und die Absicht nachhaltig zu stören.

Wenn die Liebe einen trifft wie der berühmte Blitz aus heiterem Himmel, ist das mit einem plötzlichen Gipfelerlebnis vergleichbar. Es ist schwer zu erklären, und nicht bewusst herbeizuzwingen. Aber man kann die Weichen entsprechend stellen. Es liegt sicher nicht an diesem speziellen Weg oder Aufstieg und auch nicht am Wetter, nicht an den Begleitern und nicht am Schuhwerk. Wer aber häufig aus eigener Kraft und bewusst auf Berge steigt, hat natürlich eine größere Chance auf entsprechende Gipfelerlebnisse als jemand, der lieber unten bleibt oder den Lift benutzt. Man kann sich also durchaus reif machen für den Gipfel im Erleben, genau wie für den konkreten Berg(-gipfel).

Wer mit dem Ziel eines Gipfelerlebnisses hinaufsteigt, ist in einer ähnlichen Situation wie jemand, der sich vorsätzlich auf

Partnersuche begibt. Absicht und Zweckorientierung werden allzu leicht zu Spielverderbern. Das innere Erleben des Gipfels entzieht sich dem Macher genau wie das Verlieben. Für beides können wir bestenfalls offen sein, ohne uns darauf zu fixieren. Dennoch bleibt es ein Paradoxon auf jedem Entwicklungsweg. In der Zen-Tradition wird das so ausgedrückt: Erstens: Man muss wissen, dass man *Samadhi* nicht verwirklichen kann. Zweitens: Man muss so tun, als wüsste man nichts von Erstens.

Der Schatten oder die unerträgliche Leichtigkeit des Schwebens

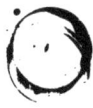

Ekstase, die alles an Glück schenken kann, hat natürlich auch ihre dunklen Seiten. Gefährlich wird sie dort, wo ihr die Sicherheit der Mutter Erde als Grundlage fehlt und wo das Schiff des Suchenden an hoffnungslosen Ufern strandet, etwa, wenn es in der Drogenwelt anlegt und nicht mehr loskommt. Dann bringt die Sehnsucht des Seelenvogels nach Leichtigkeit und Freiheit die Schwere und Abhängigkeit der Sucht ins Leben und statt zu einem leichten Flug kommt es zu einer Bruchlandung. Die spirituelle Philosophie weiß sehr gut um diesen *Abyssos* genannten Abgrund, der auf jedem Weg droht und nur mit Wissen und Vertrauen gleichermaßen zu überwinden ist.

Gefährlich wird es überall, wo die äußere Form vom Inhalt getrennt wird. Selbst Liebe kann dann zur Gefahr werden. Wenn ihre körperliche Form, die Sexualität, vom seelischen Gefühl der Liebe abgekoppelt wird, droht Sexsucht. Diese ist, wie alle Süchte, nicht mehr durch sich selbst, also durch noch mehr Sex zu heilen, obwohl sie natürlich ständig danach verlangt. Hier könnte nur helfen, den Inhalt, also die Liebe, wieder mit der körperlich-sexuellen Form zu vereinigen. Dass diese Form der Sucht wie so viele andere immer mehr um sich greift, hat mit der mangelnden Suche in modernen Gesellschaften zu tun und deren Tendenz, Form und Inhalt eher weiter voneinander zu entfernen.

Sogar die Suche kann zur Sucht werden, selbst die nach der schwebenden Leichtigkeit des Seins. Auch hier gilt es, die formalen Aspekte zu nutzen, um an die seelischen Erfahrungsinhalte zu kommen und nicht an den äußeren Übungen oder gar Gerätschaften hängen zu bleiben. Sie sind wichtig, sollten aber weder überbetont noch von ihrem inhaltlichen Anspruch isoliert werden. So hilfreich Kundalini-Wiegen oder Schwebebetten sind, sollten sie doch nicht zum Selbstzweck werden, sodass man sich den ganzen Tag nur noch darauf bezieht. So missverstanden können natürlich sogar Meditationen zur Sucht verkommen. Wer den ganzen Tag nur noch meditiert und sein übriges Leben vernachlässigt, ist möglicherweise auf einem Irrweg. Dann wäre es vielleicht konsequenter, gleich in einen Ashram oder ein Kloster einzutreten.

Gesellschaften, welche die Suche nach dem spirituellen Entwicklungsweg kollektiv aus den Augen verloren haben, handeln sich – wie schon angedeutet – ein enormes Suchtproblem ein. Ihre Mitglieder werden nicht einsehen wollen, womit sie sich dieses hohe Suchtpotenzial verdienen, und die Verantwortung auf einige wenige Sündenböcke projizieren und natürlich auf die Suchtmittel, und hier speziell auf diejenigen, die den Etablierten fremd sind. So kommt es, dass wir heute Alkohol und Nikotin, die für unsere Gesellschaft mit Abstand gefährlichsten Drogen, gar nicht als solche bezeichnen. Konsum und Arbeit, die Stützen unserer Wirtschaft und Gesellschaft, werden ebenfalls nicht zu den Suchtmitteln gerechnet, obwohl sie in Form von Kaufzwängen und Workaholismus größte Probleme verursachen.

Suchtmittel wie Drogen sind, eingebunden in den jeweiligen Kult, das heißt, in die Rituale einer entsprechenden, meist alten Kultur, nachweislich gar nicht bedrohlich. Erst losgelöst von ihrem tieferen Sinn im jeweiligen Kult werden sie zu Verursachern nur noch schwer kontrollierbarer Süchte.

In einer Gesellschaft wie unserer, die die Suche vernachlässigt und die Ekstase tabuisiert, stellen Drogen sicher eine große Gefahr im Zusammenhang mit der Sehnsucht nach schwebender Leichtigkeit des Seins dar. Die menschliche Suche zielt, wie schon so oft belegt, letztlich auf die Erfahrung von Einheit. Ekstase ist eine wichtige Station auf dem Weg dorthin. Wer sucht, wird sich auch nach Ekstase sehnen. Und wer Ekstase erlebt, wird anschließend nach weiteren Möglichkeiten suchen, sie neuerlich zu erleben. Wie das Wort schon sagt, ist man in solchen Momenten außer sich, d.h. die Seele verweilt außerhalb des Körpers. In ungleich milderer Form lässt sich das auch schon beim bewussten Fasten[9] erleben. Essen und Trinken hält ja bekanntlich Leib und Seele zusammen. Hört man auf damit, kann die Seele sich vom Körper entfernen und erlebt zumindest, dass sie mehr ist als der Körper, in dem sie wie in einem Haus lebt.

Nicht von ungefähr hat keine andere Gesellschaftsform je ein so hohes Suchtpotenzial entwickelt wie unsere bürgerliche. Das geht so weit, dass ihre tonangebenden Vordenker, die Naturwissenschaftler, Ekstase als einen Zustand im Rahmen schwerster Krankheit beschreiben. Dazu das »Wörterbuch der medizinischen Fachausdrücke«[10] von 1993: »Zur Ekstase neigen stark erregbare Personen, religiös Fanatisierte, Epileptiker, Schizophrene.«

Eine Gesellschaft, die so mit dem Ziel tiefster menschlicher Sehnsucht umspringt, züchtet gleichsam Sucht, natürlich ohne

---

9   Siehe dazu: Ruediger Dahlke, *Das große Buch vom Fasten,* München: Goldmann, 2008.

10 Josef Hammerschmid-Gollwitzer, *Wörterbuch der medizinischen Fachausdrücke,* München: Goldmann, 1993

das zu beabsichtigen. Vitale junge Menschen lassen sich kaum je, und schon gar nicht auf Dauer, von Seinserfahrungen abbringen. Das Ausmaß der Drogenszene eines Landes wird so geradezu zum Gradmesser für die gesellschaftliche Verdrängung von Ekstase.

Solange wir keine Alternativen bieten können, etwa von der Art, wie sie in diesem Buch vorgestellt werden, haben wir nicht die geringste Chance, das Drogenproblem in den Griff zu bekommen. An sich wissen wir längst, dass das Verbot von Drogen und anderen Suchtmitteln keine adäquate Antwort auf das Problem ist. Liberale Gesundheitspolitiker fordern die Freigabe der Drogen und entsprechender Ersatzstoffe und setzen diese Forderung auch zunehmend durch. Natürlich ist es ein Fortschritt, wenn der Junkie von der Apothekerin abhängig ist, statt von der Mafia, aber abhängig bleibt er dennoch. All diese Versuche sind menschlich verständlich und begrüßenswert, aber natürlich immer noch viel zu oberflächlich gedacht und weit von Lösungen entfernt.

Eigentlich geht es darum, die Suche nach dem Sinn des Lebens generell wiederzubeleben, am besten von Anfang an: in den Familien, in den Kindergärten, in den Schulen, in Studium und Beruf. Die Antwort auf die Frage nach dem Sinn des Lebens haben wir in Übereinstimmung mit den Weisheitslehren aller Traditionen in der dauerhaften Verwirklichung der Einheit gefunden. Insofern wäre die Vermittlung von Einheitserfahrungen beziehungsweise Ekstaseerlebnissen der mit Abstand beste Weg, sowohl zur Therapie als auch zur Vorbeugung von Drogen- und ganz allgemein Suchtproblemen.

Der Versuch, Einheitserfahrungen mit Drogen herbeizuführen, ist problematisch, zumindest in unserer Gesellschaft, wo Drogen nicht in einen Kult eingebunden sind, aber der Versuch an sich und die Sehnsucht bleiben dennoch richtig und wichtig. Wer sie bestraft oder tabuisiert, schüttet das Kind mit dem Bade aus und lässt die Abhängigen ohne Chance am Abgrund zurück.

So wie es auf dem Weg zur schwebenden Leichtigkeit ungeeignete Mittel gibt, muss es auch hilfreiche geben, analog der Erkenntnis, dass Falschgeld eher die Existenz von richtigem Geld bestätigt. Wege und Mittel, Ekstase zu vermitteln, wären ideal zur Therapie und Vorbeugung von Drogenproblemen. Leider sind Ekstasetechniken einer Schulmedizin, die Ekstase an sich für krankhaft hält, unvermittelbar. Zum Glück gibt es auch Wege, die weniger verdächtig sind und dennoch zu Erfahrungen der Leichtigkeit des Schwebens verhelfen.

Ihnen ist dieses Buch gewidmet. In all den Jahren meiner Faszination für die Welt der Seele und der Suche habe ich viele Meditationsarten kennengelernt, Methoden und Techniken, sogar Geräte und Maschinen, seltsame Vorrichtungen und genial einfache Erfindungen, Mittel, die den Weg ebnen helfen und die das Gehen erleichtern. Was davon übrig geblieben ist und was sich bewährt hat in diesen 25 Jahren der Psychotherapie und des Bewusstseinstrainings, möchte ich Ihnen auf den folgenden Seiten vorstellen.

Schwebende Leichtigkeit auf Bestellung?

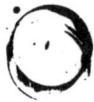

Instant-Erleuchtung und schwebende Leichtigkeit auf Knopfdruck kann es natürlich nicht geben. Hier sind dem modernen Machbarkeitswahn Grenzen gesetzt. Dennoch sind schwebende Gefühle induzierbar, und das sogar relativ leicht. Mithilfe verschiedener Methoden können wir der Leichtigkeit des Seins recht nahekommen und die Kunst des Schwebens auf Wunsch und nach Belieben nicht nur gedanklich simulieren, sondern auch wirklich erleben.

Dennoch bleibt das bereits erwähnte Paradoxon bestehen. Je mehr wir die Erleuchtung anstreben, desto eher werden wir sie verhindern. Letzte Befreiung muss einem immer zufallen, und das wird erst geschehen, wenn man dafür reif ist. Aber man kann sich reif machen, kann sich vorbereiten, kann die Weichen stellen.

Bei einer strengen Meditationsform wie dem Za-Zen ergibt sich daraus das beschriebene Problem, denn das Sitzen ist nicht immer der reine Genuss. Von daher ist das Ziel, die Befreiung, praktisch immer mit im Spiel. Zwar raten einem alle Zen-Meister unisono, absichtslos zu sitzen, aber nichts, außer der Erleuchtung selbst, ist schwerer zu verwirklichen. Da wird die Erkenntnis, man müsse wissen, dass man die Befreiung gar nicht erreichen kann und sich so verhalten, als wisse man es doch wieder nicht, zu einem schwer lösbaren Problem.

Damit verglichen haben die kommenden Übungen den unschätzbaren Vorteil, so angenehm zu sein, dass das letzte Ziel dabei gar keine übermäßig große Rolle spielen müsste. Hier wird der Weg viel leichter zum Ziel, denn er bringt Freude mit sich und macht Spaß. Insofern ergibt sich Absichtslosigkeit wie von selbst und macht – paradoxerweise gerade auf sehr einfache und genussvolle Art – große Erfahrungen und tiefe Wandlungen möglich.

Das Thema Einheitserfahrung und Erleuchtung ist also am besten vorerst hintanzustellen, weil ohnehin niemand weiß, wann er reif dafür ist. Aber wir können es uns und damit auch der irgendwann garantiert eintretenden Erleuchtung leicht machen. Erfahrungen mit der schwebenden Leichtigkeit des Seins liegen in jedermanns Reichweite und sind der beste Einstieg in ein ausgeglichenes, entspanntes und glückliches Leben. Ein solches Leben ist jedem möglich, man muss es nur für sich beanspruchen und den Mut haben anzufangen. Ausreden lassen sich immer finden, wenn man (unbewusst) in der alten Misere verharren möchte. Und es ist natürlich die Frage, ob man sein mit möglicherweise vielen schlauen Theorien, Rationalisierungen und Projektionen abgesichertes Elend diesen einfachen und lustvollen Übungen opfern will.

Zweiter Teil

WEGE ZUR LEICHTIGKEIT

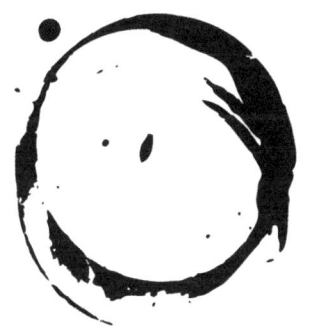

Mit Delfinen in ihrem Element

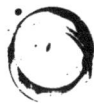

John Lilly, der Delfinforscher und Bewusstseinspionier, wurde von seiner Sehnsucht nach schwebenden Einheitserfahrungen schließlich zum *Samadhi-Tank* geführt, der uns noch beschäftigen wird. Schon während seiner jahrelangen intensiven Arbeit mit Delfinen dürfte er sich mit dem Gedanken an die wundervolle Leichtigkeit des Unterwasserlebens infiziert haben. Und in der Tat könnten Delfine in Sachen Leichtigkeit des Seins unsere Lehrmeister werden.

Sie sind uns in der Kunst des Lebensgenusses weit voraus, ihre Fortbewegung ist dem Schweben nahe und lässt Schwerelosigkeit erahnen. Ihr Spieltrieb ist hoch entwickelt und ihre Lust nach Sinnlichkeit lässt sie offenbar den ganzen Tag schwimmend genießen. Nahrung fällt ihnen in den meisten Revieren leicht und reichlich zu, sodass sie vielfach wirklich zum Spaß schwimmen, um sich vom Wasser liebkosen zu lassen, das ihre empfindliche Haut sinnlich reizt. Sie haben eine freie Art des Zusammenlebens entwickelt, die unserer Vorstellung von Partnerschaft in so ziemlich allen Punkten entgegengesetzt ist. Selbst was demokratische Entscheidungsfindung angeht, scheinen wir von ihnen lernen zu können, zielen sie doch in der Regel auf Konsens in ihren Gemeinschaften, die zeitweise durchaus auf lockere Zusammenschlüsse von mehreren Hundert Mitgliedern anwachsen können. Im Unterschied zu uns zielen sie auf Einstimmigkeit, die sie meist auch erreichen – auf eine liebevolle und intime Weise. Auch zum Thema wahre Freundschaft hätten sie uns noch einiges beizubringen.

Delfine haben Menschen immer fasziniert, und auch sie scheinen von Menschen auf bislang unerklärliche Weise angezogen zu werden. Geschichten von Delfinen und Walen, die Schiffbrüchige gerettet haben, indem sie sich geradezu aufopfernd und rührend um sie kümmerten und sie schließlich in Sicherheit brachten, kursieren an beinahe allen Küsten jener Meere, in denen die gutmütigen Meeressäuger heimisch sind. Flipper, der freundliche Delfin des frühen Fernsehens, wurde zu einer Legende, was sonst nur Pferden wie Fury und Hunden wie Lassie gelang. Willy, der verirrte Wal, schaffte in jüngerer Zeit Ähnliches. Aber auch in der Wirklichkeit sind es immer wieder Wale, deren Schicksale Millionen rühren, wenn sie – heute leider immer öfter – die Orientierung verlieren und wie lebensmüde auf den Strand schwimmen. Man hat fast den Eindruck, als gingen sie ans Land, wie früher vor allem junge, vom Leben und der Liebe enttäuschte Mädchen ins Wasser.

Dabei sind Delfine von ihrer Art und von ihrem Aussehen her sehr lustige Wesen, deren hochgezogene Mundwinkel von der Evolution gleichsam dauerhaft auf Fröhlichkeit programmiert wurden. Das als bedeutungslose Spielart der Natur abzutun ist leicht, naheliegender ist jedoch, auch hier Form und Inhalt zusammen zu sehen. Delfine sind offenbar freundliche soziale Wesen, die das auch nach außen spiegeln. Wenn auf medialem Wege verkündet wird, dass ihre Zeit auf diesem Planeten abgelaufen sei, könnte man auf die Idee kommen, dass unsere geschändeten Meere für diese eleganten Spaßmacher wirklich nicht mehr sehr verlockend sind, zumal jedes Jahr Tausende auf gemeinste Art umgebracht werden – von japanischen und norwegischen Fischern.

John Lilly beschäftigte sich jahrelang mit Delfinen, um hinter das Geheimnis ihrer Sprache, eines heiteren Zwitscherns, zu kommen. Diese konnte er zwar nicht entschlüsseln, aber er entdeckte, wie sehr ihn ihr freies schwereloses Schweben im Seelenelement Wasser faszinierte. Vielleicht ist Sprache in unserem Sinne auch gar kein Thema in der Unterwasserwelt, die uns ja schon beim Tauchen durch ihre tiefe Stille beeindruckt. Schwingungen breiten sich im Medium Wasser, das symbolisch der Seele entspricht, ganz anders aus als im Luftelement, das den Gedankenwelten des Geistes zugeordnet ist. Möglicherweise ist die Kommunikation der Delfine wesentlich gefühlsbetonter und viel weniger intellektuell, als wir uns das vorstellen können.

Sicher ist bis heute jedenfalls, dass jeder Delfin einen eigenen Namen beziehungsweise Kennpfiff hat, den ihm die Mutter schon sehr früh gibt und den er ein Leben lang behält und erkennt. Dass Tümmler Kommunikationsmöglichkeiten haben, die in Richtung Sprache gehen, ist bei ihrem ausgeprägten Gehirn durchaus wahrscheinlich. Allen anderen Tierarten, so betonen Biologen, sei der Mensch aufgrund seines viel größeren und differenzierteren Großhirns überlegen. Genau diese beiden Punkte, die Größe und die Differenziertheit des Gehirns, schlagen aber nun zugunsten der Delfine aus und damit gleichsam gegen uns. Wir müssen davon ausgehen, dass ihr Gehirn leistungsfähiger ist als unseres.

Die demokratischen Entscheidungsprozesse, die bei einigen Arten wie den großen Tümmlern und den Spinnerdelfinen zu beobachten sind, sprechen ebenfalls für eine uns noch nicht nachvollziehbare intensive Kommunikation. Diese Delfine bringen in geschützten Buchten, eng aneinander geschmiegt viele Stunden damit zu, sich auf ihre Art zu unterhalten beziehungsweise ihre gemeinsamen Aktivitäten aufeinander abzustimmen. Die ganze Bucht ist dann erfüllt von ihrem typischen Kichern und Keckern, von Quieken und Schnalzen, Pfiffen und manchmal sogar bellenden Tönen. Diese Delfin-Symphonie schwillt mit der Zeit immer mehr an, bis eine beeindruckende Lautstärke erreicht ist, die deutlich macht, dass man einen einhelligen Entschluss gefasst hat. Kenneth Norris, ein moderner Delfinforscher, sagt dazu: »Wenn sie ihre Entscheidungen koordinieren, so ist das wie ein Orchester, das sich einstimmt. Der Klang wird immer leidenschaftlicher und rhythmischer. Demokratie braucht Zeit, und sie verbringen tagtäglich viele Stunden damit, Entscheidungen zu fällen.«[11]

Wenn wir uns heute, im Thermalwasser schwebend, von Delfingesängen aus Unterwasserlautsprechern umfluten lassen, um unserer wahren Bestimmung, dem Erlebnis der Einheit näher zu kommen, verdanken wir das auch John Lilly und vor allem den Delfinen, die ihm ihre Nähe und Zuwendung schenkten. Wer einmal in der freien Natur im warmen Wasser mit ihnen sein konnte, weiß am besten, was Wellness eigentlich bedeutet. Wohl- und Gesundsein vermittelt sich als Lebensgefühl sehr rasch und angenehm, wenn man mit den großen einfühlsamen Wasserwesen in ihrem und eigentlich auch unserem Element unterwegs ist.

Der Mensch ist ein *zoon politikon*, ein Gesellschaftswesen, und darin den Delfinen ähnlich. In der Regel fühlt er sich erst in einer harmonischen Familie, in einer intakten Gemeinschaft richtig wohl. Immer hat er Gesellschaft gesucht. Die sogenannte Einzelhaft ist eine der schwersten Strafen. Wenn er so isoliert ist, nimmt der Homo sapiens sogar Kontakt zu Ratten und Spinnen auf oder was er sonst an Lebewesen in seinem Kerker finden mag. Wenn sie die freie Wahl haben, suchen fast alle Menschen Kontakt nach unten und oben in der Hierarchie der Lebewesen und auf ihrer eigenen Ebene. Nach oben wenden sie sich den Göttern oder ihrem Gott zu, auf der eigenen Ebene den Mitmenschen, nach unten den Tieren.

Jedes Kind trägt das Abbild eines für seine Entwicklung wichtigen Tieres in sich, das die Indianer als Totemtier bezeichnen. In allen Industrieländern kämpfen Kinder bei ihren Eltern für ein Pferd, einen Hund, eine Katze, ein Kaninchen oder wenigstens einen Goldhamster oder eine Maus. In neuester Zeit entdecken immer mehr sensible Menschen Delfine, unsere ins Wasserelement zurückgekehrten Verwandten, und gehen mit ihnen »schwimmen«. Delfine sind im Meer, was wir an Land

---

11   zitiert nach: Natalie Angier, *Schön scheußlich*, München: Goldmann, 2001

geworden sind, die Spitze der Evolution, wobei sie uns in einigem durchaus voraus sind. Als Säugetiere wie wir haben sie mit ihrem noch differenzierteren Gehirn und einem dem unseren weitgehend entsprechenden Nervensystem ungeahnte Möglichkeiten. Aufgrund der vielen Kontakte zwischen Delfinen und Menschen wissen wir heute ziemlich sicher, dass sie zumindest in sehr ähnlicher Weise fühlen und empfinden können wie wir. Auf unserer Suche nach der Leichtigkeit des Seins ist es interessant, zu erfahren, was sie aus ihren Möglichkeiten gemacht haben.

Zunächst einmal sind sie in die alte gemeinsame Heimat, das Meer, zurückgekehrt und damit dem Weiblichen und Seelischen näher, denn das Wasser ist dem Weiblichen zuzuordnen. In Maria, dem einzigen der christlichen Kultur verbliebenen weiblichen Archetyp, klingt das Meer (italienisch *mare*) noch an. Maria wird oft in einem meerblauen Mantel und auf einer Mondsichel, einem ebenfalls weiblichen Symbol, stehend abgebildet.

Menschen und sogar Forscher, die sich intensiv mit Delfinen beschäftigen, bekommen oft den Eindruck, bei ihnen auf ähnliche seelische Strukturen zu stoßen wie bei uns selbst. Einiges spricht dafür, dass sie ohne Zeitbegriff leben und ihre Erinnerung rein affektiv, also dem Gefühlsbereich verbunden ist und sie vor allem nach Entspannung, sinnlichem Genuss und Harmonie streben. So leben sie aufgrund ihres mangelnden Zeitgefühls immer im Augenblick, wie wohl alle frei lebenden Tiere, haben aber offenbar im Gegensatz zu anderen Tieren – wahrscheinlich wegen ihrer besonderen Gehirne – differenziertere Möglichkeiten der Selbstwahrnehmung. Dass sie ganz aus der Gefühlssphäre heraus reagieren, belegen die vielen – auch meine eigenen – Erlebnisse mit ihnen.

Damit bilden sie so ziemlich genau den Gegenpol zu archetypisch männlich geprägten modernen Menschen, die heute die Welt beherrschen. Im Gegensatz zu ihnen entscheiden sie offensichtlich primär auf der Gefühlsebene und haben wenig für den

Intellekt übrig, obwohl auch einiges dafür spricht, dass sie diese Ebene mindestens genauso gut beherrschen müssten wie wir, möglicherweise haben sie sie in ihrer Evolution einfach nicht trainiert. Jedenfalls kommen sie bei ihren Entscheidungen zu diametral entgegengesetzten Ergebnissen wie die meisten von uns. Das mag natürlich durch ihre so viel weiblicher geprägte Umwelt begünstigt sein. Ihr Wasserreich ist symbolisch dem Seelenelement zugeordnet, unser Luftreich hingegen dem archetypisch männlichen Geist- und Intellektprinzip.

Wenn Delfine zum Beispiel die Wahl haben, sich unterschiedlichen Menschen zuzuwenden, dann kümmern sie sich zuerst um geistig, das heißt intellektuell behinderte Kinder, dann um schwangere Frauen, anschließend um Frauen und Kinder und erst ganz zum Schluss, wenn ihnen sozusagen gar nichts anderes übrig bleibt, um Männer. Besonders intellektuell ausgerichtete Männer haben bei Safaris ins Reich der Delfine oft Probleme, überhaupt Kontakt zu ihnen zu bekommen.

Jeder, der sich mit geistig Behinderten (Kindern) beschäftigt, weiß, wie sehr bei ihnen alles Emotionale, Gefühlsbetonte und Sinnliche im Vordergrund steht. Viele Frauen erleben während einer Schwangerschaft einen in ähnliche Richtung gehenden Wandel ihrer Prioritäten und archetypisch gesehen sind Frauen diesen Sphären grundsätzlich näher als Männer. Delfinen gelingt es manchmal sogar, in die inneren Welten autistischer Kinder einzudringen, die ansonsten selbst einfühlsamen Menschen in der Regel verschlossen bleiben.

Ihre Tendenz zu Entspannung und Harmonie drückt sich auch in ihrem familiären beziehungsweise gesellschaftlichen Zusammenleben aus. Sie leben in sogenannten Schulen von zwei bis dreißig Mitgliedern ausgesprochen friedlich zusammen. Offenbar gibt es alle Formen des Zusammenlebens, von der Zweiergemeinschaft bis zu größeren Verbänden. Eine Besonderheit bilden die Männerfreundschaften unter Delfinen. Von Kindheit an sucht sich ein männlicher Delfin einen oder zwei andere, mit denen ihn dann über viele Jahre eine unerschütterliche Freundschaft verbindet. Manchmal hält dieses Band auch das ganze Leben. Die zwei oder drei Kumpane sind unzertrennlich. Sie spielen und fischen Seite an Seite, und selbst den Weibchen stellen sie gemeinsam nach. Sie demonstrieren ihre Harmonie nach außen, indem sie in einer bestrickenden Bewegungssymphonie zusammen springen und schwimmen, fast wie die Stars eines Balletts. Interessanterweise tun sich solche Freundeskreise von Fall zu Fall auch mit anderen Trios oder Duetten zusammen, zum Beispiel wenn es um größere Projekte wie das Betören attraktiver Weibchen geht.

Wenn sie sich in ihren Schulen oder auch in größeren Zweckbündnissen zusammen tummeln, etwa in ihrem »demokratischen Parlament«, kommen Geselligkeit und Sinnlichkeit gleichermaßen zu ihrem Recht. Nach Aussagen von Delfinkennern widmen sie den größten Teil ihrer Zeit dem Erleben von Sinnlichkeit. Schnelles Schwimmen sorgt für die sinnliche Reizung ihrer empfindlichen Haut und sie haben es auch ausgesprochen gern, gestreichelt und gekrault zu werden, was sie unter anderem zu so beliebten Spielgefährten macht. Schnelles Schwimmen ist ihnen offensichtlich ein Genuss, denn sie nehmen so ziemlich jede Gelegenheit dazu wahr, auch wenn es eindeutig nicht um Nahrungsbeschaffung geht. Mit Menschen in kleinen Booten spielen sie oft hingebungsvoll, ohne auch nur einen Fisch als Gegengabe für ihre Zuwendung anzunehmen. Als in Freiheit lebende Tiere stehen sie gar nicht auf toten Fische, die wir ihnen anzubieten hätten. Wie Unterwasserwirbelwinde schwimmen sie pfeilschnell um das Boot und unter ihm durch, spielen in der Bugwelle oder seltener auch in den Strudeln hinter dem Boot. Sie zeigen sich offensichtlich ganz bewusst und genießen die Aufmerksamkeit, die sie erregen, ja suchen sogar die Nähe der Menschen in Booten und lassen sich manchmal im Vorbeischwimmen berühren. Natürlich sind sie viel zu intelligent, um nicht zu bemerken, dass ihnen das materiell nichts einbringt. Aber darum geht es ihnen offenbar nicht. Frei lebende Delfine sind vergleichsweise unbestechlich. Sie folgen einfach ihrer Lebensfreude und frönen ihrer Leidenschaft, dem sinnlichen Genuss.

Zu ihrem normalen Tagesablauf gehört offensichtlich auch ein erhebliches Maß an erotischem Genuss. Nach Auskunft eines sehr erfahrenen afrikanischen Delfinkenners verkehren sie täglich fünf- bis sechsmal schwimmend miteinander, das Männchen aus der Menschenperspektive auf dem Rücken schwimmend, das Weibchen darüber. Wenn ein Weibchen empfangen habe, verkehre sie mit allen Männchen ihrer »Familie« mindestens einmal, damit später alle das Gefühl haben können, der Vater zu sein. Nur wenn eines der Männchen dieses Gefühl nicht hat, könnte es dem Baby gefährlich werden.

So etwas wie Konkurrenzkampf ist unter den Männchen eines Freundeskreises und auch innerhalb der eigenen Schule unbekannt. Das ist einleuchtend, denn jeder bekommt ja sowieso jedes Weibchen, dafür muss er nicht kämpfen oder etwas Beeindruckendes bieten. Es wäre lohnend zu prüfen, inwiefern das eklatante Kampfverhalten männlicher Löwen, Hirsche und Menschen damit zusammenhängt, dass der Sieger alle(s) bekommt und dem Verlierer nichts bleibt. Die Organisation der Delfinfamilie sorgt jedenfalls dafür, dass es keine Verlierer unter den diesbezüglich besonders empfindlichen Männern geben kann, und erspart sich dadurch einiges an sozialem Stress.

Berichte von Biologen, wonach die Delfinmännchen hart um die Weibchen kämpfen und es anschließend sogar zu regelrechten Vergewaltigungen kommt, werden von den eher unwissenschaftlichen Lebensgenießern, die mit Delfinen leben und sie von daher besser kennen sollten, nicht bestätigt. Unter Umständen handelt es sich bei diesem, von den Biologen beobachteten aggressiven Balz- und Paarungsverhalten auch um falsch interpretierte erotische Spiele. Man stelle sich vor, ein Außerirdischer oder ein Wasserwesen wie ein Delfin käme als Beobachter ins Menschenreich. Er würde sich, wenn er unserer Sprache nicht mächtig wäre, ebenfalls sehr schwer tun bei der wissenschaftlichen Beurteilung entsprechender Schlafzimmersituationen. Auch im Menschenreich gibt es eine Fülle von erotisch-sexuellen Varianten, die sich leicht missdeuten lassen. Ein wissenschaftlich gebildeter Delfinfreund bezeichnete Delfine einmal durchaus liebevoll als polymorph pervers, zu deutsch »alles, was allen Spaß macht, ist erlaubt«. Brutales Verhalten würde in ihrem Lebenszusammenhang jedenfalls wenig Sinn machen, weil der Sieger nichts davon hätte. Der Logik der Natur folgend, können sich im Delfinreich keine Konkurrenz- und Siegertypen entwickeln.

Dennoch ist unbestritten, dass es zu einer Art Bandenverhalten unter den männlichen Delfingemeinschaften kommen kann. Die erwähnten Zusammenschlüsse mit anderen Männergruppen haben auch und vor allem das Ziel, wieder anderen Männergruppen die Weibchen abspenstig zu machen. Das führt jedoch nicht zu kriegerischen Auseinandersetzungen mit Verletzungen, sondern eher zu einem Nachgeben der schwächeren Gruppe. Die Rolle der Weibchen bleibt uns dabei weitgehend unklar. Allerdings gibt es im direkten Umgang zwischen den Männchen einer Gruppe und ihren Weibchen auf deren Seite auch schon einmal Bissverletzungen und Knüffe mit der stumpfen Schnauze, wobei es natürlich auch im Menschenreich Liebesbisse gibt und entsprechende Stöße.

Schließlich haben die Delfine uns gegenüber einen weiteren großen Vorteil. Ihre Lebensgemeinschaften beschränken sich offenbar je nach Lust und Laune auf überschaubar kleine Schulen, in denen die Zahl von dreißig Tieren selten überschritten wird und wenn, dann nur für recht lockere Bündnisse. In solchen Kleingemeinschaften ist sinnlicher Kontakt und zwischentierische Kommunikation in vieler Hinsicht leichter möglich. Größere Gruppen werden leicht zu Stressgemeinschaften, wie viele Erfahrungen aus der Biologie zeigen. Ratten verhalten sich ab einer bestimmten Populationsdichte völlig anders und verwandeln sich von sorgenden Eltern in Kannibalen, die ihre eigenen Jungen und Großeltern verspeisen. Es gibt aber noch viel erhellendere und wohl auch besser übertragbare Forschungsergebnisse, die auf menschlichem Niveau Gruppen von über 150 Individuen als problematisch ausweisen. Der britische Anthropologe Robin Dunbar fand an Menschenaffen heraus, dass die Größe ihres Großhirns oder Neocortex mit der ihrer sozialen Gruppe korreliert. Er geht sogar davon aus, dass sich das Gehirn in seiner heutigen Form, nämlich mit dem dominierenden Großhirn, erst aufgrund der Anforderungen einer wachsenden Gruppe entwickeln konnte. Demnach wuchsen auch die frühen menschlichen Sippen nur so lange, wie die Individuen noch die Fähigkeit hatten, die Gruppe mit ihrem Gehirn logistisch und sinnlich zu bewältigen. Dunbar stellte schließlich sogar eine Formel auf, die es erlaubt, von der Gehirngröße auf die maximale Gruppengröße zu schließen. Dabei setzt er die Masse des Neocortex ins Verhältnis zu der des ganzen Gehirns. Überprüfungen ergaben für den Bereich der Menschenaffen weitgehende Übereinstimmung. Affen überschreiten diese Grenzen nie. Beim Menschen ergibt sich aus der Formel der Wert 147,8, also knapp unter 150. Die Einwohnerzahlen unserer modernen Dörfer und vor allem der Städte und Metropolen durchbrechen ständig diese magische Grenze und entwickeln sich – wohl auch deswegen – zu wenig gastlichen und noch weniger sinnlichen Orten[12].

In den Dorfgemeinschaften der frühen Jäger-Gesellschaften lebten, soweit wir das nachvollziehen können, tatsächlich nie mehr als 150 Menschen. Ähnliches kennt man heute aus dem militärischen Bereich, wo schlagkräftige Kampfverbände unterhalb dieser Größenordnung bleiben, aber auch von Sekten wie den Amischen, den Mennoniten und den Hutterern, und Firmen wie dem Weltunternehmen Gore, die sich weigern, Größenordnungen von 150 zu überschreiten. Das scheint in der Tat die maximale Größe für Gruppen zu sein, in denen man sich noch sinnvoll und menschlich aufeinander beziehen kann.

---

12 Näheres zu dieser Thematik in: Ruediger Dahlke, *Woran krankt die Welt*, München: Goldmann, 2003

Delfine bleiben von sich aus deutlich unterhalb dieser Grenze und dürften damit einen weiteren Pluspunkt haben, der ihnen ein so sinnliches und lustbetontes Leben ohne Kämpfe und Kriege ermöglicht. Vielleicht sind sie aber auch aufgrund ihres überlegenen Gehirns in der Lage, die Kommunikation auch in noch größeren Gruppen wie den weiter oben beschriebenen Versammlungen in seichten Buchten aufrechtzuerhalten, wenn das erforderlich werden sollte.

Ein weiterer Grund für die Faszination, die sie auf uns Menschen ausüben, mag ihre gute Stimmung sein, die geradezu ansteckend ist. Bei Begegnungen mit ihnen ist das immer wieder zu erleben. Als ich mit einem Freund im offenen Meer schwimmend in einen Schwarm von 20 bis 25 Delfinen geriet, die uns ohne Weiteres in ihrer Mitte aufnahmen, waren wir zuerst wie elektrisiert und dann geradezu euphorisiert. Es war ein beglückendes Erlebnis, das unvergesslich bleibt. Ihre Nähe, ihre eleganten Bewegungen, ihre Toleranz uns beiden Menschen gegenüber, die wir auf diese genialen Schwimmer wie Schwerstbehinderte gewirkt haben müssen, waren so direkt spürbar, wie ich das niemals mit anderen Tieren, nicht einmal mit Pferden, mit denen ich viel mehr Zeit verbrachte, erlebt habe. Vor allem war da ein starkes Gefühl, dass wir viel von diesen Meistern des Wasserreiches lernen könnten.

Die Gynäkologen und Hebammen haben schon viel von Delfinen gelernt und es könnte noch mehr werden. Wie wir Menschen helfen sich Delfine gegenseitig bei der Geburt. Sie kennen nur die natürliche Unterwassergeburt, die ja auch im Menschenreich immer beliebter wird. Der französische Gynäkologe Michel Odent hat in seiner Klinik die allermeisten Geburten zurück ins warme Wasser verlegt und deutsche Gynäkologen wie Volker Zahn taten es ihm nach. Auch manches andere scheint Odent bei den Delfinen abgeschaut zu haben, wenn er etwa in jüngster Zeit empfiehlt, die Väter wieder draußen vor zu lassen und die Geburt zu einer rein weiblichen Angelegenheit zu machen, was sie früher wohl immer war und bei den Delfinen noch ist. Wenn bei ihnen die Zeit der Geburt gekommen ist, bilden drei bis vier Delfinweibchen aus der Familie, die sogenannten Tanten, einen Kreis um die Gebärende zum Schutz gegen Haie. Auch bei Delfingeburten fließt etwas Blut, das diese anlocken könnte. Eine der Tanten, die als Hebamme fungiert, packt das mit der Schwanzflosse voraus »schwimmende« Baby mit dem Mund und zieht es in seine neue Welt. Die Mutter umsorgt das Kleine und bringt ihm alles bei, was es für sein sinnliches Unterwasserleben braucht, zum Beispiel seinen Kennungspfiff. Dafür hat sie sehr viel Zeit, denn sie bekommt, laut der Biologin Natalie Angier, nur alle vier bis fünf Jahre ein einzelnes Junges und genauso lange kümmert sie sich darum. Auch das könnte ein Grund dafür sein, warum Delfine so liebes- und lebenslustig, sinnenfreudig und sozial sind. Dagegen nimmt sich der Mutterschutz im Menschenreich selbst in den sozialsten und reichsten Ländern höchst kümmerlich aus, wohingegen er in manchen archaischen Gesellschaft eher Delfinausmaße hatte. Möglicherweise findet das seine direkte Entsprechung in der Kümmerlichkeit unserer heutigen sinnlichen und sozialen Fähigkeiten.

Die Konkurrenzlosigkeit im Delfinschwarm könnte uns zu denken geben in Bezug auf unser anstrengendes Wirtschaften in einer harten und immer härter werdenden Arbeitswelt. Sicher macht das Seelenelement Wasser den Delfinen einiges leichter, aber schließlich hindert auch uns nichts daran, es öfter aufzusuchen. Es ist sogar möglich, es gemeinsam mit den Delfinen zu genießen. Dass wir uns im Wirtschaftsleben immer mehr an den Hirschen und Löwen orientieren und an deren stressigem Motto »the winner« takes them all« (der Sieger nimmt sie alle), ist ein deprimierender Rückschritt von der Kultur zur Natur. Wahrscheinlich stammt das Muster, das die heutige Weltwirtschaft prägt, ursprünglich wirklich von den Tieren. Auf jeden Fall hat es »tierische« Auswirkungen auf die Beziehungen zwischen den Menschen. Wenn der stärkste Hirsch alle Hirschkühe zur Befruchtung bekommt und alle anderen Männchen leer ausgehen, wird das Rudel immer in Aufregung sein und unter Stress leiden, denn natürlich wollen alle Hirsche ständig die Nummer eins werden, während die Weibchen eine abwartende, die Stimmung noch weiter anheizende Rolle spielen.

Würden wir nach dem Motto der Delfine leben, »everybody gets everybody and everything« (jeder bekommt alles und jeden), wie das ansatzweise in Baghwan-Oshos Ashram in Poona geschah, entwickeln sich völlig andere Strukturen, die den weiblichen Pol viel mehr ins Spiel bringen und die harten Aspekte des männlichen relativieren. Der Spaßgesellschaft würde das jedenfalls entgegenkommen, und die immer deutlicher erkennbaren Defizite im Bereich der Sinnlichkeit ließen sich so sicher beheben. Vor allem aber hätten wir auf dieser Basis einen ganz anderen Zugang zu den leichten Seelenwelten, in denen der wahre Genuss zu Hause ist. Natürlich können wir uns diese Freiheit vom Besitzdenken im Augenblick gar nicht vorstellen, aber allein der Gedanke einer eifersuchtsfreien Lebensgemeinschaft hat etwas Faszinierendes.

Mit Delfinen zu schwimmen, ist ein besonders schöner und uralter Weg zu einer unbeschwerten und leichten Lebenshaltung, besonders wenn man sich dabei im warmen Wasser richtig gehen lassen kann. Schon kurze Begegnungen mit Delfinen oder Walen in der freien Natur können einen Menschen entscheidend prägen. Der Blick in ihre Augen kann einen völlig verändern, und soweit ich weiß nur zum Vorteil. Intuitiv nehmen die meisten Menschen Delfine als Lehrer an, als Führer in ihr ureigenes Element, das Wasser- und Seelenreich. Am eindrucksvollsten kann man dieses Phänomen an behinderten Kindern beobachten, die sich Delfinen meist sehr leicht und rasch anvertrauen, auch wenn sie sonst wenig vertrauensvoll sind. Die Tümmler scheinen in ihnen geradezu mühelos so etwas wie Lebens- und Sinnenfreude zu wecken.

Anleitungen zum Schweben

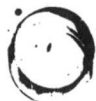

Der Floating- oder frühere Samadhi-Tank

Dem bereits erwähnten John Lilly verdanken wir nicht nur seine besonders frühe Annäherung an die Delfine, sondern auch den *Samadhi-Tank*, eine Art doppelte Badewanne, die uns schwereloses Schweben ermöglicht. Der Begriff *Samadhi* stammt aus dem Hinduismus und steht für einen dauerhaften Bewusstseinszustand der Erleuchtung, in dem das Denken aufhört, während der japanische Begriff Satori den kurzen Moment bezeichnet, in dem das Einheitsbewusstsein blitzartig aufscheint. Schon im Namen dieser besonderen Badewanne klingt also der hohe Anspruch ihres Erfinders an. Lilly war Gehirnwissenschaftler, der nach seiner Elite-Ausbildung am California Institute of Technology einen mehrjährigen Forschungsauftrag der US-Regierung erhielt, um die Wirkung von Sinnesreizentzug auf das menschlich Gehirn zu untersuchen. Er entwickelte den *Samadhi-Tank* am National Institute for Mental Health (NIMH). Lilly lehrte am renommierten Esalen-Institut und wurde später als spirituell Suchender, Schüler des chilenischen Sufimeisters Oscar Ichazo. Mit besonderer Kreativität und Hingabe versuchte er, sich und anderen das Fortschreiten auf dem spirituellen Weg zu erleichtern. Den Delfinen hat er die Kunst des Schwebens abgeschaut, und mit dem *Samadhi-Tank* hat er eine Art künstliche Gebärmutter geschaffen, in der man ähnlich glückselig schweben kann wie der Embryo im Mutterleib.

Von außen sah der ursprüngliche Tank aus wie ein antiker Sarkophag in modernem Design, und in der Tat kann er eine ähnliche Funktion erfüllen wie diese Einweihungsstätten der Antike. Auch Lilly sah den Tank schon in diesem Sinn, inspiriert durch Albert Hoffmanns Gedanken zu Elysium. Innen war die geräumige Badewanne mit besonderem Salzwasser gefüllt. Lilly wechselte sehr früh, nachdem er zunächst normales Natriumchlorid verwendet hatte, zum heute in nahezu allen Floatarien verwendeten Magnesiumsulfat. Salze, die Chloride beinhalten, sind bei Verwendung in höherer Konzentration hautreizend. Da beim *Floaten* nahezu eine Sättigung der Sole mit dem Salz vorliegt, ist besonders auf ein möglichst hautschonendes Salz zu achten. Auch alle sogenannten »Natur«- oder »Kristallsalze« weisen höhere Mengen von Chloriden auf. Magnesiumsulfat ist dagegen nicht nur das dermatologisch sanfteste Salz, Magnesium selbst hat darüber hinaus noch krampflösende und Stresszustände lindernde Wirkungen. Bei seinem Mangel reagiert der Organismus mit Nervosität, Erschöpfungszuständen und Krämpfen.

Die Salzsole ermöglicht einen stabilen und geradezu bequemen Schwebezustand. Direkt im Anschluss an eine intensive Sitzung mit dem verbundenen Atem bin ich wirklich einmal darin schwebend eingeschlafen. Das ganze Gesicht schaut aus dem Wasser, die Schwebenden fühlen sich warm, weich, sicher aufgehoben und von Anfang wundervoll getragen – bereits nach wenigen Minuten entsteht der Eindruck gelösten Schwebens. Das Wasser und sein Auftrieb nehmen dem Körper die Schwere, und im Idealfall entspannen sich die auf diese Weise völlig entlasteten Muskeln. Nach einer Stunde in dieser Atmosphäre mag man es geradezu als anstrengend und schwer empfinden, sich wieder aus dem Wasser zu lösen und der Schwerkraft auszuliefern. Das eigene Gewicht kann plötzlich tonnenschwer und der Körper wie eine regelrechte Last wirken. Was bleibt, ist die Erfahrung schwebender Leichtigkeit und völliger Gelöstheit. Nach einer solchen Schwebestunde kann man sich lebhaft vorstellen, wie es den Astronauten beim Wiedereintritt in den Bereich der Schwerkraft gehen mag.

Wer schon einmal im Toten Meer gebadet beziehungsweise geruht hat, kennt das Gefühl, völlig sicher im Wasser zu liegen. Der Auftrieb ist so stark, dass Untergehen gänzlich ausgeschlossen ist und man das Gefühl bekommt, rundum geborgen und beschützt zu sein. Diese Atmosphäre sicherer Gelassenheit nutzen die Muskeln, um ihren Tonus zunehmend aufzugeben und sich einmal richtig bis in die Tiefe zu entspannen. Viele kennen diesen Effekt ansatzweise von Schalensitzen im Auto. In so einem, der Körperform angepassten Sitz können die Muskeln sehr gut loslassen und man sitzt viel entspannter. Auf einem schlechten Sitz hingegen müssen sich die Muskeln mittels Anspannung selbst festklammern. Nach mehreren Stunden Fahrt kann man den Unterschied sehr eindrucksvoll spüren. Ähnlich ist die Entspannung in einem Floating-Tank ungleich tiefer gehend als etwa beim Schwimmen oder Baden.

Das Loslassen der Muskeln ist natürlich auch davon abhängig, inwieweit man sich dem Wasser wirklich anvertrauen kann. Wer auch hier noch festhält, wird unter Umständen sogar Verspannungen heraufbeschwören. Das kann passieren, wenn die abgeschlossene Atmosphäre des Tanks und das unerwartet starke Empfinden alte Angstthemen mobilisiert, vor allem ein nicht bewältigtes Geburtstrauma. Dann sollte man zunächst das Geburtstrauma auflösen, mittels verbundenen Atems[13] oder im Rahmen einer Reinkarnationstherapie[14].

Die meisten Menschen empfinden es aber als ausgesprochen beglückend, wenn ihnen die Last des Körpergewichts abgenommen ist und fühlen sich auch wie befreit von der Last der Existenz. Sie erleben, wie auch seelische und soziale Lasten, die sie bewusst oder unbewusst mit sich herumschleppen, sanft

---

13 Infos unter www.dahlke.at oder im Heil-Kunde-Zentrum in D-84381 Johanniskirchen, Tel. 0049 (0) 8564-819, Fax: -1429,
     E-Mail: HKZ-dahlke @t-online.de
14 Info: siehe oben

von ihnen abfallen, um jener heiteren Gelassenheit Platz zu machen, die der Seele mehr entspricht als die Beschwerlichkeit eines Lebens unter Druck. Entlastung und Entspannung sind heute wichtiger denn je, da sich viele Menschen im »normalen« modernen Leben selbst so stark belasten und sich darüber hinaus von anderen und den Umständen mit ihren Sachzwängen überfordern lassen.

»Loslassen« ist inzwischen zum Zauberwort avanciert. Zuerst fiel in der spirituellen Szene auf, wie hinderlich ständiges Festhalten und konstante Anspannung auf dem Weg zur Befreiung sein können und wie viele unerwünschte Symptome sie heraufbeschwören. Heute wird schon in normalen Arztpraxen zum Loslassen geraten, als Mittel gegen den allgegenwärtigen Stress, der für die unterschiedlichsten Krankheitsbilder verantwortlich gemacht wird. In der Wellness-Szene kreist so ziemlich alles um das banal klingende und dennoch so schwer zu realisierende Thema Abschalten und Loslassen. Im Fitnessbereich bildet das Loslassen den Gegenpol zu den anstrengenden Übungen, die mit viel Einsatz und Selbstdisziplin einhergehen, um die angestrebten Ziele zu erreichen. Hier kann tiefe Entspannung von Muskeln und Seele für gesunden Ausgleich sorgen.

Der Floating-Tank bietet den meisten Menschen eine beeindruckende Chance, über dieses Loslassen die schwebende Leichtigkeit des Seins zu erleben. Sein Salzwasser hat genau die Temperatur der Hautoberfläche von 36 Grad Celsius. Man nimmt also im Idealfall nach ein paar Minuten keinerlei Temperaturunterschied zur Umgebung mehr wahr. Am Anfang erscheint körperwarmes Wasser angenehm warm, aber mit der Zeit verliert sich dieses Empfinden und wenn die Temperaturen von Wasser und Haut fast völlig übereinstimmen, wird die Wahrnehmung immer diffuser, um schließlich ganz aufzuhören.

Wenn wir unsere Haut, die ja unsere Außengrenze darstellt, nicht mehr spüren, verschwinden die Grenzen und manchmal einfach alle Grenzen. Das Ergebnis ist eine Erfahrung der Grenzenlosigkeit, welche die Seele gut kennt und über alle Maßen liebt und genießt. In der Unbeschränktheit, bar aller Grenzen stellt sich nicht selten das Gefühl vollendeten Schwebens ein mit seiner fast immer befreienden und beglückenden Wirkung.

Unsere ganze Sinneswahrnehmung lebt von der Unterscheidung. Mit all unseren Sinnesorganen können wir immer nur Unterschiede spüren oder erkennen, niemals objektive Werte. Wenn die Haut aufhört, etwas zu spüren, kommt der Moment, wo sich die Grenzen der Wahrnehmung öffnen. »Nichts« und »alles« wahrnehmen liegt plötzlich ganz nah beisammen. Nach dem Gesetz der Polarität gehören Nichts und Alles immer eng zusammen. Daher bezeichnen die Buddhisten den kosmischen allumfassenden Bewusstseinszustand als Nirvana, Hindus sprechen von *Samadhi*. Es handelt sich dabei um einen Zustand, der keine Grenzen mehr beinhaltet, weder die Grenzen von innen nach außen, noch die Grenzen zwischen wahrnehmendem Subjekt und wahrgenommenem Objekt, es ist das Nichts, das alles enthält. Dieser Bewusstseinszustand kann sich dem im Tank Schwebenden erschließen, und gar nicht so selten kommt das schwerelose Erlebnis unbegrenzter Weite und Freiheit der Erfahrung des *Samadhi* nahe.

Da der Tank von oben geschlossen wird, was aufgrund eines geräuschlosen Lüftungssystems gefahrlos möglich sein sollte, ergeben sich weder optische noch akustische Wahrnehmungen. Im Idealfall kann man mit offenen wie mit geschlossenen Augen gleich viel sehen, nämlich nichts. Das kann der Moment sein, wo sich eine transzendente Wahrnehmung öffnet und innere Bilder sich zu ganzen Reisen verbinden, die mit verblüffender Leichtigkeit ablaufen. Bilder sind letztlich immer innere Bilder, die im optischen Zentrum des Gehirns entstehen.

Weder auf der Netzhaut des Auges noch im Sehnerv bilden sich Bilder. Hier werden lediglich elektrische Reize empfangen und weitergeleitet. Zu den im Sehzentrum des Gehirns jeweils neu entstehenden Bildern, die von außen angeregt werden, kommt jene Flut von inneren Bildern, die in unserem Gedächtnis gespeichert sind und zu denen und noch tiefer abgelegten sich im Zustand absoluter Leere Zugänge öffnen bis in jene Reiche, die nicht einmal unserem bewussten Erinnern zugänglich sind. Sogar Bilder aus uralten Zeiten und archaischen Situationen können in solchen Momenten auftauchen. C. G. Jung hat uns mit dem Gedanken des kollektiven Unbewussten vertraut gemacht, in dem alle möglichen Mythen und Märchen gespeichert sind, die nicht nur unsere persönliche Geschichte enthalten, sondern auch die Geschichte unserer Kultur und wahrscheinlich unserer ganzen menschlichen Entwicklung. Die Hindus sprechen in diesem Zusammenhang von Akasha-Chronik, in der nach ihrer Vorstellung alles Wissen gespeichert ist, das der Vergangenheit ebenso wie das der Gegenwart, aber auch der Zukunft. Letzteres mag den Vorstellungsrahmen vieler moderner Menschen sprengen. Jedenfalls spricht alles dafür, dass auch westliche Menschen in besonderen Trancezuständen, wie wir sie beispielsweise aus der Psychotherapie kennen, Zugang zu diesem reichen Reservoir menschlicher Erfahrung bekommen können.

Die absolute Stille, die im Tank hinzukommt, trägt ein Übriges zu den außergewöhnlichen Erfahrungen bei. In einem Zustand völliger sensorischer Deprivation, also abgeschottet von allen Außenreizen, kann man bald nicht mehr zwischen innen und außen unterscheiden. Das Klopfen des eigenen Herzens oder das Rauschen des eigenen Blutes in den Ohren wird dann nicht selten wie ein Geräusch von außen wahrgenommen, einfach weil diese absolute Stille so ungewohnt ist. Die Erfahrung des Hörens wird automatisch vom Gehirn im alten Schema gedacht und jetzt falsch eingeordnet. Wir aber können erleben, dass Außen und Innen eines sind und immer waren, wie es der tibetische Buddhismus formuliert. Die erste bekannte Form der sensorischen Deprivation in Verbindung mit mystischer Erfahrung wurde in der vorbuddhistischen tibetischen Bön-Tradition in Form von rituellen Eingrabungen praktiziert.[15]

---

15 Siehe auch: Holger Kalweit, *Dunkeltherapie,* Burgrain: Koha, 2004.

Wenn innen und außen nicht mehr voneinander zu trennen sind, ist eine wichtige Forderung auf dem spirituellen Weg erfüllt. Dass Innen- und Außenwelt letztlich ein und dasselbe sind und auch so wahrgenommen werden können, wissen und lehren die allermeisten Traditionen. Dann ist das christliche »Liebe deinen Nächsten wie dich selbst« erfüllt, denn die Unterscheidung zwischen mir und den anderen hört notgedrungen auf. Selbst das noch weitergehende hinduistischeTat tvam asi« erfüllt sich jetzt. Es bedeutet »Das bist du« und läuft darauf hinaus, dass ich mich in allem wiedererkenne, worauf mein Blick fällt. Wie Anhänger des tibetischen Vajrayana-Buddhismus gehen auch christliche Mystiker von der Einheit von allem aus. Meister Eckhart meint wohl das, wenn er sagt: »Wenn ich in den Spiegel schaue, betrachtet Gott sich selbst.«

Wo die gewohnten Sinnesreize aufhören, können wir uns auch nicht mehr in Raum und Zeit orientieren, denn dazu brauchen wir unsere fünf Sinne. Wir haben dann zwei Möglichkeiten: Entweder wir versinken in völliger Orientierungslosigkeit, die große Angst auslösen kann, oder wir lösen uns von Raum und Zeit, den beiden großen Täuschern, wie sie der Osten nennt, und gelangen in einen Zustand, der jenseits davon und außerhalb der Polarität liegt. Das aber ist nur eine andere Definition für ein Erleuchtungserlebnis, das uns über die Begrenzungen unserer Welt hinaushebt.

Wenn der Körper nicht mehr spürt, wo er aufhört, hört er nicht mehr auf. Das heißt, die Grenzen der Wahrnehmung können sich unheimlich weit in den Raum hinausschieben. Wenn der Körper nicht mehr spürt, wo er anfängt, fängt er nicht mehr an, sondern ist einfach – alles wird weit und offen und frei von Widerstand. Allein schon keinen Widerstand mehr zu fühlen und auch keinen mehr zu bieten, ist ein unbeschreiblich angenehmes und leichtes Gefühl – für diejenigen, die auf solche Erfahrungen vorbereitet sind. Es ist aber auch eine mögliche Quelle von Angst und Schrecken für Überraschte und Unvorbereitete.

Unser Ego lebt von Abgrenzung und Unterscheidung. Wenn

diese nicht mehr möglich sind, kann es mit Angst und sogar Panik reagieren, denn es gerät notgedrungen in eine Existenzkrise. Folglich muss das Ego auf seine Selbstaufopferung vorbereitet werden. Sie ist auf dem Entwicklungsweg letztendlich ebenso notwendig wie unvermeidlich.

Angst ist Enge (lat. *angustus* – eng) und fühlt sich ähnlich wie Kälte ausgesprochen unangenehm an. Kälte veranlasst uns, die Grenzen enger zu machen, uns zusammenzuziehen. Enge, Angst und Kälte machen uns verletzlich und empfindlich. Die meisten Menschen der Moderne verbringen aber die meiste Zeit ihres Lebens in einem Zustand, der von Enge, Angst und Kälte gekennzeichnet ist. Unsere ganze Gesellschaft ist ziemlich kalt geworden und dieser Trend hält an. Familien, die Wärme boten, reduzieren sich immer mehr auf kleinste Resteinheiten, und selbst dort kommt die Nestwärme oft zu kurz. Weil wir so viele sind und genötigt werden, uns zum Zwecke der Effizienzsteigerung »zusammenzurotten«, wird es auch an unseren Arbeitsplätzen und in unseren Städten äußerlich immer enger. Den biologischen Wesen, die auch immer noch in uns stecken, geht das aber gehörig gegen den Strich.

Andererseits gibt es einen Gegentrend, der dafür sorgt, dass unsere Beziehungen immer lockerer und immer weniger verlässlich werden, was uns genau jene Sicherheit und Wärme nimmt, die wir ersehnen und so dringend bräuchten. Die Forderung nach zunehmender Flexibilität hat aus der Großfamilie die Kleinfamilie gemacht, aus der sich die Ein-Kind-Familie entwickelt hat, die rasch von den *Dinks* abgelöst wurde, die bei doppeltem Einkommen keine Kinder mehr wollten (*double income no kids*). Aus dem alten Ehemodell »bis dass der Tod euch scheidet«, wurde allmählich die Lebensabschnittspartnerschaft, die schließlich bei den Singles endete, die sich bei One-Night-Stands vergnügen, aber in Partnerschaften, die eben nur noch eine Nacht beziehungsweise einen Geschlechtsverkehr dauern, keinerlei Geborgenheit und Sicherheit mehr finden.

Parallel dazu wurde aus der Lebensarbeitsstelle, bei der man seinen Beruf, der einem Berufung war, lange Zeit und gebunden an eine Firma ausübte, allmählich ein Job, dem man an beliebigen Orten bei beliebigen Firmen nachgehen kann. Das führt schließlich in die Zeitarbeit, die in vieler Hinsicht dem One-Night-Stand entspricht und keinerlei Bindung mehr zu der Firma bringt, die einen gerade ausgeliehen hat.

All das verunsichert und vereinsamt moderne Menschen und lässt sie immer kälter, enger und ängstlicher werden. Wo wir dagegen Weite, Wärme und Offenheit spüren, geht es uns gut und wir fühlen uns frei, manchmal geradezu erlöst. Wenn die Weite allerdings grenzenlos wird, weil außen und innen plötzlich identisch sind und die Offenheit alles ein- und nichts mehr ausschließt, muss das Ego um seine Existenz fürchten. Es spürt, dass das All sein Ende ist. Und so liegen größtes Glück und regelrechter Horror hier sehr nahe beieinander. Die beiden Gegenpole der Wirklichkeit sind sich natürlich immer viel näher, als man gemeinhin annimmt. Der Floating-Tank kann das sehr deutlich machen.

Das Ego hat also mit Recht Angst, weil es mit dem endgültigen Ziel konfrontiert ist, nämlich irgendwann im Selbst beziehungsweise im All aufzugehen. Es ist an sich ein enges, weil auf Grenzen aufgebautes Kunstgebilde, dem es an Erfahrung fehlt und dessen Horizont nicht sehr weit ist. Es ist einem ängstlichen Menschen vergleichbar, der sich vor »Überfremdung« fürchtet und in jedem Ausländer einen Konkurrenten um seinen meist jämmerlichen Job sieht. Solche Menschen machen sich nicht klar, dass sie in allen anderen Ländern der Welt selbst Ausländer wären. Da sie die eigenen Landes- und Bewusstseinsgrenzen kaum jemals überschreiten, wollen sie auch niemanden zu sich hereinlassen. Es würde ihnen Angst machen, denn sie leben aus einem Mangelbewusstsein. Vom Weltbürger sind sie so weit entfernt wie das Ego vom Selbst beziehungsweise das Ich vom All.

Je enger und ängstlicher das Ich ist, desto mehr wird es sich scheuen, ganz in der Beziehung zu einem Du aufzugehen oder gar in einer Lebensgemeinschaft die Grenzen zu den anderen aufzugeben. Es wird unter Umständen sogar ängstlich vor dem Gedanken zurückschrecken, die eigenen Landesgrenzen zugunsten eines größeren Gemeinwesens aufzugeben. Politiker versuchen, Menschen auf solche Schritte vorzubereiten und ihnen die Ängste zu nehmen. Entsprechend sorgfältig muss man sein Ego auf jeden Wachstumsprozess und jede Bewusstseinserweiterung vorbereiten, um ihm die Angst zu nehmen und ihm ein Gefühl für die Chancen zu geben, die in der Erweiterung liegen.

Um diese Angst im Rahmen zu halten und in den Genuss des freien Schwebens zu kommen, sollte man sich gut auf die Erfahrung im Tank vorbereiten. Eine ausreichende Kenntnis der eigenen Situation ist wesentlicher Teil dieser Vorbereitung.

Die Wahrscheinlichkeit, dass man – vor allem nach häufigem oder sehr langem *Floaten* von mehr als drei Stunden eine Erleuchtungserfahrung macht, ist ebenso gegeben, wie die, dass man das Gegenteil erlebt und in Panik verfällt Es ist wie bei jeder Meditation: Man hat immer grundsätzlich zwei Möglichkeiten, die Erleuchtung zu erleben oder alles, was ihr im Wege steht.

Oft werden Erfahrungen im Tank durch sanfte Musik abgemildert, was zumindest dem Ohr einen Anhaltspunkt lässt und damit Erlebnisse völliger Leere unwahrscheinlich macht. Auch eine Tonkulisse, die der im Mutterleib weitgehend entspricht, kann wichtige Erfahrungen aus der Anfangszeit des Lebens hervorrufen. Den mütterlichen Herztönen nachempfundene Musik erhöht die Wahrscheinlichkeit einer Regression in jene frühe Zeit. Auch damals schwebten wir im körperwarmen Wasser, nur von Wärme und Weichheit umgeben, und konnten uns völlig geborgen fühlen, aber zugleich auch vollkommen loslassen. Tiefe Regressionen in diese Zeit machen es möglich, nachträglich jenes Urvertrauen zu entwickeln, das sich eventuell im Mutterleib aufgrund äußerer oder innerer Störungen zu wenig ausbilden konnte.

Leichte erhebende Klänge kann man nutzen, um das Gefühl des Schwebens noch zu verstärken. Auch das Einspielen einer geführten Meditation kann im Tank zu besonders tiefen und wundervollen Erfahrungen in der Welt der inneren Bilder führen. Dies ist eine besonders sichere Variante, weil die führende Stimme den Rahmen für das Erleben vorgibt. Existenzängste und Panikattacken des Ego sind hier ebenso ausgeschlossen wie tiefe, durch die Dunkelheit und Enge ausgelöste Schattenerfahrungen, es sei denn eine CD wie »Schattenarbeit«[16] wird gezielt zu solchen Zwecken eingesetzt.

Geführte Meditationen, wie etwa die beiden Reisen von der der CD »Leichtigkeit des Schwebens«, können die Erfahrung völliger Leere und damit den Ausbruch von Angst sehr sicher verhindern, gleichzeitig aber sicher in Tiefenentspannung und folglich in Alpha- oder sogar Theta-Zustände führen, die bereits tiefer Trance entsprechen

All diese Welten können sich im Tank erschließen, wenn die technischen Voraussetzungen stimmen und man innerlich entsprechend vorbereitet ist. Die Tatsache aber, dass seelische Probleme zu Tage traten, führte dazu, dass die ursprünglichen *Samadhi-Tanks*, die in den Sechzigerjahren erstmals auftauchten und in den Siebzigern des letzten Jahrhunderts bereits eine gewisse Verbreitung hatten, in den Achtzigern wieder weitgehend verschwanden.

---

16 Ruediger Dahlke, *Schattenarbeit* (wie alle anderen über 40 CDs großteils erschienen bei: München: Goldmann-Arkana-Audio)

Die moderne Auferstehung des Samadhi-Tanks im Floatarium und Floating-Tank

Im Zuge der beeindruckenden Renaissance, die in jüngster Zeit sowohl Wasser als auch Salz als Heilmittel im deutschsprachigen Raum feierten, kam der alte *Samadhi-Tank* unter dem Namen Floating-Tank in verjüngter und deutlich verbesserter Form neuerlich in Mode. Befüllt mit Magnesiumsulfat und in den Ausmaßen deutlich größer, erlaubt er ein noch freieres *Floaten* in einer Atmosphäre, die der des Toten Meeres nachempfunden ist. Es hat die organische Form eines Eis und bringt so zusätzlich deren besonderen energetischen Effekt ins Spiel des Schwebens. Hier schwebt man wirklich obenauf.

Die ersten neun Monate des Lebens haben wir – die längste Zeit frei schwebend – im Fruchtwasser des Mutterleibs verbracht. Dessen Zusammensetzung entsprach einer Salzsole, wie sie ähnlich das sogenannte Floatarium bietet. Vieles spricht aber inzwischen dafür, dass Kristallsalzwasser, das sowohl dem Wasser des Urmeeres als auch dem Fruchtwasser näherkommt, für uns und unsere Haut trotz dieser schönen Legende weniger geeignet ist als das erwähnte Magnesiumsulfat. Auch wenn wir ursprünglich aus einer Meerwasseratmosphäre kommen, deren Basis Natriumchlorid war, schweben wir heute besser in Magnesiumsulfat.

Frau Dr. Hendel, die sich um die Verbreitung des Floatariums verdient gemacht hat, schreibt dazu:»Der Schwebezustand regt die Produktion von Endorphinen, den so genannten Glückshormonen, an, stärkt unser Immunsystem, reduziert Schmerzen, unterstützt den Stoffwechsel, reguliert das vegetative Nervensystem. Aller Stress schmilzt weg und tiefes Wohlbefinden durchflutet Körper, Geist und Seele. Atemrhythmus, Herzschlag und Blutdruck normalisieren sich, Gift- und Schlackenstoffe werden aus den Zellen gespült. Frei von der Schwerkraft lässt sich eine unbeschreibliche Heilwirkung auf allen Ebenen erleben«, und weiter: »Unser Gehirn schwingt nun in Alpha- und Theta-Wellen, dem Zustand tiefster Entspannung. Der Mensch fühlt sich eins mit dem Universum, erfährt kreative Inspiration und weise Einsichten. Diesem losgelösten Zustand des All-Eins-Seins entspringen unsere Fantasie, geniale Geistesblitze, erfolgreiche Problemlösungen und alle Arten von Kreativität.«

Der US-Autor Michael Hutchinson veröffentlichte 1984 ein meines Wissens nie ins Deutsche übersetztes Buch über die Chancen des Floatens im Hinblick auf die schwebende Leichtigkeit des Seins und vieler seiner angenehmen und gesunden Nebenwirkungen.

Über diese gibt es inzwischen – vor allem in den USA – sogar eine Fülle wissenschaftlicher Untersuchungen, die sich mit der Besserung von Ängsten, chronischen Schmerzzuständen wie Rheuma, Ess- und Verhaltensstörungen, Alkohol- und Nikotinmissbrauch bis hin zum Prämenstruellen Syndrom (PMS) beschäftigen und durchaus ermutigend sind. Auch im Hinblick auf Stress-Management, Unterstützung von Kreativitätsprozessen und im Sport ist der Einsatz der Floating-Tanks wissenschaftlich belegbar[17].

Diese noch relativ neue Erlebnismöglichkeit steht bereits in zunehmendem Ausmaß zur Verfügung[18] und könnte so einen festen Platz in der Therapielandschaft erobern, vor allem auch weil die technologische Seite der neuen Floating-Tanks gegenüber den alten Modellen sehr stark verbessert wurde. Die Wasseraufbereitung – in den alten Tagen des *Samadhi-Tanks* noch gewöhnungsbedürftig – ist heute, Jahrzehnte später, gelöst. Alle Anbieter können Keimfreiheit des Wassers gewährleisten. Es gibt mittlerweile viele Hersteller und eine fast unüberschaubare Anzahl von Anbietern. Es hat sich sogar ein Franchise-System herausgebildet, das *Floaten* an 7 Tagen der Woche an 8

---

17 Weitere Infos bei: float Schwabing, Feilitzschstr. 26, D-80802 München, Tel. (0 89) 33 03 96 99, info@float.de, www.float.de
18 Siehe Liste der Tanks im Anhang

Standorten in Deutschland und der Schweiz auf hohem Niveau anbietet. Insofern dürfte, wer immer Lust dazu verspürt, eine Schwebechance ganz in seiner Nähe haben.

Und damit ist der Zauber der Wasserwelten noch nicht erschöpft. Es gibt weitere Möglichkeiten, sich noch andere Dimensionen des Wasserreiches mit seinen Schätzen im Hinblick auf die Seele zu erschließen.

Lust auf das Seelenelement Wasser

Nichts ist uns näher als Wasser, bestehen wir doch im Wesentlichen daraus. Wasser ist das weiblichste der Elemente und steht für die fließenden seelischen Qualitäten, für reinigende, erneuernde Kraft und große Anpassungsfähigkeit. Zu Beginn unseres Lebens macht dieses Element über 70 Prozent unseres Körpergewichts aus. Aber selbst gegen Ende des Lebens, wenn wir nicht nur hinter den Ohren, sondern in vieler Hinsicht trockener geworden sind, bestehen wir noch immer zu über zwei Dritteln aus Wasser.

In der polaren Molekülstruktur des Wassers zeigt sich der enge Bezug zur Polarität, zur Welt der Zweiheit. Die beiden Wasserstoffatome bilden mit dem Sauerstoff einen Winkel, der das ganze Molekül in polarer Spannung hält. Wahrscheinlich ist es dieses Spannungsverhältnis, das für viele lebenswichtige, aber dennoch unerklärliche Phänomene in der Wasserwelt verantwortlich ist. Am ehesten bekannt ist hier der eigenartige Punkt der größten Dichte des Wassers bei vier Grad Celsius, der unter anderem dafür sorgt, dass sich Leben im Wasser auch in kälteren Zonen halten kann. Da Wasser bei vier Grad seine größte Schwere erreicht und folglich bei dieser Temperatur absinkt, frieren Seen und Flüsse von oben nach unten zu und nicht etwa umgekehrt. Das rettet das Leben ihrer Bewohner in der Tiefe. Die Dichte aller anderen Molekülverbindungen nimmt mit sinkenden Temperaturen kontinuierlich ab, während sie bei Wasser unterhalb von vier Grad wieder zunimmt.

In den gespannten Dipolen des Wassermoleküls liegt wahrscheinlich auch die Erklärung für die sowohl in der Homöopathie als auch in der Bachblüten-Therapie wichtige Speicherung von Mustern im Wasser, das all diesen Medikamenten als Lösungsmittel dient. Wie empfänglich Wasser in dieser Hinsicht ist, zeigen neben der Clustermedizin vor allem die Bilder des Japaners Masaru Emoto. Er hat Wasser nach verschiedenen »Vorbehandlungen« gefrieren lassen und dann die entstandenen Eiskristalle studiert. Es ergaben sich unterschiedliche, deutlich voneinander abgrenzbare Muster. Das Verblüffende daran ist, dass seine Behandlungen zum Teil nur im unterschiedlichen Besprechen des Wassers bestehen. Vereinfacht dargestellt, bildete gesegnetes Wasser harmonische Kristalle, während verfluchtes chaotische Kristallstrukturen hervorbrachte. Anthroposophen hatten ähnlich subtile Einflüsse auf die Wasserstruktur mit ihren Steigbild- und Kupferkristallisationsmethoden längst nachgewiesen, aber keine Anerkennung gefunden, die der von Emoto vergleichbar gewesen wäre. Alles spricht dafür, dass wir inzwischen reif sind, uns den Geheimnissen des Wassers auf verschiedenen Ebenen zu öffnen.

Wenn man bedenkt, dass zeitlebens mehr als zwei Drittel unseres Körpergewichts aus Wasser bestehen, haben solche Experimente eine enorme Bedeutung, denn sie implizieren, dass jedes gute Wort und auch jedes herabsetzende, das wir sprechen und zu hören bekommen, Auswirkungen auf die Struktur unseres Körperwassers hat. Schon frühere Experimente ließen solche Verdachtsmomente aufkommen. Als man Kühen harmonische Musik – etwa von Bach – vorspielte, gaben sie deutlich mehr Milch, die ja zum größten Teil aus Wasser besteht. Disharmonische Musik hatte den entgegengesetzten Effekt. Einige Untersucher wollten auch im Selbstversuch kostend bemerkt haben, dass die unter harmonischer Beschallung gebildete Milch geschmacklich besser und bekömmlicher war.

Wenn wir das auf uns übertragen, wird plötzlich klar, warum die Bibel so sehr darauf besteht, dass wir unsere Nächsten nur in positiver Weise ansprechen. Wer zu seinem Nächsten auch nur »du Schelm« sagt, wird schon deutlich zurechtgewiesen.

Wenn Worte auf unsere überwiegend wässrigen Körperstrukturen solchen Einfluss haben, wäre der Frage nachzugehen, ob nicht auch Gedanken die offenbar hochsensiblen Wasserstrukturen verändern können. Erfahrungen aus dem zwischenmenschlichen Bereich sprechen eindeutig dafür. Wenn man schlecht auf jemanden zu sprechen ist und deswegen lieber nichts sagt, spürt ein sensibler Mensch doch, dass etwas nicht stimmt und fühlt sich unwohl. Tiere merken noch direkter, was man von ihnen denkt. Vielleicht haben sie ein noch sensibleres Organ für die Ordnung ihrer Wasserstrukturen.

Wir wissen aus all dem, dass Wasser enorm aufnahmefähig ist, weshalb wir es zum Beispiel zum Waschen verwenden, denn nichts kann den Schmutz so binden wie Wasser. Wasserpäpste wie Johann Grander veredeln Leitungswasser einfach dadurch, dass sie es an besonders sauberem energetisch günstigem Wasser, etwa aus heiligen Quellen, vorbeifließen lassen. Das reicht schon, damit das minderwertigere Wasser die strukturellen Eigenschaften des hochwertigeren – sozusagen im Vorbeifließen – annimmt. Auf diese Weise kann man Wasser auch mit wenigen Tropfen eines besonders hochwertigen Wassers impfen.

Wasser ist also nicht nur H_2O, sondern ein lebendiges, hochwertiges Lebensmittel. Als reines Quellwasser enthält es laut Hendel und Ferrera[19] genau jene 84 Salze, die einen großen Teil unseres Körpers ausmachen, der ja neben Wasser im Wesentlichen aus Salzen besteht. Daneben spielt die geheimnisvolle Struktur des Wassers, auf die Emoto mit seinen Kristallisationsexperimenten aufmerksam macht, eine immer größere Rolle.

---

19 Barbara Hendel, Peter Ferreira, *Wasser und Salz. Urquell des Lebens,* Herrsching: ina Verlag, 2001

Unter all diesen Gesichtspunkten ist es natürlich längst nicht egal, welches Wasser wir trinken, ja nicht einmal mit welchem Wasser wir uns waschen und schon gar nicht, in welchem Wasser wir baden oder meditieren.

Die Tatsache, dass wir aus Wasser bestehen und aus dem Wasser kommen, sagt auch viel über unser Verhältnis zum und unser Angewiesensein auf den weiblichen Pol. Das Leben kommt aus dem Urmeer, wissen die Biologen. Wir Menschen kommen ganz eindeutig aus dem Fruchtwasser und aus der weiblichsten Höhle überhaupt, der der (Gebär-)Mutter. Die Zusammensetzung des Fruchtwassers entspricht weitgehend der des Urmeeres, die auch für die Zusammensetzung des Wassers im Inneren jeder einzelnen Zelle das Vorbild abgibt. Wir haben also die äußere Wasserwelt, die wir vor Jahrmillionen zur Zeit des Kambriums verlassen haben, in jeder Zelle mitgenommen.

Als Wasserwesen sind wir obendrein auf Wasser als flüssige Nahrung viel mehr angewiesen als auf feste Stoffe und würden innerhalb von Tagen verdursten, wohingegen wir wochen-, ja monatelang fasten und auf feste Nahrung verzichten könnten, vorausgesetzt wir bekommen genügend Wasser.

Im Wasser der Fruchtblase, unserer ersten Heimat auf diesem Planeten, die genauso rund ist wie die Erde, wächst unser Körper heran. Hier werden die wichtigsten Weichen für das körperliche Wachstum gestellt, aber auch für unsere seelische Entwicklung. Bildet sich doch in den ersten Wochen und Monaten der Schwangerschaft jenes Urvertrauen, auf das wir später so sehr angewiesen sind und das uns widrigenfalls mehr fehlt als alles andere. Jedes spätere Selbstvertrauen baut auf diesem Fundament aus Urvertrauen auf. Fehlt es uns an Urvertrauen und damit auch an dem nötigen Selbstvertrauen, ist es wieder die Regression in die Wasserwelt, die auch später noch Abhilfe schaffen kann, wie auch alle anderen Übungen und Meditationen, die Einheitserfahrungen ermöglichen.

Einführung in die Geheimnisse
des Wasser(schweben)s

Eine dieser kostbaren Möglichkeiten therapeutischer Regression ist der Rückzug ins körperwarme Thermalwasser. Allerdings ist bei allen noch folgenden Übungen darauf zu achten, dass es sich wirklich um gutes Thermalwasser handelt, das in ausreichender Menge zur Verfügung steht. Wasser ist als Seelenelement eben auch das aufnahmefähigste aller Elemente, was bei längeren Übungen durchaus auch zum Nachteil werden kann. Wenn es in einer Thermalanlage nicht in ausreichender Menge zur Verfügung steht, wird es in der Regel umgewälzt und dabei immer wieder von Neuem gefiltert. Was unter hygienischen Gesichtspunkten noch vertretbar sein mag, ist es aus energetischen keineswegs. Wenn in so einem Bad den ganzen Tag über Hunderte von Kranken gebadet haben, ist das Wasser am Abend voll von deren Schwingungen und nicht mehr ideal für längere meditative Übungen.

Ein weiterer wichtiger Punkt ist, dass der Wind frei über die Wasseroberfläche streichen kann, da sich bei Bädern, die nach dem Lochprinzip konstruiert sind, über der Wasseroberfläche leicht Dunst bildet, der dem Wohlbefinden und der Gesundheit in der Regel nicht zuträglich ist. Schwimmt man in solchen Bädern, ist man schnell erschöpft. Kann dagegen der Wind in einem fort über die Wasseroberfläche »fegen«, ist immer für frische Luft gesorgt und ein ideales Zusammenspiel von Wasser- und Luftelement gewährleistet.

Diese beiden Sachzwänge lassen auch längere Fahrzeiten zu besten Thermalbädern sinnvoll erscheinen. Obwohl das Heil-Kunde-Zentrum Johanniskirchen in direkter Nachbarschaft des niederbayerischen Bäderdreiecks liegt, fahren wir für entsprechende Seminare bis ins oberitalienische Montegrotto in der Nähe von Venedig, wo uns ein Seminarhotel ideale

Thermalwasseranlagen bietet, die unseren Bedürfnissen wirklich entsprechen. Wir müssen uns in Zukunft wohl daran gewöhnen, die Qualität wieder wichtig zu nehmen und Opfer dafür zu bringen.

In Anlagen, wo das Wasser umgewälzt wird und die Luft nicht über die Wasseroberfläche streichen kann, lassen sich auftauchende Probleme meist an diesen beiden Punkten festmachen. Natürlich betreffen sie anfangs nur sensiblere Menschen, aber man sollte im Auge behalten, dass die Wasserwelt im Zusammenhang mit entsprechenden Übungen alle recht schnell sensibilisiert und für Erfahrungen öffnet, die ihnen sonst eher fremd sind. Im Übrigen geht es im Wasserreich vor allem darum, in jene Bereiche vorzudringen, wo Loslassen zu einem Genuss ohne Reue wird und einem die Kunst des Schwebens gleichsam wie von selbst zufliegt, weil alles zusammenpasst und sich gegenseitig unterstützt.

Im Thermalwasser stellt sich bald heraus, dass die allermeisten Menschen in der weiblichen Seelenwelt des Wassers durchaus nicht untergehen, wenn sie sich ihr nur richtig und ganz anvertrauen. Wenn man die Arme nach hinten über den Kopf nimmt und sich ruhig atmend sinken lässt, erlebt man, wie das Wasser einen wunderbar auffängt und trägt.

Seinen schlechten Ruf als gefährliches, ja verschlingendes Element hat es ganz zu Unrecht. Der alte Ausdruck »ins Wasser gehen« als gleichbedeutend mit Selbstmord hat sicher entscheidend zu diesem Ruf beigetragen. Dass früher viele Mädchen und Frauen ins Wasser gingen, vor allem, wenn sie in der Liebe enttäuscht und in ihren Gefühlen verletzt worden waren, mag symbolisch verständlich sein. Schließlich ist das Wasser das Seelenelement, das man bei entsprechendem Kummer wohl am ehesten aufsucht. Aber so bereitwillig es einen aufnimmt, um darin zu schwimmen und sogar zu schweben, so schwer ist es, sich in diesem Element umzubringen. Dazu müsste aktiv untergetaucht und mutwillig Wasser in die Lungen geatmet werden. Ansonsten wird man bedingt durch die mit Luft gefüllten

Lungen immer wieder nach oben getragen. Fast jeder kennt den Effekt aus eigener Erfahrung: Nach einem Sprung ins Wasser taucht man immer ganz von allein wieder auf. Wasser nimmt uns zwar bereitwillig auf, wie zu Beginn des Lebens, aber es will uns keinesfalls behalten. Große Schiffskatastrophen wie der Untergang der Titanic, der viele Menschenleben kostete, scheinen dem zu widersprechen, aber im Fall der Titanic war es vor allem die Kälte des Wassers, welche die Körper rasch auskühlte und so zum Tod führte. Selbst die Leichen der Schiffbrüchigen schwimmen oben.

Im warmen Wasser braucht man sich wirklich nur hinzulegen und – paradoxerweise – möglichst viel vom Körper unter die Wasseroberfläche zu bringen. Dann bleibt das Gesicht und auf jeden Fall die Nase sicher über der Oberfläche und man kann sich genüsslich ausruhen. Selbst diejenigen, deren Körper sehr wenig Fett oder deren Seele zu wenig Vertrauen hat, müssen nur geringe Bewegungen mit den Beinen machen, um an der Oberfläche zu bleiben.

Dem scheinen die Erfahrungen von Schwimmschülern zu widersprechen. Das hat vor allem mit Angst vor Wasser (und dem Seelischen) zu tun. Wer sich wie viele Nichtschwimmer bemüht, den Kopf möglichst weit aus dem Wasser zu strecken, wird besonders tief sinken, was die Angst noch verstärkt. Wenn er zusätzlich noch schnelle hektische Bewegungen mit einer chaotischen Hechelatmung verbindet, bestätigt er sich selbst seine Angst vor dem Wasser und mag sich schwer tun, an der Oberfläche zu bleiben.

Die Lösung für dieses Problem ist einfach. Das physikalische Prinzip des Auftriebs sorgt dafür, dass wir umso leichter werden, je tiefer wir eintauchen. Was wie ein Spruch aus dem *Tao-Te-King* zur Illustration des Polaritätsgesetzes anmutet, ist einfache Physik. Der Auftrieb hängt vom verdrängten Wasservolumen ab. Je tiefer wir eintauchen, desto größer wird die Wasserverdrängung und damit der Auftrieb und desto leichter werden wir und fühlen uns entsprechend.

Taucher haben in der Regel weniger Probleme, wieder nach oben zu kommen, als überhaupt erst einmal unterzugehen. Um das zu bewerkstelligen, brauchen sie Bleiwesten oder Bleigewichte, die sie am Gürtel mit sich führen. Aber auch viele Badende kennen diesen Effekt, den wir für eine kleine Vorübung nutzen können.

Wenn Sie sehr langsam ins Wasser gehen und dabei ausschließlich auf Ihr Körpergewicht achten, werden Sie erleben, wie Sie mit jedem Schritt, der Sie ins tiefere Wasser führt, leichter werden. Wenn Sie bis zu den Knöcheln im Wasser stehen, ist der Druck auf den Fußsohlen groß. Mit jedem Schritt ins tiefere Wasser nimmt er ab. Wenn Sie bis zum Bauch im Wasser stehen, sind die Fußsohlen bereits spürbar entlastet, weil der Auftrieb nun einen guten Teil des Körpergewichtes mit trägt. Wenn Sie schließlich bis zum Hals im Wasser stehen, spüren Sie kaum noch Gewicht auf den Sohlen, das Wasser hat angefangen, Sie zu tragen. Wer schon in der Brandung geschwommen ist, weiß, wie leicht einen Wellen von den Füßen holen. Das hat natürlich zum einen mit der Kraft der Wellen zu tun, zum anderen aber auch mit dem Auftrieb, welcher die Standfestigkeit nimmt.

Wenn einem das (konkrete) Wasser bis zum Hals steht, besteht also überhaupt kein Grund sich aufzugeben. Man braucht nur loszulassen und wird in den meisten Fällen schweben. Wenn nicht, reichen einige wenige Bewegungen, viel weniger, als man gemeinhin annimmt, um sich über Wasser zu halten. Ein Paar nur schwach aufgeblasene und an den Fesseln befestigte Kinderschwimmflügel können einen in jedem Fall zum stabilen Schweben bringen.

Schon beim Schwimmunterricht ist es also ganz ungeschickt, die Betonung auf das Über-Wasser-Bleiben zu legen. Das erscheint dem Schwimmanfänger zwar ausgesprochen logisch und wünschenswert, aber es ist aus Angst geboren und insofern mehr als hinderlich. Besser wäre es, gleich zu Beginn auf tiefes Eintauchen zu achten.

Bei einem unserer Seminare habe ich diesbezüglich eine aufschlussreiche und zugleich liebenswürdige Erfahrung machen können. Im Rahmen einer Ausbildung zum Thema Psychosomatische Medizin gingen wir ab der vierten Ausbildungswoche viel ins Thermalwasser, um uns auch persönlich auf dieser Ebene mit dem Seelenelement auszusöhnen. Eine deutlich über sechzigjährige Teilnehmerin hatte die ersten drei Wochen absolviert und war zur vierten angereist, konnte aber nicht schwimmen. Ich versicherte ihr, dass das nichts ausmache und sie die Übungen im Wasser trotzdem mitmachen könne. Ohne schwimmen zu können, hat sie schweben gelernt, zunächst noch mit Schwimmflügeln an den Fesseln der Füße, wie eigentlich nur sehr schlanke durchtrainierte Männer sie wirklich brauchen. Mit der Zeit merkte sie, dass diese Hilfen bei ihr keineswegs notwendig waren, und verzichtete darauf. Im Laufe des Seminars gingen wir dann auch ein wenig unter Wasser und machten einfache Tauchübungen im flachen Wasser, an denen sie ebenfalls ohne Probleme teilnahm. Nachdem sie einmal Vertrauen gefasst hatte, machte es ihr keine Angst mehr, sich einen Atemzug lang mit dem Gesicht nach unten aufs Wasser zu legen beziehungsweise sich mit den Füßen abstoßend treiben zu lassen. Sie erlebte nun am eigenen Leib, wie schwierig es ist, unterzugehen. Man muss dazu schon aktiv die letzte Luft aus den Lungenflügeln blasen. Die einfachen Schwimmbewegungen, die dann beim Tauchen eingesetzt werden, lernte sie rasch. Und ohne eine einzige Schwimmstunde konnte sie bald ein gutes Stück tauchen. Als ihr dann ein anderer Teilnehmer sagte, es sei eigentlich noch leichter, an der Oberfläche zu wiederholen, was sie unter Wasser völlig problemlos mache, konnte sie plötzlich schwimmen. Es war rührend, zu sehen, wie etwas, das sie über sechzig Jahre lang beschäftigt und geängstigt hatte, ganz nebenbei von ihr abfiel. »Wenn ich das gewusst hätte, wie viel hätte ich mir ersparen können!«, war ihr eigener unter Tränen geäußerter Kommentar.

Im Laufe weiterer Seminare wurde sie noch zur richtigen Wasserratte und holte begeistert nach, was die Angst ein Leben lang verhindern konnte, weil sie ihr diese Macht gab. Natürlich hatte auch die Aussöhnung mit ihrer seelischen Welt einen nicht zu unterschätzenden Anteil an diesem ebenso späten wie leichten Erfolg.

20 Jahre Erfahrung mit Seminaren im Wasser lehrten mich: Wer nicht schwimmen kann, hat ein Problem mit seiner Seele und mit dem Seelischen überhaupt. Die gute Nachricht aber ist: Es ist so leicht und schön, dieses Problem im warmen Wasser zu lösen, sowohl auf der konkreten als auch auf der symbolischen Ebene. Wer gelernt hat, sich vom Wasser tragen zu lassen und darin zu schweben, wird sich auch viel leichter seiner Seelenwelt anvertrauen und alte Ängste abfließen lassen. So lässt sich das Wasser nutzen, um Seelenfähigkeiten zu entwickeln, während der sich entwickelnden Seele konkrete Wassererfahrungen zu einem echten Genuss werden.

Im Hinblick auf den ganz banalen Schwimmunterricht wäre es viel geschickter wäre, den beschriebenen Weg vorsätzlich zu gehen und zunächst mit entsprechenden Übungen Vertrauen in das Seelenelement Wasser zu schaffen, sich dann mit einfachen Tauchübungen darauf einzulassen und so zunächst einmal unter Wasser schwimmen zu lernen. Der Rest ergäbe sich dann spielerisch von selbst.

Das allerdings würde ein generelles Umdenken dem Wasser, dem Seelischen und dem Weiblichen gegenüber erfordern. Als Kinder hörten wir, Wasser sei gefährlich und man müsse zur Sicherheit unbedingt schwimmen lernen. Wer eine Stunde lang schwimmen konnte, bekam einen Totenkopf auf die Badehose, mit dem er dann stolz demonstrieren konnte, wie lange er dem lebensgefährlichen Wasserelement getrotzt hatte. Wie viel besser wäre es, die Lust aller Kinder auf Wasser zu nutzen, ihre Freude an diesem ursprünglich so vertrauten Element, und ihnen aus dieser Haltung heraus schweben, tauchen und ganz nebenbei auch noch schwimmen beizubringen. Sie würden dann allerdings gleich wie Wassertiere schwimmen, mit dem Kopf selbstverständlich im Wasser und nicht wie zur Sicherung der Krone weit herausgestreckt. Diese Antitechnik kann man bei älteren Damen aus königlichen Familien studieren. Sie verrät, dass den Schwimmerinnen der Zugang zum eigenen Urgrund, zur Wasser- und zur seelischen Welt eher unheimlich ist.

Thermalwasser als Paradies-Imitation und Schlaraffenlandersatz

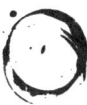

Meditation im körperwarmen Wasser

Damit eine Schwebemeditation im Thermalwasser wirklich zum Genuss wird, muss die Temperatur zwischen 35 Grad und 36 Grad Celsius liegen. Kälteres Wasser führt auf die Dauer zum Auskühlen und vor allem wird sich das angenehme Gefühl warmer Geborgenheit nicht einstellen. Über 36 Grad kommt es leicht zu einem unangenehmen Wärmestau und dem Gefühl von Unwohlsein.

Ideal ist die exakte Hauttemperatur, also etwa 35,5 bis 36 Grad Celsius. Sie bewirkt mit der Zeit und sobald man sich innerlich wieder an die ursprüngliche Wasserheimat gewöhnt hat, ein wunder-volles *Aufgehen* in dieser weichen anpassungsfähigen Welt. Es kommt jetzt wieder zu jenem schon im Zusammenhang mit dem *Samadhi-Tank* beschriebenen Effekt der Grenzauflösung. Durch die Temperaturgleichheit von Haut und äußerer Wasserwelt kann das Gefühl für die eigene Körpergrenze allmählich ganz verschwinden und damit auch das Gefühl für die eigene Begrenztheit. Grenzenlosigkeit aber ist genau jene Gefühlsqualität, die zu Anfang im Mutterleib vorherrschte, wo wir als winziges Wesen in der warmen abgedunkelten Welt der Fruchtblase euphorische, ja ekstatische Gefühle erlebten. Der tschechische Psychiater Stanislav Grof spricht von ozeanischen Gefühlswelten, und in der Reinkarnationstherapie erleben wir seit zwanzig Jahren, wie rauschhaftes ekstatisches Erleben jene der Einheit noch so nahe Existenzform begleitet.

Für die meisten ist es am einfachsten, zunächst mit Schwimmflügeln an den Fesseln zu beginnen und zu erleben, wie stabil sie in dieser Position liegen und den Oberkörper mithilfe des eigenen Atems im warmen Wasser sanft auf und ab wiegen können. Die Arme können beliebig neben dem Körper treiben oder auch hinter den Kopf wandern, wobei die Hände den Kopf wie in einer Schale bergen und sichern. Diese Haltung ist zu Anfang angstmindernd. Die »Hauptsache« ruht dann noch sicher in eigenen Händen. Das hat zu Beginn auch den Vorteil, selbst *hart*näckige Nacken bei so liebevoller Unterstützung nicht zu verspannen.

Der Kopf liegt im Idealfall so tief, dass die Ohren unter Wasser sind und man bequem Musik hören kann. Das allein ist eine ganz besondere Erfahrung, denn die Schwingungen von Musik und Sprache teilen sich uns im Wasser anders und sehr viel tiefer und direkter mit. An Land ist natürlich auch keine annähernd so weiche, bequeme und damit auch entspannende Meditationshaltung denkbar. Nach einiger Zeit haben manche Meditierende das Gefühl, als könnten sie über die ganze Hautoberfläche Musik hören beziehungsweise wahrnehmen. Die Schwingungen lassen einen im Wasser viel leichter und angenehmer mitgehen und hüllen den ganzen Körper spürbar ein.

Eine Vorführung von Synchronschwimmerinnen brachte mich vor vielen Jahren auf die Idee, diese Situation zur Meditation zu nutzen. Heute wird die Methode bereits in verschiedenen Bädern angewandt und hat es beispielsweise als Liquidsound zu einer gewissen Popularität gebracht. Im italienischen Hotel Garden, wo wir damals die erste noch einfache Anlage zur Wassermeditation installieren ließen, benutzen wir heute hochwertige Unterwasserlautsprecher, um ein großes Thermalbad zum Mitschwingen zu bringen. Interessanterweise ist es viel leichter, unter Wasser Musik in guter Qualität abzuspielen als gesprochene Texte. Musik ist weniger intellektuell und von daher offenbar noch besser für die Unterwasser-Seelenwelt geeignet – ein Verdacht, der ja schon bei der Frage nach der Delfinsprache aufkam. Vielleicht hat deren zwitschernde Kommunikationsform wirklich mehr mit Musik als mit unserer intellektuellen Sprechweise zu tun.

Obwohl schwieriger, ist es mit einer ausreichenden Anzahl guter Lautsprecher durchaus möglich, gesprochene Worte unter Wasser gut verständlich zu übertragen, und wir haben schöne Erfahrungen mit geführten Meditationen im körperwarmen Wasser gemacht. Wichtig ist dabei, die Sprache auf wenige wichtige und gut schwingende Sätze zu beschränken, die dann ihre Zeit brauchen, um zu den Meditierenden zu »schwimmen«. Erfahrungen der ersten Lebenswochen im Mutterleib sind auf diese Weise ideal zu vermitteln und gehen in der Regel wesentlich tiefer als an Land.

Auch mit dem verbundenen Atem kann man ins körperwarme Wasser gehen und wundervolle Erfahrungen machen. Natürlich wäre hier besonders an das Wiedererleben der eigenen Geburt zu denken. Beginnend mit einer geführten Meditation, werden die Meditierenden langsam in die intrauterine Situation geleitet, was im warmen Wasser besonders leicht geschieht, und nähern sich von dort der Geburtserfahrung. Hier ist kompetente Betreuung natürlich unverzichtbar, besonders wenn es sich um ein dramatisches Geburtsgeschehen handelt.

Bei unseren Atemtherapie-Ausbildungen stellen die Wassersitzungen immer einen Höhepunkt dar, erlauben sie doch, noch eine Ebene tiefer zu gehen. Außerdem werden so zwei Methoden zu einer Einheit verbunden, die schon einzeln wunderbare Zugänge zur schwebenden Leichtigkeit des Seins ermöglichen. Bei diesen Übungen verwenden die meisten Teilnehmer Schwimmflügel, weil sie zu Beginn das Sicherheitsgefühl erhöhen und damit Vertrauen schaffen. Im Verlauf einer intensiven Atemsitzung, besonders einer Geburt, stoßen viele sie aber wieder ab.

Nach kurzer Zeit werden fast alle Meditierenden bei einer einfachen geführten Meditation so vertraut mit dem Wasserelement, dass die meisten auf die Schwimmflügel verzichten und auch in dieser Hinsicht loslassen können. Der Übergang zum freien Schweben lässt sich durch das allmähliche Reduzieren der Luftmenge in den Flügeln sehr sanft gestalten. Die meisten Frauen und auch alle Männer, die über eine gewisse Fettmenge im Unterhautgewebe verfügen, schwimmen und schweben ohne Hilfe. Lediglich sehr muskulöse Figuren können zum Untergang vor allem der Beine führen. Auch Angst fördert das Versinken im Seelenelement. Wer versinkt, kann es am Anfang immer gut auf seine Muskeln schieben, um dann später, wenn die Angst nachlässt, zu erleben, wie gut es doch geht und früher nur die inzwischen »verflossene« Angst im Weg stand. Nach den beschriebenen Gesetzen des Auftriebs schweben wir umso leichter, je mehr wir von unserem Körper unter Wasser bringen. Deshalb empfiehlt es sich, die Arme über den Kopf zu nehmen und unter Wasser zu bringen. So hebt sich auch das Gesicht ein wenig mehr heraus.

Wer sich dem Wasser wirklich anvertraut und auch den Kopf loslässt beziehungsweise die Nackenmuskeln entspannt, wird erleben, wie sein Gesicht bis auf Nase und Mund untergeht. Sogar die Augenlider sind von einer hauchdünnen Wasserschicht bedeckt. So wird sanft atmend weiches Schweben möglich. Den Atem gilt es dabei, bewusst um jene Mittellage zu dosieren, die den Körper sanft wiegt. Jedes Einatmen macht leichter und hebt ein wenig aus dem Wasser, mit jedem Ausatmen und Loslassen wird der Körper schwerer und sinkt etwas tiefer zurück ins Wasser. Es braucht eine gewisse Übung, um anfangs nicht zu sehr einzuatmen und sich möglichst hoch aus dem Wasser zu heben. Denn nach dem Gesetz der Polarität wird der nächste Ausatemzug entsprechend tiefer und es besteht die Gefahr, mit dem ganzen Gesicht unterzugehen. Selbst wenn es passiert, ist es an sich kein Problem, denn praktisch jeder Mensch hat ohne jede Übung 30 Sekunden Luft und braucht höchstens fünf, um mit zwei Armbewegungen wieder an die Oberfläche zu kommen. Auch ein wenig in die Nase eindringendes Wasser sollte kein Problem darstellen. Statt zu prusten wie ein Ertrinkender, reicht es, sich klarzumachen, dass man durch Mund und Nase trinken kann. Letzteres ist zwar ungewohnt, aber, wie jede Krankenschwester weiß, problemlos möglich.

Unsere Lungenflügel tragen uns in diesem schwebenden Zustand, im wahrsten Sinne des Wortes, und die allermeisten Menschen finden rasch ihren Rhythmus und die Mitte zwischen Nehmen und Geben – zumindest was die Luft angeht. In diesem Fall ist Geben nicht seliger als Nehmen, sondern führt zum Untergang. Übertriebenes Nehmen ist aber auch nicht besser, denn überbläht bleibt man zu weit über Wasser. Infolge wird einem kalt und die Meditation nimmt ebenfalls Schaden.

Wie im richtigen Leben ist die goldene Mitte zwischen beiden Extremen am besten. Wenn wir uns zu viel nehmen und diesen Pol überbetonen, werden wir an der (Gefühls-)Kälte leiden, die dadurch in unser Leben einzieht. Wenn wir aber mehr geben, als uns guttut und wir innerlich verantworten können, kommen wir in Gefahr, uns zu verlieren und unterzugehen. Die Schwebemeditation im Wasser wird so zu einer wundervollen Möglichkeit, sich auf die Mitte einzustellen und sie sanft und bewusst mit jedem Atemzyklus zu umkreisen.

Die Lungenflügel tragen uns dabei auf ihre Weise, und mit der Zeit wächst das Gefühl, wirkliche Flügel zu haben, eben innere. Sie bekommen die Funktion von Schwimmblasen, die uns ähnlich wie bei Fischen in einem sicheren Schwebezustand halten. So entwickelt sich ein halb bewusstes Spiel zwischen männlichem Luft- und weiblichem Wasserelement. Das Luftelement holt uns hoch in sein kühles Reich, das Wasserelement nimmt uns immer wieder bergend in seiner weiblichen Wärme auf. Einatmen ist in gewisser Weise eine männliche Aktivität, die uns erhebt, mit dem Ausatmen verbinden wir den weiblichen Gegenpol des Loslassens und Geschehenlassens und in diesem Fall auch Tiefersinkens.

Wenn wir die Mitte zwischen diesen beiden Polen finden, erleben wir einen verblüffenden Genuss, der bis zum Gefühl des Verschmelzens mit dem Wasserreich führen kann. Dieses Gefühl stellt sich nicht nur beim Schweben im Wasserreich ein, jede bewusste Erfahrung der Mitte kann ein unbeschreibliches Gefühl des Seins vermitteln. Hinzu kommt, dass sich die Wasserwelten innen und außen in dieser Situation so ähnlich sind, dass die Grenze ihre Bedeutung verliert. Im Rahmen einer geführten Meditation[20] lässt sich diese Grenzöffnung wundervoll erleben und dem Gefühlsbereich zugänglich machen. Unser Intellekt kann den Wassercharakter unseres Organismus verstehen, aber das Gefühl muss diese Erfahrung erleben, um sie teilen zu können. Wer auf diese einfache Weise lernt, sich dem Seelenelement Wasser anzuvertrauen, wird sich unweigerlich mehr als Seelenwesen fühlen. Vertrauen zum Wasser zu entwickeln, ist natürlich Voraussetzung, um sich wirklich von ihm tragen zu lassen und die Leichtigkeit des Schwebens zu erleben.

Obwohl diese einfache Übung so wundervolle Möglichkeiten eröffnet, ist sie ausgesprochen preiswert. Die einmalige Investition für die Schwimmflügel ist in den meisten Fällen nicht einmal notwendig. Ansonsten gibt es immer mehr Thermalbäder, die wenigstens einen ihrer Badebereiche auf die notwendige Temperatur bringen und ganz früh am Morgen oder abends kurz vor Schließung ideale leere Wasserflächen bieten, um sich so richtig genussvoll treiben zu lassen.

Um den Genuss vollkommen zu machen, wäre noch die

---

20 Siehe hierzu die CD: Ruediger Dahlke, *Elemente-Rituale*, München: Goldmann, 2001

richtige Meditationsmusik wünschenswert, aber auch die Stille im Wasser kann berührend und entspannend sein. Wenn man Musik einsetzt, dann am besten Töne, die zum Wasser passen, zum Beispiel fließende Meditationsmusik oder klassische Stücke wie »La Mer«, »Die Moldau« oder Händels »Wassermusik«. Eine Musik wie »Trance«[21], die obertonreiche menschliche Stimmen mit Elementen von Meditationsmusik zu einem Klangteppich verschmilzt, der gut geeignet ist, einen in die Tiefen der eigenen Seelenwelt zu begleiten, kann die Wassermeditation zu einem Stück Psychotherapie in eigener Regie machen. »Music for Meditation«[22] dagegen führt eher in erhebendere Sphären mit seinen sanften, den Organismus umschmeichelnden Klängen.

Eine weitere Überraschung bietet die schwebende Wassermeditation, wenn man die unter Wasser geschlossenen Augenlider einen »Augenblick« lang öffnet und die Welt als Mandala erkennt. Die optische Brechung des Lichtes an der Wasseroberfläche steckt hinter diesem »Wunder«.

Tägliche Schwebemeditationen im körperwarmen Thermalwasser können nach unseren Erfahrungen bereits in einer einzigen Woche nicht nur das Verhältnis zum Wasser und damit zur Seele nachhaltig verbessern, sondern auch ein ganz anderes, tieferes Gefühl für die eigene Seelenwelt mit sich bringen. Vor allem aber kann man auf diese angenehme, spielerische Art und Weise sein Selbstvertrauen stärken, weil sich ganz nebenbei Urvertrauen bildet und vertieft.

Zusammenfassend betrachtet, ist das Wasserreich ein idealer Ort für Erfahrungen mit den inneren Welten der Seele. So liegt es nahe, das Eintauchen in Bilderwelten mit dem Eintauchen ins körperwarme Thermalwasser zu verbinden. Moderne Menschen, die sich heute manchmal recht schwer tun, einen Zugang zu ihren inneren Bildern zu finden, profitieren von der Verbin-

21 Bruce Werber, Claudia Fried: *Trance,* Johanniskirchen: Rhythmus-Verlag, o. J.

22 Lex van Someren „*Music for Meditation*" (CD)

dung von Wasser- und Bildertherapie. Insofern ist es auch nur logisch, Erfahrungsseminare, aber vor allem Ausbildungen in diesen beiden Bereichen zu verbinden. Die Wassertherapien profitieren von den Bilderreisen, so wie diese im Wasser deutlich leichter, besser und tiefer gehen.

Sanfte Wassererlebnisse

Auf Händen getragen werden

Die wundervollen Geschichten vom Wasser sind damit noch längst nicht zu Ende. Die Schwebeerfahrung lässt sich mit einer Partnerübung ergänzen, die noch einmal neue Bereiche der Wahrnehmung eröffnen kann. Während sich der eine der beiden Partner aufs Wasser legt und mit geschlossenen Augen in die schwebende Position geht, hält der andere Bodenkontakt und bewegt seinen schwebenden Schützling sanft durch das Becken. Voraussetzung ist natürlich wieder ein Thermalbad mit der richtigen Temperatur, am besten Hauttemperatur, obwohl diese Übung auch bis zu Temperaturen von 34 Grad Celsius noch als angenehm empfunden wird. Wichtig ist darüber hinaus ein nicht zu tiefes Wasserbecken, das die Führung noch leicht und aus einer sicheren Position heraus erlaubt. Am einfachsten ist das Ganze, wenn der zu Bewegende schwebt und der Partner nur lenkende Funktion hat. Aber diese Übung funktioniert auch bei jenen, die nicht von selbst schweben. Der Führende kann sie mit einer Hand unter den Kniekehlen stützen oder ein Schwimmflügel in der Badehose macht alles leichter.

Der angenehme, oft sogar erhebende Effekt der Übung rührt vom Vorbeistreichen des Wassers, das die Haut sanft massiert, weshalb eine gewisse Dynamik wünschenswert ist. Im Gegensatz zur klassischen Unterwassermassage mit einem recht starken Wasserstrahl, werden die feinen Härchen auf unserer Haut hier geradezu einfühlsam vom Wasser umspült und bewegt und man fühlt sich auf wunderbare Weise gestreichelt – praktisch überall zugleich. Wir haben ja bis heute das Haarmuster eines Wassertieres, sodass wir mit dem Kopf voraus sozusagen stromlinienförmig durchs Wasser gleiten. Besonders an den Wirbeln im Bereich der Kopfhaare lässt sich das noch gut erkennen.

Das einfühlsame Bewegen durch den Partner, der einen vorsichtig und sanft hält, sollte sehr ruhig und langsam vor sich gehen, aber doch Schwung haben. Das Körpergewicht sollte überwiegend vom Wasser getragen werden und die Übung keine Anstrengung für den aktiven Partner bedeuten, sondern auch für ihn ein Genuss sein. Am besten ist die Erfahrung in der Regel, wo zwei gegengeschlechtliche Partner zusammenkommen, die sich sympathisch finden, aber noch nie berührt haben. Die ideale Berührungssituation ist wie die bei Verliebten, bei denen die Liebe, nicht die Leidenschaft im Vordergrund steht. Der führende Partner sollte den geführten zuerst berühren, sehr vorsichtig und tastend und in jedem Fall sanft und leicht, damit der Unterschied zur Berührung durch das Wasser möglichst gering bleibt.

Für das »Wasserbaby« gibt es in der ganzen Zeit buchstäblich gar nichts zu tun, außer zu genießen und geschehen zu lassen, was mit ihm passiert. Je passiver es ist, desto leichter lässt es sich bewegen und desto weicher und fließender werden seine Bewegungen. Wenn es außerdem noch innerlich loslassen kann, weil es die Verantwortung an seinen Begleiter abgibt und ihm vertraut, ist das Optimum erreicht und einer zauberhaften Erfahrung Tür und Tor geöffnet. Wenn jetzt noch eine einfühlsame, tragende Musik die Wasserwelt erfüllt und das Wasserbaby am ganzen Körper berührend streichelt, kann sich jene wundervolle Empfindung von unbeschreiblicher Leichtigkeit mit überwältigendem Glück verbinden.

Was spirituell Suchende heute diesbezüglich mit Delfinen erleben, ist sicher wundervoll. Aber ehrlich gesagt, ist der vorurteilsfreie Kontakt mit menschlicher Haut im warmen Wasser noch ungleich schöner und berührender als der mit der relativ festen, glatten Haut von Delfinen. Im Übrigen hindert uns nichts, beides zu erleben.

Die allermeisten Menschen werden gern sanft und zart gestreichelt. Da die Berührung durch das Wasser, die das Maß für alle menschlichen Berührungen in dieser Situation sein sollte, überall zugleich stattfindet, fühlt man sich schon nach kurzer Zeit rundum angenommen und zärtlich umsorgt. Auch dabei können Erinnerungsbilder und Gefühle aus der ersten Zeit im Mutterleib hochkommen, denn ein Baby bewegt sich ja auch auf sanfte und weiche Art im Fruchtwasser. Die Führung ist hier lediglich durch die in der Regel ausreichend lange und viel Freiheit gewährende Nabelschnur gegeben.

Die schwebende Situation eines Babys im Fruchtwasser lässt sich gut mit der eines Kosmonauten vergleichen, der an seiner Versorgungsleine frei im Weltraum schwebt. Allerdings hat das Baby den großen Vorteil, nicht in einem unförmigen Raumanzug zu stecken, sondern nackt und mit weit geöffneten Sinnesorganen in diesem ersten Universum auf Erden zu schweben.

Dieser idealen Situation möglichst nahzukommen, ist das Ziel der geführten Schwebeübung im warmen Wasser. Die Übung könnte in einer sehr gut geschützten Atmosphäre ohne Badekleidung noch beeindruckender werden, weil die sanfte Körpermassage dann wirklich umfassend ist und gerade die sekundären und primären Geschlechtsregionen sehr empfänglich für sanfte sinnliche Reize sind und äußerst sensibel darauf reagieren. Eine Badehose ist jedoch kein wirkliches Hindernis und in den meisten Thermalbädern auch nicht zu vermeiden.

Im Idealfall kommt es zu einer regelrechten Kommunikation zwischen Haut und Wasser. Letzteres umschmeichelt die Haut, wie menschliche Hände das kaum können, und gibt ihr das Gefühl, liebevoll umsorgt zu werden. In so einer Situation können die Schlaraffenlandgefühle, die schon im Mutterleib die Atmosphäre verzaubert haben, wieder ins Bewusstsein dringen und die Situation auf ganz ähnliche Weise verzaubern. Der Embryo hatte alles, was er brauchte, und musste vor allem nichts dafür tun. Er brauchte nicht einmal zu äußern, was er sich wünschte, es geschah immer wie von selbst, von arbeiten war noch gar keine Rede. So eine Situation sollte der Führende schaffen. Alle Massage- und Bewegungswünsche kann das Wasser auf einzigartige Weise sanft und mit der Zeit fast berauschend erfüllen, das Wasserbaby muss nur einfühlsam und bewusst die Weichen dafür stellen und dem Wasser erlauben, sein berührendes Wunder zu wirken.

Sanft streichelnde Berührung ist für die meisten Menschen generell ein Hochgenuss und diejenigen, die sie ablehnen, haben meist ein spezielles Problem in ihrer Lebensgeschichte, das sich zwischen sie und diese Form von sinnlichem Genuss schiebt. Sich vom Wasser sanft massieren zu lassen, ist aber selbst für Menschen, denen der Zugang zur eigenen Sinnlichkeit und Erotik nachhaltig verstellt ist, meist kein Problem. Oft haben solche Erfahrungen sogar die Wiederannäherung an die eigene Sinnlichkeit zur Folge.

Die Aufgabe des Begleiters besteht darin, dem Ideal der Erfahrung im warmen Fruchtwasser nahezukommen, und nicht, Sinnlichkeit über seine Person zu vermitteln. Die Hände streicheln nicht, sie können es sowieso nicht annähernd so sanft und einfühlsam wie das Wasser. Ein Defizit an sinnlicher Erotik kann sich bei so einer Gelegenheit äußern, aber ihm jetzt auf vertrauten Wegen nachzugeben, würde der Übung den Charme nehmen. Für Erotik gibt es genügend andere Räume, wenngleich sie im warmen Wasser natürlich auch etwas Berückendes hat. Aber dann könnte man zumindest bis zum Ende der Übung warten, was die Erotik nicht schmälert, sondern im Gegenteil fördert. Es geht ja auch dabei nicht ums Anfassen an sich, sondern um die Art des Berührens und Berührtwerdens. Je sanfter Berührungen sind, desto tiefer gehen sie und desto subtilere Ebenen erreichen sie. Auch hier scheint das Arndt-Schulz'sche Gesetz zu gelten. Schwache Reize fachen auch in diesem Bereich die Lebenstätigkeit an, mittlere fördern sie noch, starke hemmen aber und stärkste heben sie sogar auf. Wer sanft geführt wird, genießt, wer gepackt wird, fühlt sich belästigt.

Für beide Partner steht und fällt die Übung damit, wie weit es ihnen gelingt, alle Berührungen zu empfinden, als geschähen sie zum ersten Mal. Angenehm ist die Erfahrung fast immer, aber der wirkliche Zauber, der die Leichtigkeit des Seins erleben lässt und ein tiefes Glücksgefühl auslösen kann, hängt von der Unvoreingenommenheit beider Partner ab. Es geht dabei um das alte Geheimnis des Im-Augenblick-Seins. Wem sich das bei dieser Übung lüftet, dem ist jeder Moment völlig neu und er erlebt alles wie beim allerersten Mal.

Wo die sanften Varianten der Wassermassage durchlebt und genossen wurden, lässt sich die Übung allmählich auch etwas bewegter gestalten. In jedem Fall trägt der Begleiter die Verantwortung dafür, dass kein Wasser in die Nase seines Schützlings dringt, was die angenehme Erfahrung abrupt unterbrechen könnte. Manche Wasserbabys, die sich gut hingeben und bewegen lassen können und denen der Genuss in der Regel ins Gesicht geschrieben steht, genießen auch schnellere Bewegungen, solange sie fließend und dem Wasser- und Seelenelement angemessen bleiben. Je größer der Bewegungsumfang wird, desto schwieriger wird es, dabei ganz gelassen zu bleiben und alle Kontrolle aus dem Spiel zu lassen. Wo das gelingt, wird die Erfahrung des Sich-Ergebens und Gehenlassens immer mehr in den Vordergrund rücken – für sich genommen, auch wieder ein wunderbares Erlebnis, besonders für jene intellektuellen »Gehirntiere« und »Kontrollakrobaten«, die an Land dazu neigen, sich jede Meditation mit Kritik zu ruinieren. Völliges Loslassen wird fast immer erhebend und beglückend empfunden und entspricht weitgehend dem freien Schweben auf der Gefühls- und Erfahrungsebene. Größere Bewegungen können noch Reste von Festhalten deutlich machen und einfühlsame Führung wird Wege finden, auch sie noch zu lösen. Hier bewährt sich die Wiederholung der Bewegung, bis sie in leichter Gelassenheit geschehen kann.

Im Idealfall passen sich die Bewegungen der Musik an, in der das Wasserbaby die ganze Zeit über badet. Im Idealfall ist die Musik über und unter Wasser hörbar. So kann sich ein wundervoller Tanz entwickeln, bei dem sich ein Partner wirklich und in aller Konsequenz führen lässt und der andere die Musik in weiche, fließende Bewegung umsetzt. Wassertanzen kann noch viel weiter gehen, aber dies ist ein schöner Einstieg. Wenn all diese Komponenten in idealer Weise zusammenkommen, wird es zu einem unvergesslichen Erlebnis im Wasserelement, das man sich und dem anderen schenkt.

Sprechen ist natürlich während und einige Zeit nach der Übung tabu, da es unter Wasser sowieso nicht verstanden wird und außerdem unweigerlich in intellektuelle Bereiche führen und so den sich hoffentlich entwickelnden Zauber der Erfahrung ruinieren würde. Nach einigen Wiederholungen einfacher wiegender Bewegungsmuster wird der Begleiter spüren, dass sein Schützling besser loslassen kann. Ansonsten ist es auch möglich, an einem festgehaltenen Arm oder offensichtlich noch immer kontrollierten Bein entlang zu streichen, die Anspannung gleichsam wegzuwischen und dem Schützling damit zu signalisieren, dass er hier noch ein wenig loslassen könnte. Im Laufe einer halben oder dreiviertel Stunde wird jeder Begleiter erleben, wie sich selbst ein noch so verspannter Mensch in seinen Armen zu einem weichen, flexiblen und oft sogar anschmiegsamen Wasserwesen wandelt. Es ist so viel angenehmer, loszulassen, sich vom Wasser tragen und von einem Begleiter führen zu lassen, als alles immer selbst machen und kontrollieren zu müssen. Geschehen lassen ist insgesamt die viel genussvollere Art des Seins.

Sowohl im Wasser zu schweben als auch auf einfühlsamen Händen getragen zu werden, kann als so überwältigend angenehm erfahren werden, dass es wie ein Freiflug ins Glück wirkt und man sich seiner Bestimmung ein gutes Stück näher fühlt. Das kann so weit gehen, dass die Rückkehr ins Reich der Schwerkraft schwerfällt und sich etwas mühselig darstellt. Dabei ist das warme Thermalbecken ein idealer Ort, sowohl, um sich eine Zeit lang schwebend von der Schwerkraft zu verabschieden, als auch, um sich langsam wieder mit ihr anzufreunden. Der Wechsel zwischen erhebender Leichtigkeit und guter Erdung kann nirgendwo leichter und angenehmer geübt werden.

Der aktiv Führende sollte sehr sanft, aber auch bestimmt dafür sorgen, dass sich das Wasserbaby am Ende der schwebenden Reise von mindestens einer halben Stunde wieder allmählich an festen Boden unter seinen Füßen gewöhnt. Dazu reicht es, wenn der Führende seinen linken Arm etwas hebt, sodass der Kopf des Wasserbabys hochkommt und die Füße langsam zu Boden sinken. Besonders für das Auftauchen geeignet ist auch der Beckenrand. Dort kann man sein Wasserbaby mit dem Rücken an die Wand lehnen, damit es spürt, wie sein weich gewordener Rücken von der Wand gehalten und gestützt wird. Darüber hinaus hat es sich bewährt, mit den eigenen Füßen einfühlsam dafür zu sorgen, dass die meist zu Flossen gewordenen Füße des Partners Bodenkontakt bekommen und halten. Dabei sollten wir ihm natürlich nicht auf den Füßen stehen, sondern eher sanft helfen, die erlebte Weichheit und Sensibilität ins normale Leben hinüberzuretten.

Auch hier fällt auf, ähnlich wie bei der Schwebemeditation, wie schnell sich das Verhältnis zur Wasser- und Seelenwelt auf diesem angenehmen Weg verbessern lässt. Wer lernt, sich dem Wasser anzuvertrauen, wird auch seinen Gefühlen mehr vertrauen lernen und sich leichter und bereitwilliger von seelischen Themen berühren lassen.

Bei dieser Übung kommt noch hinzu, dass sie eine ganz neue, tiefe Beziehung zur eigenen Sinnlichkeit mit sich bringen kann, vor allem wenn man sich und seiner Partnerin beziehungsweise seinem Partner die Chance gibt, sie öfter und immer wieder wie beim ersten Mal zu durchleben. Dazu ist es ratsam, die Übung immer wieder mit wechselnden Partnern zu machen und nicht mit eigenen, längst vertrauten und angetrauten Partnern. Gerade wegen der von Anfang an spürbaren sinnlichen Atmosphäre fällt das vielen »alten« Paaren schwer, aber wo es gelingt, wird es als lohnend und beglückend empfunden und kann die eigene fest(gefahren)e Partnerschaft nur befruchten.

Häufiger Partnerwechsel kann auch Übertragungen entgegenwirken, worauf noch näher einzugehen ist. Wer sich jeden Tag neu verliebt, wird mit der Zeit merken, wie sehr das an der Übung liegt. Im Übrigen ist es natürlich ein wunderbares Gefühl, sich täglich zu verlieben und mit der Zeit zu erleben, wie liebenswert alle Gruppenmitglieder sind und überhaupt alle Menschen. Gegen Ende so einer Woche kann man dann ganz ähnliche Erfahrungen mit Partnern des eigenen Geschlechts machen, ohne sich mit Ängsten vor eigenen abnormen Reaktionen herumschlagen zu müssen. Zu Anfang ist es jedoch – vor allem für Männer – besser, Partner des anderen Geschlechts zu wählen, weil man sie in aller Regel sehr viel bewusster, sanfter und achtsamer berührt.

Eine Seminarerfahrung mag das verdeutlichen. In einem auf 16 Teilnehmer beschränkten kleinen Seminar hatten wir eine mitternächtliche Übung geplant, die eben beschriebene. Doch gerade an diesem Abend war einer der Thermalbrunnen ausgefallen und das Wasser hatte statt 35,5 nur noch 34 Grad. So ein scheinbar kleiner Unterschied kann über 60 Minuten einiges ausmachen. Daher stellte ich den Teilnehmern eine andere Übung zur Wahl. Geschlossen entschied sich die Gruppe für die ursprünglich geplante Wasserübung und alle versprachen, auf genügend Bewegung zu achten. Ich riet dringend zur Wahl eines gegengeschlechtlichen, aber eben nicht des eigenen Partners. Wir wählten eine etwas lebhaftere Musik, um genügend Bewegung anzuregen. Nach einer Stunde waren zehn Teilnehmer begeistert und geradezu euphorisch, während sechs sich beklagten, dass sie bei der Übung einfach nicht warm geworden seien. Die begeisterten zehn hatten sich an den Rat gehalten und fremde Partner überwiegend vom anderen Geschlecht gewählt, aber auch einige Frauen waren im positiven Sinn aneinander geraten. Die verfrorenen sechs waren drei Ehepaare, die sich nicht an fremde Partner herangetraut hatten. Ihnen hatte die innere Spannung gefehlt, die sich ganz von selbst aus der Polarität ergibt. Sie hatten sich gegenseitig für selbstverständlich genommen, demnach auch gleich richtig angefasst und, wie sie später auch zugaben, die Sache technisch ordentlich und nach Anweisung durchgezogen. So hatten sie sich einfach nicht für die Übung erwärmen können, und weil sie auch nicht mehr heiß aufeinander waren, es nicht geschafft hatten, sich wie beim ersten Mal zu berühren. Das Ergebnis war die unterkühlte Stimmung, die auch ihre Beziehungen kennzeichnete.

Aber auch sie hätten wahrscheinlich – bei etwas wärmerem Wasser – eine schöne Erfahrung gehabt. Das traumhafte Erlebnis, auf Händen getragen und sicher geführt in warmem Wasser und berührendem Vertrauen zu schweben, wäre ihnen aber wohl auch unter äußerlich idealen Bedingungen vorenthalten geblieben. Was immer wir selbstverständlich nehmen, verliert allen Reiz und jeden Charme.

Übertragung in der Wasser-Seelen-Welt

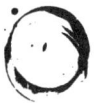

An dieser Stelle sei erwähnt, dass eine Übung wie die gerade beschriebene der sogenannten Übertragung Tür und Tor öffnet. So nennen Therapeuten das Phänomen, wenn sich Patienten in ihre Therapeuten verlieben und manchmal auch umgekehrt, was als Gegenübertragung gilt. Der Grund, warum man hier nicht einfach von Liebe spricht, liegt in der Energie, welche die Betroffenen aus einer ganz anderen Situation auf den Therapeuten übertragen, der damit an sich nicht viel zu tun hat. In der Psychotherapie kommt es besonders leicht dazu, weil der Patient seinen Therapeuten ständig in einer offenen, präsenten, aufmerksamen und obendrein liebevoll annehmenden Haltung erlebt und unbewusst davon ausgeht, dass dieser immer so sei. Genau so sollte sich aber auch der aktive Teilnehmer bei den Wasserübungen verhalten, womit natürlich auch hier die Gefahr der Übertragung besteht.

Die Gegenübertragung wird gefördert, weil ein Patient sich im Idealfall so öffnet wie vorher noch nie in seinem Leben. Offenheit und Weite haben aber etwas über alle Maßen Anziehendes und Beeindruckendes. Genau zu dieser Offenheit kann und soll die Wasserübung den meditativ hingegebenen Partner natürlich verleiten, und so ergibt sich auch die Möglichkeit der Gegenübertragung. Betroffene übersehen dabei leicht, dass es sich hier um ein Therapiephänomen handelt, das im Alltag genauso schnell verflöge wie die mustergültige Aufmerksamkeit und allumfassende Akzeptanz, die sie ihren Klienten in der Sitzung vermitteln.

Patienten haben naturgemäß weniger Chancen, das Phänomen als solches zu durchschauen und von echter Verliebtheit zu trennen, als Therapeuten, bei denen das Problem sozusagen Berufsrisiko ist. Wenn beide Seiten auf so ein Gefühl einsteigen und sich zu einem Zusammenleben verleiten lassen, therapiert sich das Ganze in der Regel rasch von selbst, weil die Illusionen dem Alltagsleben nicht standhalten. Bei allen Wassertherapien, wo – im Gegensatz zur echten Psychotherapie mit ihrer Schattenarbeit – nur Schönes und oft geradezu Berauschendes zum Vorschein kommt, ist die Übertragung besonders schnell da und verblüffend mächtig.

Wenn der Schwebende bei der sanft bewegten Wassermeditation das Erlebnis seines Lebens hat, ist die Chance groß, dass er den Zauber seiner Erfahrung auf seine Begleiterin überträgt und davon ausgeht, dass sie es ist, von der die wundervollen Erlebnisse und Schwingungen ausgehen. Da das übrige Leben dann aber nicht im körperwarmen Thermalwasser weitergeht, werden Beziehungen, die sich aus solchen Situationen entwickeln, besonders leicht zu Enttäuschungen.

Allerdings kann ich, nach 30 Jahren Erfahrungen mit diesem Thema inzwischen nicht mehr behaupten, dass die folgenden Enttäuschungen größer wären als jene, die sich normalerweise einstellen, wenn beide keine Ahnung von den Gesetzen des Lebens haben. Immerhin haben die Partnerschaften, die sich aus Seminarsituationen ergeben, den Vorteil, dass wenigstens die Lebensphilosophie der beiden in der Regel übereinstimmt. Das kann sich, wenn die heiße Liebe lauer wird, als unschätzbarer Vorteil für ein gemeinsames Leben erweisen.

Für die schon beschriebenen und die noch kommenden Wasserübungen heißt das im Klartext: Es gibt wenig Situationen, in denen man sich so leicht verliebt. Nun dürfte und sollte das in der Praxis niemanden abschrecken, denn die meisten Menschen kennen ja gar kein schöneres Lebensgefühl als diesen leicht schwebenden Zustand des Verliebtseins, der eigentlich weniger ein Zustand als ein fließender Gefühlsüberschwang ist. Da es gerade um diese schwebende Leichtigkeit des Seins geht, werden wir uns dem Thema Liebe und Sinnlichkeit in diesem Zusammenhang später noch ausführlicher widmen.

Die Möglichkeit der Übertragung sollte den Begleiter auch keineswegs davon abhalten, dem ihm anvertrauten Wasserbaby die allerschönsten Augenblicke und auf jeden Fall eine der schönsten Massagen seines Lebens zu ermöglichen. Auch die Aufgabe des Begleiters kann als über alle Maßen beglückend erlebt werden, wenn er sich wirklich vorbehaltlos darauf einlässt. Ein solches Geschenk zu machen, ist erfahrungsgemäß auch für den Schenkenden ein wundervolles Erlebnis.

Die Empfehlung wäre also, der »Gefahr« ganz vorsätzlich ins Auge zu blicken und am besten einen Partner vom anderen Geschlecht zu wählen, dabei aber um die Geheimnisse des besonderen Zaubers zu wissen, der sich so leicht über dieses Spiel legt. Der schon angesprochene Partnerwechsel vor jeder neuen Übung ist in Gruppen die beste Möglichkeit, aus der etwaigen Gefahr sogar eine Chance zu machen. Wer sich immer wieder neu verliebt, wird allmählich anfangen, dieses Spiel zu durchschauen, und in der Lage sein, die wundervolle Erfahrung von den jeweiligen menschlichen Auslösern zu trennen. Statt sein Beziehungsleben ständig neu zu organisieren, wird er das Empfinden schwebender Leichtigkeit in seinen Alltag einfließen lassen. Selbst eine so entstandene Euphorie muss nicht zum Problem werden, wenn man sich anschließend vom alltäglichen Leben wieder erden lässt. Das geschieht besonders gut durch konzentrierte Arbeit und eine gelebte Beziehung.

Für Partner, die diese Übungen doch am liebsten zusammen machen möchten, liegen die Chancen von vornherein auf der Hand. In Gruppen empfiehlt sich, nach einigem »Fremdgehen« im Sinne des Partnerwechsels im Wasser, schlussendlich wieder zusammenzukommen und zu erleben, dass es auch zwischen ihnen noch genügend entspannte Spannung und berührende Zärtlichkeit gibt. Thermalwasser kann also auch zu einem besonderen Paartherapeuten werden. Häufig bringt auch die besonders sinnliche Situation im warmen Wasser von Anfang an genug Achtsamkeit und Sanftheit in die verschiedenen Spiele, um einer Partnerschaft wieder Auftrieb zu geben. Auftrieb ist ein leichtes und damit auch tragendes und sogar erhebendes Gefühl, das jeder Mensch von Zeit zu Zeit erfahren sollte. Nirgendwo ist er so natürlich und wird so sicher »zum Tragen« kommen wie im Wasser. Hier ist er sogar von der Physik untersucht und belegt.

Neben Höhenerlebnissen gibt es aber gleichsam als ergänzenden Gegenpol auch solche mit berührendem Tiefgang, mit Ergriffenheit und tiefem Eintauchen in die eigene Seelenwelt. Dabei können auch Schattenbereiche angerührt werden und entsprechende Energien an die Oberfläche drängen, die sich in Tränen vom tiefsten Seelengrund ausdrücken mögen. Auch solche tiefgründigen Erfahrungen lassen sich in der weichen Wasserwelt besser integrieren. Die salzigen Tränen passen gut ins Wasserreich, in dem die härtesten Mineralien und Salze in gelöster Form etwas Durchscheinendes und Fließendes bekommen.

Wer um die Geheimnisse und den Zauber des Thermalwasserreiches weiß, wird die Erfahrungen aus der Wasserwelt nicht blind und naiv aufs Landleben übertragen. Er kann aber sehr wohl seiner Seele erlauben, sich verzaubern zu lassen und die neu gewonnene Leichtigkeit und Freiheit zu bewahren. So wird er es genießen, wie seine Seele zu ihren eigentlichen Möglichkeiten erwacht, die auch an Land auf wunderbare Weise zum Ausdruck kommen und sich bewähren werden.

Loslassübungen im warmen Wasser

Die oben beschriebene Übung lässt sich zu einer beeindruckenden Loslass-Erfahrung erweitern, wenn man sie zu dritt macht. Ein Partner nimmt den Schwebenden bei den Füßen, der andere an den Armen und sie bewegen ihn schlangenförmig oder kreisförmig in ständig wechselnden Linien – je nach Kreativität – so durchs Wasser, dass der Bewegte keine Chance mehr hat, sich vorher auf die nun deutlich dynamischeren Bewegungen einzustellen. So wird er gezwungen, in den Augenblick mit all seinen Chancen einzutauchen. Dabei wird er jeden Widerstand im eigenen Körper genauso deutlich spüren, wie die beiden Begleiter sofort jede Härte oder Kontrolle wahrnehmen. Durch einfaches Wiederholen solcher Bewegungsabläufe lassen sich Festhaltephänomene verdeutlichen – ohne den Partner anzusprechen – und mit allmählich wachsendem Vertrauen in die Wasserwelt und die Begleiter lösen. Wer sich den anfangs fremden Bewegungsmustern widerstandslos ergibt und sich von ihnen mitnehmen lässt, erlebt sehr rasch eine beeindruckende Lockerung seiner Muskeln. Das Gefühl, ausgeliefert zu sein, weicht bereitwilligem Vertrauen und mit der Zeit sogar entspannter Hingabe.

So eine Übung geht von ihren Auswirkungen weit über die angenehme Erfahrung des Augenblicks hinaus. Wer sich einmal hingeben konnte, kann es grundsätzlich, wer einmal loslassen konnte, wird dieses entlastende und entspannende Gefühl wieder erleben und auch in seinem übrigen Leben nicht mehr missen wollen. Schon nach einer Viertelstunde sind Entspannungs- und Loslasseffekte erreicht, die an Land nur schwer zu erreichen sind. Dabei brauchen die Begleiter lediglich gutes Einfühlungsvermögen und eine gewisse Kreativität, damit die Bewegungsmuster und Wasserfiguren nicht langweilig und durchschaubar werden.

Man kann zum Beispiel sowohl beide Beine als auch beide Arme synchron bewegen oder auch asynchron. Besonders verwirrend für kontrollsüchtige Wasserbabys wird es, wenn dauernd gewechselt wird und oben synchrone und unten asynchrone Bewegungen ablaufen und dann wieder gleichsinnig bewegt wird, wenn sich schlängelnde mit drehenden Bewegungen abwechseln und langsame mit schnellen. Wenn sich die beiden Helfer gut verstehen, ist es auch möglich, am unteren Pol tiefer unter Wasser zu gehen und Bewegungen auszuführen, die den Bewegungsspielraum im Becken ausnutzen und vielleicht sogar erweitern. Alle Figuren und Bewegungsmuster sollten fließend und dem Wasserelement angepasst sein und im Idealfall auch noch mit der jeweiligen Unterwassermusik harmonieren.

Man kann einen festgehaltenen Arm oder ein Bein auch mal aus dem Wasser herausheben und sanft ins Wasser zurück gleiten oder sogar fallen lassen. Dabei wird dem Schützling auffallen, inwieweit er noch festhält. In extremen Fällen fallen die losgelassenen Arme gar nicht zurück ins Wasser, sondern bleiben – weil gehalten – in der Luft stehen. Damit ist dann alles klar, nach ein paar Sekunden aber auch für das Wasserbaby, das frierend das so gut kontrollierte Glied zurück ins Wasser holen wird. Je intellektueller der Schützling ist, desto schwerer wird es ihm fallen, wirklich alle Gliedmaßen und besonders den Kopf loszulassen.

Wenn die beiden Begleiter ihr Wasserbaby wirksam entspannt und ihm zu generellem Loslassen verholfen haben, können sie es gut in eine Schwebemeditation entlassen. Wenn es nicht aus sich heraus schwebt, wäre es ein Leichtes, bereits vorher oder auch jetzt noch schwach aufgeblasene Schwimmflügel über die Füße zu ziehen. Wer sicher ist, dass der Schützling stabil schwebt, kann ihn auch sich selbst und der erreichten Entspannung überlassen und aus geringer Distanz über seine Sicherheit wachen. Gerade bei Menschen, die Mühe haben, loszulassen und zu entspannen, ist die Kombination solcher Übungen von besonderem Wert und wird mit der Zeit eindrucksvolle Ergebnisse hervorbringen.

Der Höhepunkt dieser Übung wäre, den Schützling unter Wasser mitzunehmen, da die Bewegungsmöglichkeiten hier noch ungleich größer und die zu erreichende Freiheit damit noch beeindruckender ist. Allerdings sollten dafür eine Reihe von Voraussetzungen erfüllt sein, wie sie in kommenden Übungen vorgestellt werden. Natürlich müssten alle drei über gute Erfahrungen in der Unterwasserwelt verfügen, jeweils einzeln und zu zweit. Die beiden Helfer könnten dann mit kleinen Schwimmbrillen ausgerüstet oder aber – wenn viel Platz im Schwimmbad ist – auch ohne weite Sicht unter Wasser agieren. Derjenige am oberen Pol muss dann natürlich besonders aufmerksam auf das Atemmuster des gemeinsamen Schützlings achten.

»Tragern« im warmen Wasser

Milton Trager[23] ist ein amerikanischer Körpertherapeut, der sich einiges einfallen ließ, um seinen Klienten zum Loslassen zu verhelfen. Die Übung gleicht der letzten, nur sind jetzt an jedem Bein, jedem Arm und am Kopf jeweils verschiedene Hel-

---

23   Milton Trager, *Meditation in Bewegung,* München: Hugendubel, 1995

fer tätig. Das Ganze wird also zu sechst durchgeführt. Wichtig ist, dass der Schwebende wirklich schwebt, also stabil im körperwarmen Wasser liegt und am besten genussvoll Musik hört. Seine fünf Betreuer achten darauf, dass sie mit dem ihnen jeweils anvertrauten Körperteil Bewegungen ausführen, auf die er sich nicht einstellen kann, die mal synchron mal asynchron und jedenfalls in keiner Weise voraussehbar sind. Ideal ist, wenn die Musik auch über Wasser zu hören ist und es so dazu kommt, das jedes Bein und jeder Arm seinen eigenen Tanz tanzt, während die im Mittelpunkt liegende Person, sich einfach gehen lässt und alle Glieder und sogar den Kopf auf deren jeweilige Art tanzen lässt. Jetzt wird man häufig erleben, dass aus dem Wasser gehobene und dann losgelassene Arme einfach in der Luft stehen bleiben und das bewegte Wasserbaby es lange gar nicht merkt. Wer bei dieser Übung auf Kontrolle setzt, kämpft auf verlorenem Posten gegen eine Übermacht von fünf kreativen Tänzern, die alle zur selben Musik andere Wege gehen und so dem Kontrolleur keine Chance lassen, sein Überwachungssystem über die Zeit zu retten. Milton Trager ließ die Übung an Land durchführen, und selbst da kann man sich ihrer Wirkung nicht entziehen und sein Festhaltesystem aufrechterhalten. Im körperwarmen Wasser hat sie noch ganz andere Reize, denn jetzt ist die positive Verlockung des Loslassens noch weit größer. Erfahrungsgemäß fällt es den Betanzten in dieser Situation vergleichsweise auch leichter, sich wirklich gehen zu lassen und ihre Gliedmaßen und sogar den Kopf den Betreuern zu überlassen.

Besonders die Hauptsache, der Kopf, ist für Menschen, die ihm und seinen Kontrollmechanismen alles verdanken oder das jedenfalls glauben, naturgemäß schwer loszulassen. Nur »ja den Kopf oben behalten« und »sich nicht unterkriegen lassen«, lernen wir von klein auf. Nun muss sich der Kopf plötzlich auf eine Ebene mit dem Rest begeben und dann auch noch erleben, wie die anderen spektakulärere Bewegungen vollführen als er selbst. Da will er zumindest gedanklich dabei sein, und schon hält er irgendwo fest. Wenn ihn die Begleiterin, die sich ihm speziell widmet, immer wieder liebevoll und sanft mit behutsam tanzenden Händen hin und her wiegt und aus seinen eingefahrenen Bewegungs- und entsprechend auch Denkmustern herausbringt, wird sich zum Schluss, nach einigem Kampf und Krampf eine schöne, gelassene Situation ergeben. Gerade gut trainierten Hochleistungsköpfen tut es besonders gut, auf so spielerische Weise aus ihrer Bahn geworfen zu werden. Und vieles spricht dafür, dass so eine an sich einfache Übung dem Kopf nicht nur körperlich neue Wege weist, sondern auch gedanklich neue Wege bahnt und auf jeden Fall sehr erleichtert.

Die Füße werden dagegen in der Regel am leichtesten losgelassen, und wenn sie schon einmal vorausgehen, folgen die Arme oft geradezu gern nach. Der Kopf kann dann zum Schluss dazukommen und sich ebenfalls loslassend dem gemeinsamen Spiel hingeben, das er ausnahmsweise einmal nicht kontrollieren und nicht einmal verstehen muss. Mit der Zeit wird er den Charme der Übung sogar genießen.

Auch danach wäre es schön, wenn das inzwischen gelassene und entspannte Wasserbaby etwas Zeit bekäme, um frei und für sich allein zu treiben und sich dem entspannten Schweben hinzugeben, um nach dem bewegten Tanz die Ruhe in den Muskeln zu genießen. In der Praxis warten aber nun oft schon die fünf Helfer ungeduldig darauf, selbst dranzukommen. Folglich wird meist zu rasch gewechselt, damit alle zu ihrem Recht kommen. Dabei wäre es über die Maßen lohnend, die Erfahrung über einen längeren Zeitraum zu strecken und eben nicht zu versuchen, alle sechs in einer Stunde durchzuziehen. Als reine Loslassübung ist auch das noch eine gute Erfahrung. Das Erlebnis schwerelosen und völlig entspannten und gelassenen Schwebens danach wird aber so allzu leicht verspielt. Die Erfahrung reinen Seins ist unbezahlbar und je öfter man diesem umfassenden, alles einschließenden Loslassen nahekommt, desto glücklicher kann man »sein«.

Insofern sind alle Wasserübungen und -meditationen sehr

gute Übungsfelder, um sich die Wichtigkeit von Anfang und Schluss klar zu machen. Im Anfang liegt alles, weiß die spirituelle Philosophie, und eine Wassersitzung zeigt das mit großer Deutlichkeit. Wenn der Beginn gut klappt und das Wasserbaby sich gleich von Beginn an hingebungsvoll anvertrauen kann, ist schon viel, um nicht zu sagen alles gewonnen.

Der Schluss entscheidet naturgemäß darüber, wie einem das Ganze in Erinnerung bleibt, und bekommt schon von daher seine Bedeutung. Vor allem aber ist er die Erntezeit für all das, was vorher so sorgsam gesät wurde. Es macht natürlich wenig Sinn, die Ernte und damit das Gesamtergebnis gering zu schätzen und so alles zu verspielen. Darüber hinaus entscheidet sich mit dem Schluss auch, wie der Schützling wieder ins alltägliche Leben kommt. Das macht ihn zu einem Schlüsselerlebnis ganz eigener Art, das die kommende Zeit im wahrsten Sinne des Wortes erschließen kann. So wie jedem Anfang ein Zauber innewohnt, lebt in jedem Schluss eine große Chance.

Es ist bei solchen Übungen letztlich wie im Leben. Anfang und Ende sind die Kardinalpunkte, zwischen denen sich das sogenannte richtige Leben abspielt. In ihnen liegt die höchste Bedeutung, und dennoch wird weniges in der Praxis so gering geschätzt wie Geburt und Tod. Als Rituale, die sie ja in jedem Fall auch sind, könnten uns die Wasserübungen aufzeigen, wie viel bewusster wir alles beginnen und beenden könnten. Damit würden sich Chancen eröffnen, die weit über die jeweilige Übungsthematik hinausgehen.

Die sanften Wassertherapien

Vor der Wassertherapie ein paar einführende Worte zum Thema Therapie im Allgemeinen. Psychotherapie findet sehr häufig in der Regression statt, jedenfalls wird der Patient aufgefordert, eine

Haltung zu wählen, in der er sich wohlfühlen und seinen Körper loslassen kann. Regression bedeutet in diesem Zusammenhang, zurückzugehen in ein altes Haltungsmuster, das angenehm und problemlos war. Wie beunruhigend das eigentliche Thema, der Anlass der Therapie, auch sein mag, die körperliche Haltung sollte Gelassenheit fördern. Selbst wenn sich Patient und Therapeut im Sessel gegenübersitzen, wird man darauf achten, dass sich eine Situation der körperlichen Entspannung ergibt, im Stehen wird kaum je Psychotherapie durchgeführt, weil diese Haltung zu wenig Entspannung beinhaltet. In der Regel liegt der Patient und geht damit deutlich in eine die Regression fördernde Haltung. Jede Nacht kehren wir liegend zur Erneuerung unserer Kräfte auf diese regressive Ebene zurück. Je umfassender die Entspannung, je tiefer der Klient in Trance versetzt wird, desto leichter zieht er sich in eine aus früheren Zeiten vertraute und sichere Situation zurück.

Oft geht es auch um ganz konkrete inhaltliche Regression, indem in vergangene Situationen zurückgeblendet wird, ausgehend von der Idee, dass man seine Vergangenheit in Ordnung bringen und loslassen muss, um wirklich in der Gegenwart ankommen und glücklich werden zu können. In der Reinkarnationstherapie geht man diesen Schritt mit der größten Konsequenz, was sich über die Jahre bewährt hat. Hier werden demzufolge auch die tiefsten Regressionen angestrebt und erlebt.

Weil ich aus diesem Arbeitsfeld komme, war es für mich naheliegend, mich um immer tiefere und angenehmere Regressions- und Entspannungsmöglichkeiten zu bemühen. Hier bot sich der Schritt ins Wasser an, das als Seelenelement so nah mit der wässrig weiblichen Welt verbunden ist. Die Seelenwelt Wasser zum Schauplatz für richtiggehende Psychotherapie zu machen, ist in der täglichen Praxis kaum möglich, wenn man von den Möglichkeiten der inneren Bilderwelten absieht, in denen sich jede Freiheit ergibt. Wir haben im Heil-Kunde-Zentrum Johanniskirchen immerhin dafür gesorgt, dass alle Therapieliegen im Rhythmus der eigenen Atemwellen des Patienten schwingen, worauf noch einzugehen ist. Wenn Patienten sich während einer Therapie sanft in ihrem eigenen Rhythmus wiegen, etwa wie zu Beginn des Lebens im Fruchtwasser, ist eine optimale Ausgangssituation geschaffen, in der es nicht nur leichter fällt, sich anzuvertrauen, sondern wo sogar neues Vertrauen aufgebaut werden kann, ganz im Sinne dessen, was bereits über Urvertrauen gesagt wurde. So wird ein großes modernes Problem, der Mangel an Selbstvertrauen, nebenbei immer einbezogen und auf subtile Weise bearbeitet. Wer sich sanft gewiegt seinem tiefsten Schatten öffnet und sich dabei vom Therapeuten angenommen fühlt, wird erleben und innerlich akzeptieren, dass er trotz allem liebens- und achtenswert ist.

Wenn es etwa darum geht, die eigene Zeit im Mutterleib und vor allem die Geburt nochmals bewusst zu durchleben, ist Wasser allen anderen Medien weit überlegen. Es hat sich gezeigt, dass es so möglich wird, das Geburtstrauma und alle damit verbundenen Ängste zu verarbeiten und oft ganz loszuwerden.

So erwies sich das Wasserreich als eine wunderbare Möglichkeit, um auf eine naturgemäß sehr viel weiblichere Weise als an Land Seelentherapie zu erleben. Dabei übernimmt das Wasser auf seine weiche, fließende Art einen wichtigen Teil der Arbeit, wobei das Wort Arbeit einer so weiblichen Therapieform nicht annähernd gerecht wird. Ein Patient fühlt sich im warmen Thermalwasser automatisch so gut aufgehoben wie nur damals im Mutterleib. Wenn er im Wasser bewegt wird, bekommt er ganz von selbst die bereits erwähnten Streicheleinheiten am ganzen Körper gleichzeitig. In so einer gefühlsbetonten weiblichen Atmosphäre werden Schritte möglich, die an Land, wo Geist das Luftreich regiert, so nicht denkbar sind. Die modernen Wassertherapien nutzen all das bewusst oder unbewusst aus.

Aus den oben beschriebenen Übungen ergeben sich eine Reihe von Wassertherapie-Szenarien, die zum Beispiel die Wellness-Branche revolutionieren könnten. Denn dort kontrastiert im Augenblick ein verblüffender ökonomischer Aufwand beim Errichten von Wasser-Erlebnislandschaften mit einer ebenso verblüffenden Hilflosigkeit, wenn es darum geht, diesen Landschaften Leben einzuhauchen, ihnen Inhalt und Sinn zu geben.

Wasserarbeit ist eigentlich immer Seelenarbeit, wobei das Wort Arbeit – wie gesagt – nur schlecht zur weiblichen Seelensphäre passt. Wenn wir von der geführten Schwebemeditation ausgehen und diese mehrfach erlebt und genossen wurde, ist es nur noch ein kleiner Schritt, den Schützling aktiver zu bewegen und ihm schließlich eine richtiggehende Wassersitzung zu geben, bei der er am Ende sogar unter Wasser gebracht wird und sich dann wie ein Fisch oder eine Koralle dem Wasser hingeben kann.

Zunächst wird das Wasserbaby richtig in die Arme genommen. Dazu werden alle überflüssigen Dinge wie Schwimmflügel und wenn gewünscht und möglich sogar Badekleidung abgelegt, um die ursprüngliche Situation im Mutterleib möglichst exakt zu imitieren. Allerdings geht es hier nicht darum, Mut zu beweisen, sondern eine für einen selbst möglichst natürliche und angemessene Situation zu schaffen.

Der Betreuer sollte einen guten stabilen Stand haben, mit leicht gebeugten Knien, etwa wie beim Tai Chi, damit in jedem Moment verlässlicher Bodenkontakt gewährleistet ist. Der Gebende bleibt immer am Platz, während er sein Wasserbaby nach rechts und links schwenkt, wobei der Wasserwiderstand den Körper entspannt und massiert. Dabei bleibt er möglichst locker in Becken und Oberkörper, um die Drehbewegungen harmonisch mit vollziehen zu können.

Zu Beginn nimmt sich der führende Partner die rechte Hand seines Schützlings hinter den Rücken und legt diesem seinen linken Arm so um den Nacken, dass dieser in der Ellenbeuge ruht. Dann zieht er ihn leicht nach hinten ins Schweben und greift mit seinem rechten Arm unter die Beine, sodass die Kniekehlen in seiner rechten Ellenbeuge liegen. Mit dem linken Arm unter dem Nacken und dem rechten unter den Kniekehlen kann der Begleiter sein Wasserbaby gut und geborgen halten und sicherstellen, dass es zu keiner Zeit Wasser in die Nase bekommt. Wenn das Wasserbaby sehr groß ist, muss es ein wenig mehr zusammengeklappt werden.

In der Regel hat sich diese Anordnung für Rechtshänder bestens bewährt. Der Kopf des Wasserbabys ruht dann in der linken Ellenbeuge. Auch Mütter neigen dazu, ihr Baby mit dem linken Arm auf ihrer linken, dem Gefühl entsprechenden Körperseite und in ihrer Herzgegend zu halten. Die Hauptachtsamkeit liegt immer auf dem Gesicht des Wasserbabys. Hier lässt sich ablesen, wie es dem Schützling geht und vor allem wie er atmet. Sich von Anfang an auf den Atem des Schutzbefohlenen einzustellen, hat große Vorteile, die später sogar entscheidend für den Fortgang und die Vertiefung der Übung werden.

Der (meistens) rechte Arm des Babys liegt hinter dem Rücken des Begleiters, ohne sich dort festzuhalten, höchstens könnte er ihn passiv berühren, der andere Arm schwingt locker seitlich vom Körper, sodass letztlich beide Arme frei treiben und auf ihre Art den vorgegebenen Bewegungen folgen. Schon an dem mehr oder weniger freien Spiel der Arme im Wasser lässt sich ablesen, wie entspannt und hingegeben das Wasserbaby ist.

Der Ausdruck Wasserbaby oder -kind hat natürlich damit zu tun, dass all diese Situationen sehr schnell in eine Regression in Zeiten führen, wo man noch auf den Arm genommen und gewiegt wurde oder wo einen das warme bergende Fruchtwasser umgab. Insofern wird der Begleiter auch immer eine archetypisch mütterliche Rolle annehmen.

Die einfachste Bewegung in der geschilderten Haltung wäre ein sanftes Zusammenklappen und wieder Öffnen des Körpers um eine durch das Becken beziehungsweise die Hüftgelenke gedachte Achse, das einen wiegenden Charakter haben sollte und sich im Idealfall dem Atemrhythmus des Wasserbabys anpasst. Auf diese Weise gewiegt zu werden und dabei sicher mit dem Nacken in der Ellenbeuge des Begleiters zu ruhen, ist angenehm und kann so lange ausgedehnt werden, bis sich das Baby an die Situation und die Begleitung gewöhnt hat und zu genießen beginnt. Der rechte Arm des Betreuers steuert dabei das Beugen und Strecken des Rumpfes.

Für den Betreuer liegt es nahe, die Auf- und Einklappbewegung auch mit einer Drehung um die eigene Körperachse zu verbinden, damit sich für das Wasserbaby ein Schwingen in zwei Ebenen ergibt. Einerseits wird es in einem Halbkreis um den Betreuer bewegt, andererseits wird es um eine gedachte Hüftachse ein- und aufgeklappt. Hier kommen alle bereits beschriebenen Effekte zusammen: die sanfte Massage durch das warme Wasser, die Leichtigkeit des Getragenwerdens und die bergenden Arme. Wichtig ist, dass die tragenden Arme ein Gefühl von Sicherheit und ausreichender Kraft vermitteln, damit das Baby wirklich in ihnen ruhen kann und nicht etwa verloren darin hängt. Die Hände haben vorerst kaum eine Funktion und sollten keinesfalls zugreifend eingreifen, sondern offen mitschwingen.

Als Nächstes könnte der Begleiter zum Beispiel das außen liegende Bein des Wasserbabys loslassen. Ist dieses schon gut entspannt und die Kontrolle ein Stück weit aufgegeben, wird sich das Bein selbstständig und frei bewegen und bei allen Bewegungen mit den Füßen voran nach außen ausscheren, wodurch sich das Becken öffnet. Bei der Gegenbewegung, wenn der Kopf des Babys vorangeht, kommt das Bein wie von selbst zurück neben das andere. Bei dieser Gelegenheit kann es auch leicht wieder eingefangen werden. Die damit verbundene Öffnung im Beckenbereich braucht schon eine ganze Menge Vertrauen und ist besonders für Frauen oft mit gesellschaftlichen Tabus belegt, wobei Männer andererseits generell noch mehr zum Festhalten neigen.

Hier ist es wichtig, das Wasser alle Überzeugungsarbeit leisten zu lassen und nicht etwa zu versuchen, mit den Händen nachzuhelfen, was leicht und zu Recht als unangemessener Übergriff empfunden werden und das vielleicht bereits entstandene Vertrauensband beschädigen könnte. Erfahrungsgemäß kann eine Frau einem weiblichen Wasserbaby hier oft besser helfen, während das Umgekehrte leider nicht gilt. Männer können mit Männern in der Regel wenig anfangen, auch bei Wasserübungen. Glücklicherweise gibt es von dieser wie von jeder Regel einige einfühlsame Ausnahmen.

Bei jedem Richtungswechsel ist darauf zu achten, dass das losgelassene Bein nicht etwa auf den Boden des Beckens sinkt. Wenn diese Übung gut geht und sich im Gesicht des Wasserbabys weiterhin Genuss und Entspannung abzeichnen, kann das äußere Bein wieder eingefangen und dafür das innere losgelassen werden. Jetzt kommt es zu einer Drehung des Körpers und das bisher innere Bein zieht seine Kreise weiter draußen, während wir das andere näher an unseren Körper bringen. Hier gelten für das Einfangen die gleichen Regeln. Bei Bewegungen in Richtung des Kopfes unseres Schützlings treibt das Bein von allein in die Nähe und kann meist leicht wieder auf den Arm genommen werden. Bei Bewegungen in Richtung der Füße treibt es dagegen nach draußen und bewirkt eine etwas andere, weitergehende Öffnung der Beckenregion. Manchmal stellt man fest, dass ein Bein locker mitgeht, während die gleiche Bewegung beim anderen noch nicht so frei möglich ist. Wir haben natürlich immer unsere beiden Seiten und der Volksmund spricht zu Recht von einer Schokoladenseite. Der anderen, unbeholfeneren und möglicherweise nicht so gelassenen Seite, ist dann einfach etwas mehr Zeit zu gewähren. Es kann aber auch helfen, statt – auf die schwierige Seite fixiert – weiterzumachen, erneut auf die Schokoladenseite zu wechseln, denn es spricht alles dafür, dass beide Körperhälften bereitwillig voneinander lernen.

In der Praxis geht es auch keineswegs darum, all diese Varianten gleich in der ersten Übungseinheit auszuprobieren, sondern Element für Element dazuzunehmen und so eine ganz neue Freiheit in der Wasserwelt zu gewinnen. Sich langsam an spürbare Grenzen anzunähern und so lange locker und ohne Druck an ihnen zu spielen, bis sie sich wie von selbst öffnen, ist auf die Dauer der viel bessere Weg, als sie heroisch zu durchbrechen, wie es dem archetypisch männlichen Weg entspräche. Grenzen, die man gut kennengelernt und dann achtsam überschritten hat, kann man später immer überwinden, während jeder spektakuläre Durchbruch allen Mut erfordert und sozusagen eine Einzelaktion ist. Beim nächsten Versuch braucht man wieder allen Mut, um einen neuerlichen Durchbruch zu erzielen. Auf die Dauer werden aber auch die größten Helden müde.

Es ist wie beim Schwimmenlernen. Wer eine einfühlsame Einführung bekommen hat, wird das Wasser, das ja fast jedes Kind liebt, weiter lieben und noch besser nutzen können. Wer dagegen einfach hineingeworfen wird, lernt zwar meistens auch schwimmen, um sein Leben zu retten, aber sein Verhältnis zum Wasser kann durch so eine typisch männliche Aktion auf Dauer gestört werden. Die in bester Absicht Hineingeworfenen erkennen wir in unseren Seminaren noch Jahrzehnte danach. Es geht also keineswegs um spektakuläre Schritte, heroische Selbstüberwindung oder eindrucksvolle Leistungen, sondern vielmehr um all die Dinge, die wir in der heutigen Zeit kaum lernen und die uns deshalb umso mehr fehlen: Einfühlsamkeit, Langsamkeit, Nähe und wache Bewusstheit auf Seiten des Führenden; Hingabe und Loslassen, Vertrauen und die Bereitschaft, Dinge geschehen zu lassen auf Seiten des Wasserbabys.

Wenn das wechselnde Loslassen der Beine schon gutgeht oder aber wegen Hemmungen noch ausgelassen wurde, ergibt sich eine Fülle von weiteren angenehmen Bewegungsabläufen. Allerdings sei darauf hingewiesen, dass der Genuss des Wasserbabys keineswegs von der Vielzahl der verwendeten Stellungen abhängt, sondern fast ausschließlich von der einfühlsamen und fließenden Art, mit der diese ineinander übergehen und vom Begleiter verbunden werden. Jedes hektische Zupacken oder unsichere Anfassen kann den ganzen Zauber zerstören. Die häufige Wiederverzauberung sollte in der Warmwasserwelt allerdings immer gelingen und hat durchaus auch ihren Charme.

Weniger ist hier aber wie so oft entschieden mehr. Wenn die Abläufe fließend ineinander übergehen und den Charakter des Unbeholfenen verlieren, kann auch im freien Spiel und im Wechsel verschiedener Figuren großer Reiz liegen. Die Analogie zum erotischen Liebesspiel drängt sich auf, wo Stellungsakrobatik ebenfalls schlecht ankommt, wenn sie sich in den Vordergrund drängt und das Technische nicht vergessen machen kann. Ein gewisses Grundwissen ist sicher notwendig, wird aber immer störend, wenn es in den Vordergrund kommt.

Als Nächstes kann man einen Wechsel der Grundstellung vornehmen. Aus der sicher tragenden Haltung mit den Armen unter Nacken und Oberschenkeln beziehungsweise Kniekehlen entlässt man zuerst die Beine, am besten in einer Vorwärtsdrehung, damit sie nicht absinken können. Wenn man schon erspürt hat, dass der Schützling gut und von selbst schwebt, kann man natürlich freier agieren. Dann kann man für einen Moment auch die Hand im Nacken lösen und sie über den Rücken hinunterwandern lassen, bis man den Partner nur mit einer Hand unter dem Lendenbereich stützt. Jetzt ist es möglich, an seinem frei treibenden Arm vorbei in den Kopfbereich zu gelangen. Dann hält man ihn von hinten leicht an den Seiten des Oberkörpers, während sein Kopf auf der eigenen Schulter ruht, und bewegt ihn durchs Wasser, indem man ihn sozusagen hinter sich herzieht. Allerdings braucht man dazu in einem öffentlichen Bad auch Augen im Hinterkopf, denn der Schwerpunkt der Achtsamkeit muss auf dem Gesicht des Partners bleiben. Außerdem ist es eine sehr nahe, geradezu intime Haltung, weil der Kopf des Partners direkt an der eigenen Wange ruht. Ähnlich wie beim Tanzen an Land sollte man sich dabei der Zustimmung des Partners sicher sein.

Es ist nun leicht, den Körper in seitliche Wellenbewegungen zu bringen, sodass das Wasserbaby sich wie eine Schlange hinter seinem Begleiter durchs Wasser schlängelt. Wenn die Hände anfassen müssen, wie in dieser Situation, tun sie es immer breitflächig und weich. Die Hände der Begleitperson können dabei seitlich am Oberkörper liegen oder auch weiter unten Richtung Becken. Der Schützling bleibt bei dieser Bewegung an der Wasseroberfläche und ein vom Beckenrand zuschauender Betrachter könnte die Schlangenlinie erkennen. Dieses Muster fühlt sich für ihn in der Regel sehr angenehm an und lockert vor allem die Wirbelsäule und wiederum auf ganz andere Art das Becken, das auf eine unverdächtige und sanfte Weise zum Mitschwingen gebracht wird. Allein um das Becken auf diese angenehme Art zu lockern, wäre die Übung Gold wert, denn hier haben viele intellektuell orientierte Menschen Probleme. Sie werden ein Loslassen in dieser als heikel empfundenen Region ebenso schwer zulassen wie sie es als beglückend empfinden, wenn es gelingt. Die Schlangenlinien können beliebig lange durch das Becken gezogen werden und das archetypische Wellenmuster auch im Körper verankern.

An diesen Bewegungsablauf schließt sich eine senkrecht zur ersten stehende Wellenbewegung sehr gut an. Dazu bleibt der Begleiter hinter dem Kopf des Wasserbabys und legt die eine Hand flach unter dessen Rücken, etwas unterhalb der Schulterblätter oder auch weiter unten in die Lendenregion, die andere Hand liegt ebenso flach auf dem Brustbein. Jetzt kann man den Körper des Wasserbabys durch einfühlsames Auf- und Abbewegen senkrecht zur vorigen Wellenbewegung schwingen lassen, muss allerdings jetzt viel aufmerksamer darauf achten, dass das Gesicht nicht etwa untertaucht. Ein Beobachter würde dieses Bewegungsmuster vom Beckenrand aus kaum wahrnehmen, weil es senkrecht zur Wasseroberfläche verläuft. Hier ist viel Einfühlung nötig, denn einigen wird bei dieser Bewegung leicht übel.

Geübte Betreuer können beide Wellenarten beliebig ineinander übergehen lassen und ständig die Richtung im Schwimmbecken wechseln. Je weniger der Betreute sich auf die Bewegungsabläufe einstellen kann, desto nachhaltiger wird er auf die Dauer loslassen und desto tiefer werden die Entspannung und das Gefühl der Leichtigkeit sein.

Nach diesen Wasserschlangen kann ein Wechsel vom Kopfbereich nach unten zum Becken den Gegenpol in den Mittelpunkt rücken. Der Wechsel gelingt am besten, wenn man die vorherige Bewegung ausschwingen lässt und dann zur Seite wechselt, während man sein Wasserbaby mit den flachen

Händen unter dem Rücken hält. Schwebt es gut, und nur dann kommt diese Variante infrage, ist es leicht, zwischen seine Beine zu wechseln und es an den Hüften zu halten. Wie weit man sich dabei dem Intimbereich annähern kann, hängt naturgemäß vom gegenseitigen Vertrauen ab, das sich schon entwickeln konnte. Selbstverständlich sollte man so gewagte Haltungsmuster nicht beim ersten Versuch und auch nur dann ins Auge fassen, wenn ein sicheres und gutes Vertrauensband geknüpft ist. Wichtig ist, in dem Moment, wo man den Betreuten zu sich herzieht, darauf zu achten, dass kein Wasser in seine Nase dringt. Bewegungen in Richtung des unteren Körperpols werden aus diesem Grund viel schneller problematisch. Sie sind aber auch gar nicht unbedingt notwendig. Hier zeichnet sich der Vorteil einer Nasenklammer bereits ab.

Zwischen den Beinen angekommen, ergeben sich wiederum verschiedene Bewegungsmuster, wenn man die Hände unter die Hüften bringt. Einen Schützling mit Lendenwirbelsäulenproblemen hält der Begleiter besser unter den Rippen, um eine zu starke Hohlkreuzbildung zu vermeiden. Bei etwaigen Schlangenfiguren, wie sie eben vom Kopfpol aus beschrieben wurden, ist immer besonders darauf zu achten, dass kein Wasser in die Nase dringt. Während man das Wasserbaby in der oben beschriebenen Haltung, also vom Kopf aus, am besten durch das Schwimmbecken zieht, schiebt man es vom unteren Pol aus durch die Wasserwelt, was noch den Vorteil freier Sicht bietet. Besonders wichtig ist, darauf zu achten, die führenden Hände nur in medizinisch und psychologisch unproblematischen Bereichen auf zu legen, also zum Beispiel nicht auf die Magengrube oder den Bauch, da die von hier ausgelösten Wellenbewegungen mit großer Wahrscheinlichkeit selbst dann noch zu Übelkeitsgefühlen führen, wenn das Wasserbaby schon lange nichts mehr gegessen hat. Generell wäre ein Abstand zum Essen von wenigstens einer Stunde bei all diesen Übungen sinnvoll.

In dieser Position bieten sich noch andere schöne Bewegungsmöglichkeiten, bei denen sich die Wirbelsäule zum Beispiel in alle Richtungen winden lässt, wenn sich der Begleiter um die eigene Achse dreht und seinen Schützling passiv mitzieht. Das sind jedoch Vorschläge, die nur mit dem Wasserelement sehr vertraute und zudem geübte Begleiter ausprobieren sollten und die ganz sicher nicht an den Anfang gehören.

Gegen Ende einer Wassererfahrung sollte auf jeden Fall wieder zur Ausgangsposition zurückgekehrt werden, wo das Wasserbaby sicher in den Armen des Begleiters liegt und gewiegt wird. Im leicht zu erreichenden Idealfall konnte sich das Wasserbaby anvertrauen und gehen lassen und wird nun eine Weile brauchen, um sich wieder auf den eigenen Beinen zurechtzufinden. Dafür lassen wir ihm viel Zeit und bieten die bereits beschriebenen sanften Sicherungsmöglichkeiten etwa am Beckenrand an. Auch hier wäre ein Ausschwebenlassen ein schöner Ausklang.

Therapie oder Spiel?

Im Zusammenhang mit der oben beschriebenen Übung müsste durchaus nicht von Therapie gesprochen werden; wenn man es doch tut, handelt es sich in jedem Fall um eine sehr spielerische, dem weiblichen Archetyp nahe Form, was schon darin zum Ausdruck kommt, dass man durch dasselbe Wasser aufs Engste verbunden ist. Natürlich atmet man auch in jeder Psychotherapiesitzung dieselbe Luft, aber im Unterschied zur Luft nimmt Wasser in einem unvergleichlichen Ausmaß alle Schwingungen auf und gibt sie auch wieder ab. Wer als Therapeut viele Stunden gemeinsam mit seinen Patienten im Wasser verbringt, kann gar nicht verhindern, selbst weicher und einfühlsamer zu werden, um nur zwei positive Auswirkungen zu nennen.

Der Psyche sind weibliche Therapieformen grundsätzlich natürlich näher als männliche, weil diese sich nur allzu rasch an den archetypisch männlichen Intellekt wenden. Im Bereich des Intellekts liegen die medizinischen Probleme unserer Kultur aber in der Regel gar nicht. Viel häufiger sind sie in der Sphäre der Gefühle zu finden. Bei intellektueller Schwäche, wie man sie etwa bei geistig Behinderten antrifft, ist Psychotherapie meist gar kein Thema, denn auf der Gefühlsebene geht es diesen Klienten oft ausgesprochen gut, in seelischer Hinsicht nicht selten sogar besser als sogenannten Normalen. Psychotherapie brauchen generell eher Menschen, die in ihrem Leben zu viel Gewicht auf den Intellekt gelegt haben, deren Gefühlsseite zu kurz gekommen ist und zu leiden begonnen hat und deren Probleme sowohl auf der Seelenebene zum Ausdruck kommen als auch als psychosomatische Beschwerden auf der Körperbühne.

Viele Symptome, etwa im Bereich des Bewegungsapparates oder der vegetativen Fehlsteuerungen werden durch entsprechende Wasserübungen positiv beeinflusst oder sogar beseitigt, was wieder für den Therapieaspekt spricht. In der Tat sind die Einsatzmöglichkeiten dieser Übungen weit umfassender, als von der klassischen Balneologie, der Bademedizin, angegeben wird. Balneologen sind in der Regel Schulmediziner, die ihre Methoden schon von daher auf den Körper reduzieren. Dabei betreffen die größten Wunder des Wassers die Seele.

Ideal wäre es, das Verantwortungsbewusstsein einer Psychotherapeutin mit dem Einfühlungsvermögen einer Schwangeren und der Spiellust eines Kindes zu verbinden. So ließe sich mit Hingabe an den Augenblick und aus Lust an der Bewegung jemand durchs warme Wasser begleiten, dem er sich seinerseits so hingeben und dem Moment anvertrauen kann, dass seine Lust auf das Seelenelement Wasser immer weiter wächst. Will man solche Übungen also mehr als Therapie denn als gemeinsames Spiel sehen, handelt es sich zumindest um eine sehr ganzheitliche Therapie, die Körper und Seele, Klient und Therapeut gleichermaßen einbezieht. Es spricht aber auch gar nichts dagegen, das Ganze als wundervolles Spiel zu betrachten, das der Seele Freude macht und zugleich Regeneration ermöglicht.

Zurück zu den Wurzeln

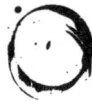

Wir durchlaufen am Anfang unseres Lebens noch einmal alle Phasen der Entwicklungsgeschichte wie in einem Zeitraffer, beginnend als Einzeller in einer wässrigen Welt, der dann rasch zu einem einfachen, passiv allen herrschenden Strömungen ausgelieferten primitiven Wasserwesen in einer – gemessen an sich selbst – großen Fruchtblase heranwächst. Unsere aktiven Einflussmöglichkeiten liegen zunächst etwa auf dem Niveau einer Koralle, die frei beweglich an einem Punkt festgewachsen ist. Später entwickeln wir uns in die Lebenssituation einer Qualle weiter, die frei im Wasser schwebt und bei geringer Eigenbeweglichkeit vor allem sanft von den herrschenden Meeresströmungen bewegt wird. Bald aber bilden wir hoch differenzierte Organe aus und werden zu einem kleinen Menschenwesen, das allerdings noch monatelang im Fruchtwasser schweben muss. Unsere ständig wachsende Eigenbeweglichkeit gibt uns verschiedene Einflussmöglichkeiten. Zum Beispiel kann ein Embryo durchaus an der Nabelschnur ziehen, mit den Füßen strampeln und eindeutige Zeichen von innen nach draußen zur Mutter senden. Er führt körperlich in etwa das Leben eines sehr ortsgebundenen Fisches, auch wenn er auf der seelischen Ebene aktiv ist und bereits ab dem dritten Monat träumt, wie intrauterine EEG-Untersuchungen enthüllt haben. Mit der Geburt müssen wir schließlich auf Lungenatmung umstellen und uns ins Luftreich begeben, werden hier die erste Zeit wie ein Reptil auf dem Bauch liegen und bald versuchen, entsprechend vorwärts zu »robben«, um dann den Vierfüßler- oder Bärengang zu lernen. Schließlich müssen wir uns wie unsere frühesten Vorfahren auf die Hinterbeine stellen und zum Homo sapiens werden.

Die lange Zeit als Wasserwesen prägt uns intensiv. Insofern ist es auch gar nicht verwunderlich, dass Neugeborene noch gut schwimmen können. Sie verlernen es erst im Laufe ihrer ersten Zeit als Landwesen. Kommen sie im Wasser zur Welt und lässt man sie von Anfang an wieder zurück ins Wasser, bleiben sie ihm verbunden und lernen auch nichts von seiner angeblichen Gefährlichkeit. Schwimmende Neugeborene waren zunächst eine Sensation, ähnlich wie die ersten Wassergeburten. Mittlerweile hat man sich an beides gewöhnt und der Anblick überströmender Lebensfreude, wenn gerade Geborene im körperwarmen Wasser plantschen, geht selbst hartgesottenen Menschen ans Herz. Irgendwie fühlt bei diesem Anblick wohl jeder, was Lebensfreude meint und was das Leben eigentlich bedeuten könnte.

Eine so ideale Einführung in die Seelenwelt wäre besonders wichtig für eine Zeit, die der heranreifenden Seele viel zu wenig Nahrung in Form von Märchen, Mythen und Geschichten zukommen lässt.

Zum Glück lässt sich dieser ursprüngliche Wasserraum, auch wenn der Zugang früh verloren ging, später wieder zurückerobern. Allerdings muss man jetzt einiges beachten, damit die Erfahrung wirklich zu einem frei schwebenden Genuss wird. Eigentlich müsste man ja nur dort anschließen, wo einen die Geburt aus dem warmen Fruchtwasserreich gerissen hat. Das ist wohl auch der Grund, warum fast alle Menschen warmes und gar körperwarmes Wasser so sehr schätzen und sich darin spontan wohlfühlen und warum schon die Römer jede kleine Thermalquelle zum Anlass nahmen, ein aufwendiges Bad zu bauen.

Mit den bisher beschriebenen Schwebeübungen im Wasser haben wir schon eine gute Strecke des Weges zurück zu unseren Wurzeln bewältigt. Wer wieder gelernt hat, sich vom Wasser tragen zu lassen und sich ihm vertrauensvoll hinzugeben, wer erlebt hat, was für ein Genuss dieses freie Schweben mit oder ohne Schwimmflügel sein kann, ist gut vorbereitet, um noch tiefer zu gehen. Wenn er zusätzlich erleben konnte, wie ihm Wasser bei den entsprechenden Loslassübungen zum Freund und Helfer wurde und so viel Angenehmes so leicht und spielerisch ermöglichte, wird er sich noch bereitwilliger auf die Wasserwelt einlassen. Wenn er sich schließlich, auf sanften Armen einfühlsam getragen, passiv im Wasser bewegen lassen konnte und schwebend genossen hat, was es heißt, loszulassen und sich diesem wundervollen Element zu übergeben, hat auch den letzten vorbereitenden Schritt getan, um mit Haut und Haaren ins Reich der Seele einzutauchen.

Die Voraussetzungen sind einfach: ein Thermalbad, in dem der Begleiter gut stehen kann und wo ihm das Wasser höchstens bis zur Brust reicht. Die Temperatur sollte bei all diesen Übungen am besten der Hauttemperatur entsprechen. Ein Helfer, der schon die bisher beschriebenen Übungen begleitet hat, wird dadurch nicht nur eine gute Beziehung zu seinem Schützling aufgebaut haben, sondern auch mit dessen Atemrhythmus vertraut sein. Also kann er ihn nun auch sicher unter die Oberfläche begleiten. Dieser Schritt kostet trotz guter Vorbereitung am Anfang eine gewisse Überwindung. Es ist daher besonders wichtig, zu wissen, dass der Helfer absolut verlässlich ist.

Leider hat den Tauchreflex des Neugeborenen verloren, wer lange Zeit ohne Kontakt zur Wasserwelt war. Dieser macht zum Beispiel Wassergeburten zu so einer problemlosen Alternative, weil das Baby, solange es den Kopf unter Wasser hat, einfach nicht einatmet. Erst wenn der Kopf an die Luft kommt, entwickelt sich reflexartig die Atmung für das Landleben. Beim Neugeborenen kann man sich darauf verlassen, dass es unter Wasser keinesfalls einatmet. Spielerisch rudernd wird es immer dafür sorgen, dass sein Kopf an der Oberfläche ist, bevor es einatmet. Das hindert Babys aber keineswegs daran, Tauchgänge zu unternehmen, die manchmal, und vor allem zu Anfang die Nerven der elterlichen Zuschauer reichlich strapazieren. Das Kind ist aus der Zeit im Mutterleib noch so vertraut mit der Unterwasserwelt, dass man ihm jederzeit ansieht, wie sehr es genießt und dass Angst bei diesem Spiel keine Rolle spielt.

Selbst bei Pferden kann man dieses alte Erbe noch studieren. Seit neuestem gibt es aus Therapiegründen Schwimmbäder für wertvolle Sportpferde, weil der Auftrieb die Gelenke und Beine nach Verletzungen entlastet. In diesen Schwimmbädern zeigte sich, dass manche Pferde große Freude daran haben, in eigener Regie zu tauchen und sich unter Wasser zu vergnügen. Zum Verschlucken oder versehentlichen Einatmen von Wasser in die Lungen kommt es dabei nie.

Erwachsene Menschen dagegen müssen oft eine erste Scheu überwinden und viele, besonders Frauen, haben gelernt, mit ihrem Kopf niemals unter Wasser zu gehen. Frisurprobleme spielen dabei nur eine vordergründige Rolle. Mit dem Wasser hat sich inzwischen vielmehr oft schon die ganze Angst verbunden, die viele moderne Menschen vor dem Seelenreich haben. Vor allem dunkles Wasser symbolisiert den dunklen seelischen Schatten und wird oft besonders ängstlich gemieden. Ein helles schönes Thermalbecken mit körperwarmem Wasser stellt meist ein viel geringeres Problem dar. Je größer die Angst ist, desto wichtiger ist die Erfahrung, die hier wartet. Allerdings muss man sich dann mit dem Schritt unter die Oberfläche besonders viel Zeit lassen und ausgesprochen sanft vorgehen.

Da wir mit dem Tauchreflex nicht mehr rechnen können, ist es wichtig, die Atemthematik so einfach wie möglich zu gestalten. Dazu hat sich eine Nasenklammer, wie sie Synchronschwimmerinnen oft verwenden, als unverzichtbar erwiesen. Mit diesem einfachen und ausgesprochen billigen Hilfsmittel kann man die obere Atemöffnung wirksam und auf akzeptable Weise verschließen. Jetzt bleibt nur der Mund zum Atmen. Ihn allein kann der Begleiter viel leichter kontrollieren, besonders wenn er sein Wasserbaby dazu animiert, die Luft deutlich sichtbar herauszublubbern. Kleine Kinder kennen diese Methode und verwenden sie, um das Geräusch eines Autos oder Motorrades mit starkem Motor zu imitieren. Auch jene Kussvariante, die bei Kindern unter dem Namen »Brausebussi« bekannt ist und sich durch viel frei versprühte Feuchtigkeit auszeichnet, könnte als Vorlage dienen. Die Lippen kommen dabei deutlich ins Vibrieren. Beim Einatmen muss und sollte das Wasserbaby den Mund öffnen, um ihn anschließend sogleich wieder zu schließen und zum »Blubbern« überzugehen. Auf diese Weise ist der Betreuer in jedem Moment im Bilde, was die Luftbedürfnisse unter und über Wasser angeht. Sobald der Mund zugeht und das »Blubbern« beginnt, kann die Unterwasserreise beginnen.

Nach unserer Erfahrung ist es am besten, die Unterwasserzeiten sehr langsam zu steigern, damit der Schützling immer das Gefühl hat, es hätte noch länger gehen können. So bildet sich Vertrauen in das Atemanhalten, und daraus können sich dann auch ziemlich lange Unterwassererlebnisse auf harmonische Art und Weise entwickeln. Wenn man dagegen gleich mit langen Tauchphasen beginnt, entsteht Stress und das Wasserbaby findet keinen Rhythmus.

Solange sich unter Wasser Luftblasen von den Lippen lösen, hat das Wasserbaby offensichtlich Luft und wir dürfen annehmen, dass es sich diesbezüglich wohlfühlt. Ein Aufhören der Luftblasen unter Wasser sollte zu Beginn immer ein Zeichen sein, den Schützling rasch und dennoch sanft und behutsam an die Oberfläche zurückzuholen. Gehen Mund oder Augen unter Wasser auf oder werden aktiv Bewegungen gemacht, sind das meist dringende Signale, für Luft zu sorgen. Später, wenn sich Vertrauen in die Unterwasserwelt und in die Begleitung entwickelt hat, ist, auch wenn die Restluft ausgeatmet ist, noch eine geraume und sehr genussvolle Zeit unter Wasser möglich. Hierfür aber ist viel Erfahrung und vor allem Einfühlungsvermögen nötig. Gefährlich kann es schon deshalb in keiner Phase werden, weil das Wasserbaby ja jederzeit mit Bewegungen aus eigener Kraft an die Oberfläche kommen und für Luft sorgen kann. Selbstverständlich wird sich der Betreuer dem nie in den Weg stellen, sondern jeden wie auch immer motivierten Auftauchwunsch augenblicklich und vorbehaltlos unterstützen. Wo das völlig klar abgesprochen ist, kann sich beim Wasserbaby das notwendige positive Gefühl für den »Tauchgang« einstellen, der zumindest zu Beginn immer auch als Abenteuer empfunden wird. Eigentlich sollte es gar nicht zur Notwendigkeit aktiven Auftauchens im Sinne einer Selbstrettung kommen, denn das belastet bereits das Vertrauensband. Wer einen einmal im Stich gelassen hat, kann das wieder tun. Aus diesem Wissen entwickelt sich in der Regel kein verlässliches Band zwischen zwei Menschen. Wichtig ist, alles vorher gut zu besprechen. Wenn das Baby weiß, dass es beim geringsten Zeichen wie dem Öffnen der Augen sofort hochgeholt wird, wird das zusätzliche Sicherheit vermitteln.

Vor allem zu Anfang ist es wirklich entscheidend, dass der Begleiter keinerlei Ehrgeiz ins Spiel bringt, etwa den Schützling möglichst lange unten zu lassen. Die Dauer des Tauchgangs kann sich nur nach und nach steigern und folgt dabei einer eigenen Logik, die vom Vertrauen in den Begleiter einerseits und in die Unterwasserwelt andererseits bestimmt wird. Im Übrigen ist es nie ein Problem, etwas kürzer unten zu bleiben, aber schnell eines, wenn die Tauchphase am Anfang etwas zu lang ist.

Eine wichtige Hilfe bei all diesen Übungen ist, dass immer beide auf beiden Seiten tätig sind. Von Spezialisierungen nach dem Motto »ich bin der Helfer und du der Taucher« ist aus verschiedenen Gründen abzuraten. Der wichtigste ist der sich daraus leicht ergebende Mangel an Einfühlungsvermögen. Professionelle Therapeuten werden von sich aus darauf achten, selbst genug Eigenerfahrung als Wasserbaby zu bekommen, wissen sie doch am besten, wie schön diese Erfahrungen sind. Wo das unterbleibt, stimmt etwas Grundsätzliches nicht.

Die Ausgangsposition ist dieselbe wie bei der vorigen Übung. Den einen, meist den linken Arm unter dem Nacken, den anderen unter den Oberschenkeln oder in den Kniekehlen, hält man sein Wasserbaby sicher und bewegt es in jedem Fall erst eine Zeit lang an der Oberfläche, allerdings besser schon mit Nasenklammer und in voller Achtsamkeit auf den Atemrhythmus.

Bevor man das erste Mal unter die Oberfläche geht, hat es sich bewährt, ein vorher abgesprochenes Zeichen zu geben, zum Beispiel einen leichten Doppeldruck mit einem Finger an der Schulter. Zuerst empfiehlt es sich, sein Wasserbaby mit dem Kopf voran unter die Oberfläche zu führen und den blubbernden Ausatem zu verfolgen. Wenn die Blasen unter Wasser aufhören, holt man den Schützling sanft wieder hoch. Zu Anfang ist es ganz wichtig, für den nächsten Atemzyklus über Wasser zu bleiben und erst wieder abzutauchen, nachdem das Doppelklickzeichen gegeben wurde.

Wenn man merkt, dass der Atem länger wird, was von der Stimmigkeit der Situation und von der Ausgangslage des Schützlings abhängig ist, steht ausgedehnten Unterwassererfahrungen nichts mehr im Wege. Unter Wasser kommt der Auftrieb in voller Stärke zum Tragen, sodass die meisten Wasserbabys sehr leicht zu bewegen und zu lenken sind. Dennoch muss man natürlich darauf achten, dass die Kräfteproportionen angemessen sind. Eine schmächtige kleine Frau wird sich mit einem schweren, nicht schwebenden Muskelmann besonders im flachen Wasser, das sie ja braucht, um stehen zu können, unnötig schwer tun. Hier wäre eine bessere Partnerwahl naheliegend, obwohl man natürlich auch Luftpolster hinten in die Badehose packen kann, etwa in Gestalt schwach aufgeblasener Schwimmflügel.

Im Idealfall wird das Wasserbaby leicht schweben, das auch so empfinden und sich sehr fließend und weich durchs Wasserreich begleiten lassen. Nun kommt es gar nicht mehr auf besondere Übungen an, denn unter Wasser, in der Schwerelosigkeit ist alles möglich, selbst kompliziert anmutende Bewegungsfiguren. Natürlich lassen sich alle vorher beschriebenen Bewegungsmuster weiterhin und noch deutlich leichter ausführen. Allerdings wird man bald darüber hinauswachsen. Das Wasser verlangsamt alle Bewegungen auf seine weiche Art und macht sie schon von daher fließend. Wichtig ist wiederum, den Körper nur mit flachen Händen und möglichst breitflächig anzufassen. Spitze Finger oder gar spitze Nägel können natürlich alles ruinieren. Im Idealfall vergisst das Wasserbaby mit der Zeit, dass es von jemandem bewegt wird, und wird eins mit den Bewegungen und der schwebenden Stimmung unter Wasser. Wenn jetzt noch die richtige tragende Musik hinzukommt, die ihrerseits beflügelt und leicht macht, steht einer wundervollen Erfahrung nichts mehr im Wege.

Merkt der Begleiter, wie die Bewegungen des Wasserbabys fließender und weicher werden und die Arme und Beine wirklich nur noch mitschwimmen und -schwingen, kann er in immer freieren Figuren mit seinem Schützling spielen. Er lässt sich in dieser Situation zum Beispiel von einem Bein aus bewegen und durchs Wasser ziehen, sogar an einem Fuß. Der ganze übrige Körper folgt sanft und passiv in weichen Bewegungen. Jede Form von schlängelnder, drehender, sich um die eigene Achse verwindender Bewegung ist möglich und angenehm, wenn völlige Hingabe das Spiel dieser sanften Kräfte bestimmt. Beim Auftauchen wird der Begleiter jeweils bewusst wahrnehmen, ob sein Schützling gleich nach Luft schnappt. Das sollte er als Zeichen dafür werten, ihn in Zukunft zumindest eine Spur früher zu holen. Besser ist es, wenn sich der Schützling nach dem Auftauchen noch Zeit lassen und in seinem Rhythmus bleibend sanft atmen kann. Der Idealzustand ist erreicht, wenn nur noch der Begleiter auf den Atem achtet, während das Wasserbaby ganz in seinem Element ist und uneingeschränkt die Wasserreize genießen kann, die seinen Körper auf unnachahmliche Weise streicheln und liebkosen.

Spätestens wenn dieser Grad von Freiheit erreicht ist, was durchaus viele Wasserstunden brauchen kann und darf, wird die Erfahrung auch für die begleitende Person zu einem Hochgenuss und einem Erlebnis von Schönheit und Anmut. Sie wird sich selbst nach kurzer Zeit nicht nur ganz in ihrem Element fühlen, sondern auch immer mehr mit ihrem Baby mitschwingen und vielleicht manchmal das Gefühl haben, als seien sie beide eins. Ganz von selbst und ohne jede psychologische Erklärung wird sie in den Archetyp der Mutter hineinwachsen, die ihrem Wasserbaby die wundervolle Seite eines frei schwebenden Lebensgefühls nahebringt und dabei selbst auch viel abbekommt von der Sinnlichkeit und Sinnenlust, die das Leben jederzeit und besonders im Wasser für uns bereithält.

Wasser ist ein so weibliches Element, dass Frauen als Begleiter hier sicher Vorteile haben, wobei natürlich auch Männer bei diesen Erlebnissen sehr weit in ihren weiblichen Seelenanteil hineinwachsen können. Wenn sich das Wasserbaby wirklich ganz gehen lässt und die üblichen Kontrollmechanismen und Eigenansprüche loslässt, wird es unter Umständen sehr leicht zurück in die weiche Welt des Mutterleibs regredieren, wo es sich ebenfalls einfach treiben lassen konnte. Die Begleitung wird im selben Maß immer weiter in die mütterlich bergende und beschützende Rolle rutschen. Dabei spielen männliche Seelenaspekte naturgemäß kaum eine Rolle, es geht also nicht um mutige Schritte über Grenzen hinweg, um Rekorde im Luftanhalten und dergleichen. Die Grenzen lösen sich, wenn, dann ganz von selbst auf, und ohne viel Dazutun wird das Baby eins mit der Wasserwelt. Der Atem verlängert sich ebenfalls ohne jede Anstrengung und ganz aus sich selbst heraus, und damit bekommen die Zeiten unter Wasser allmählich vielleicht sogar das Übergewicht.

Wenn man einige harmonische Wassererfahrungen gemacht hat, wird es auch möglich, nach jedem Luftholen wieder abzutauchen, sodass Neptuns Reich zunehmend in den Vordergrund tritt und das Luftreich nur noch für kurze Stippvisiten aufgesucht werden muss. Jetzt nähern wir uns schon der Lebensform jener Säugetiere, die vor Jahrmillionen ins Meer zurückkehrten, während unsere Vorfahren an Land blieben. Die Delfine und Wale haben Lungen wie wir, nur sind sie unendlich viel besser an das Leben unter Wasser angepasst. Es ist jedoch erstaunlich, wie schnell wir uns wieder an das Unterwasserleben gewöhnen und einen längeren und ruhigeren Atem entwickeln. Ganz abgesehen von den psychologischen Vorteilen eines langen ruhigen Atems, ist es ein unbeschreibliches Gefühl, wenn man unter Wasser allmählich frei wird und seinen Bezug zu dieser Seelen- und Gefühlswelt auf so direkte Weise erfährt.

Mit zunehmender Erfahrung kann es für das Wasserbaby noch schöner sein, den Ausatem nicht herausblubbern zu lassen, sondern ihn einfach fließen zu lassen. Damit kommt es der Erfahrung im Mutterleib noch näher. Allerdings verlangt das mehr Einfühlungsvermögen vom Begleiter, weil die aufsteigenden Luftblasen als Hilfsmittel fehlen. Spürt dieser die wachsenden Möglichkeiten, wird er mehr Unterwasserfiguren einbringen und den Aufenthalt unter Wasser ausdehnen. In einer Welt ohne feste Grenzen und bar jeden Widerstands sind der Fantasie keine Grenzen gesetzt. Es ist eigentlich nur darauf achten, alle Glieder des Wasserbaby vor Bodenkontakt zu bewahren, wobei dieser nicht einmal schlimm, sondern nur milde störend wäre. Der Schutz vor dem Beckenrand und anderen Badenden ist natürlich selbstverständlich. Einfühlsame Begleiter gehen in denselben Atemrhythmus wie ihr Wasserbaby, damit sie ein noch natürlicheres Gefühl für seine Situation bekommen. Besonders wenn man richtig ins Spielen kommt und sich von Unterwassermusik inspirieren lässt, ist das von Vorteil, zumal der Atem des Wasserbabys durch die tiefe schwebende Entspannung in der Regel länger wird als der eigene. Die Beachtung der eigenen Luftreserven hält einen dann im sicheren Bereich.

Menschliche Delfinwelten

Wer sich so weit mit jemandem auf die Unterwasserwelt eingelassen hat, wird große Lust verspüren, mit hinunterzugehen und die Erfahrung zu teilen. Das ist nach vielen Eigenerfahrungen auf beiden Seiten auch in sehr schöner Weise möglich. Natürlich gibt dabei auch die Begleitperson zunehmend den festen

Halt am Boden auf, andererseits kann sie den Atemfluss ihres Wasserbabys noch besser einschätzen, wenn sie selbst mit unter Wasser geht. Da sie weiterhin in der aktiven Rolle ist, wird sie mehr Luft verbrauchen und so – in der Regel – ganz von selbst dazu neigen, kurz vor ihrem Schützling aufzutauchen und wieder festen Boden unter die Füße zu bekommen, bevor sie ihn ebenfalls hochholt. Natürlich wird sie dabei ebenfalls eine Nasenklemme brauchen und eine kleine Schwimmbrille. Taucherbrillen sind – weil zu groß und mit zu viel Auftrieb verbunden – ungeeignet.

Mit der Zeit ergibt sich auf diese Weise eine Art geschwommener Unterwassertanz, der mehr zum Mitschwingen verführt als jeder Tanz im Luftreich. Die weiche nachgiebige Art des Wassers, die alles verlangsamt und mit Sinnlichkeit erfüllt, macht daraus ein Fest des Empfindens. Auf dem Tanzparkett mögen exzellente Tänzer ebenfalls in schwebende Zustände geraten, unter Wasser wird fast jeder zu diesem paradiesischen Empfinden gelangen. Man lässt sich ganz gehen und braucht gar nichts zu tun und alles bewegt sich in einem fließenden Kontinuum. Wasser und Begleiterin schwingen den Körper des Wasserbabys sanft und harmonisch und dabei zugleich bestimmend und sicher durch eine unendlich nachgiebige und weite Unterwasserwelt. Die Führerin wird immer weniger Therapeutin und immer mehr Delfinmutter, die ihrem Kind höchsten Genuss in seinem ureigenen Reich schenkt. Mehr als es zu führen, umschwimmt sie es fürsorglich und zeigt ihm immer neue Varianten seiner unglaublichen Beweglichkeit und Genussfähigkeit. Dass sich dabei auch bei ihr Genuss einstellt und sie die verführerische Leichtigkeit des Seins mit allen Sinnen und bald auch in allen Zellen spürt, liegt in der Natur des Raumes, in dem sich beide bewegen und dabei die meiste Zeit schweben. Das Wasserkind ist so leicht lenkbar und zu den weichsten und weitesten Dehnungen im warmen Wasser zu animieren. Es schwebt und jeder kleine Impuls seiner Mutter führt zu Veränderungen und sanften Bewegungen. Schon längst muss sich die

»Ziehmutter« nicht mehr bemühen, sanft anzufassen, sie spürt, dass es gar keine andere Möglichkeit im Wasserreich gibt. Sie ist jetzt sanft und genießt es. Und in der Tat ist sie Ziehmutter im tieferen Sinn, zieht sie doch ihr Baby auf leichte und kaum merkliche Weise durch die Unterwasserwelt. Das Kind schwebt zunehmend leichter und vertrauensvoller in ihren Armen und sie kommt selbst immer mehr ins Schweben, merkt, dass ihre Impulse, auch wenn sie klein sind, so viel und so viel Großartiges in Gang bringen.

Nicht umsonst werden Hände und besonders Füße in der Umgangssprache auch Flossen genannt, jetzt merkt sie allmählich, wie sehr das stimmt. Arme und Beine entwickeln zunehmend Flossenqualität, sie hören auf, den Willen ihrer Besitzerin auf harte und bestimmende Weise durchzusetzen, und passen sich den gegebenen Möglichkeiten unter Wasser an und natürlich denen ihres Wasserbabys. Dessen Weichheit nimmt zu und damit auch sein Bewegungsumfang. Wo Dehnungen an Land eine Pflicht nach Bewegungsprogrammen sind, werden sie unter Wasser zu einer Kür und einem Genuss an sich. Es macht Spaß, zu erleben, wie weit der eigene Körper nachgeben und sich passiv weiten und öffnen kann, um die von der Unterwasserwelt gegebenen Möglichkeiten mit eigenem Leben zu erfüllen.

Die Wirbelsäule wird so immer mehr den Aspekt des Wirbelns erleben und sich in alle Richtungen um ihre Achse drehen und winden lassen. Es ist ein langsames und getragenes, aber eben doch dynamisches Wirbeln und wird ihr guttun, besonders wenn sie im Luftreich nur den Aspekt der Säule lebt und die Last der Existenz durchs Leben schleppt. Aber auch alle anderen Gelenke werden spüren, wie weich und fließend sie sich unter Wasser »artikulieren« können. Der Körper ist zunehmend Quelle von Bewegungsfreude und Genuss. Jetzt, wo er beinahe kein Gewicht mehr hat, bekommt er eine ganz neue Qualität und Geschehenlassen wird ihm zur lustvollen Erfahrung. Der Schritt zurück ins Wasserreich liegt für Körper und Seele so nah und fällt leicht, wenn die Umstände stimmen und die richtigen Menschen im richtigen Moment zusammenkommen, um diese besondere Erfahrung zu machen.

Der durchs Wasser Bewegte wird mit der Zeit, die im Wasserreich ganz anders verläuft als an Land, auch innerlich bewegt und berührt von seinen Empfindungen und Gefühlen. Allmählich geht auch das Gefühl für oben und unten verloren, die Schwerelosigkeit mit ihrer eigenen Stimmung gewinnt die Oberhand und lässt möglicherweise innere Bilder auftauchen, die denen von Weltraumausflügen ähneln. Da die Zeit unter Wasser so anders empfunden wird, kann es sein, dass man das Empfinden hat, lange schwerelos dahinzutreiben, bis man dann von einer sanften Hand wieder aufgefangen und zurück zur Luft geführt wird. Auch die Entfernungen verlieren ihren gleichsam objektiven Charakter, man vergisst das Schwimmbecken und erlebt sich in ozeanischen Welten ohne Grenzen und Ende. Leichte Zusammenstöße mit anderen Menschen werden empfunden wie kosmische Kollisionen. Manche Wasserbabys haben auch das Empfinden einer Wolke, die in ihrer Weichheit und Verformbarkeit dahintreibt und sich allem anpassen und einfügen kann.

Wenn man sich immer weiter einlässt, kann das Einswerden mit der Wasserwelt so weit gehen, dass sogar der Tauchreflex des Neugeborenen annähernd wieder zum Tragen kommt. Das Wasserbaby vergisst allmählich, dass Wasser nicht sein eigenes Element ist und kommt gar nicht mehr auf den Gedanken, unter der Oberfläche zu atmen. Erst wenn es die Berührung der Luft auf seinem Gesicht spürt, geht der Mund auf und holt sich wieder einen Vorrat Luft. Allerdings verschwindet auch das Gefühl des Tauchens allmählich, weil das Wasser zum eigentlichen Revier wird. Das Ungewöhnliche ist schon bald das kurze Auftauchen und Luftholen, ähnlich wie für einen Wal, der eben unter Wasser lebt und nur hin und wieder und ziemlich selten nach oben zur Luft kommt. Sie ist ihm wichtig und sogar lebenswichtig, aber sein eigentliches Element ist das Wasser, dem er in allem angepasst ist. Seine Figur ist rund und weich, Kanten sucht man vergeblich an seinem Körper wie auch an dem von Delfinen. Von ihrer ganzen Art her sind sie dem weiblichen Archetyp zuneigende Wesen, die nicht zufällig im weiblichen Wasserreich leben. Wer sich als Mensch länger in ihrem Revier aufhält und dieser Form des Seins anpasst, verliert auch im übertragenen Sinn einige Kanten und Haken und entwickelt stattdessen ein weicheres, einfühlsameres Lebensgefühl. Schon nach einer Woche regelmäßigen Eintauchens in die Wasserwelt wird sie sich einen festen Platz im Erleben und im Wesen der Wasserbabys und der Begleiter sichern – einfach durch ihren Charme und ihre schwebend leichten, sinnlich verführerischen Möglichkeiten.

Miteinander schwimmen und schweben

Die nächste Stufe und Steigerung wäre denen möglich, die sich die bisher beschriebenen Stufen des Einlassens in die Wasserwelt wirklich erschlossen haben und denen das Atmen im Wasserreich zur zweiten Natur geworden ist. Dann ist es so weit, als Wasserbaby und Begleiter gleichberechtigt und gemeinsam ins Reich der Delfine abzutauchen. Erleichternd wäre zum Einstieg eine Art geführte Meditation, die beide oder auch eine Gruppe auf eine Art Delfinexistenz einstimmt. Menschen, die gewohnt sind, in ihre inneren Seelenbilderwelten zu reisen, können sich so den Wechsel vom Land- zum Wasserwesen nachhaltig erleichtern.

Je mehr die Schwimmbewegungen denen von Fischen ähneln, desto schöner und harmonischer kann die Erfahrung werden. Die klassischen Brustschwimmbewegungen, wie sie in Deutschland wegen der hier vorherrschenden Wasserangst ungeschickterweise als Erstes gelernt werden, sind wenig geeignet, da sie abgehackt und stoßend dem Wasser gleichsam Gewalt antun. Der Beinschlag beim Kraulen und die Körperbewegung des nicht zufällig so genannten Delfinstils, auch Butterfly oder Schmetterlingsstil genannt, entsprechen der Unterwasserwelt viel eher. Es geht gar nicht darum, möglichst schnell voranzukommen oder sonst etwas zu erreichen, sondern darum, zu spüren und sinnliches Erleben zu genießen, wie wir es zu Anfang an den Delfinen bewundert haben.

Das Luftholen kann mit der Zeit immer mehr dem von Walen und Delfinen ähneln. Es empfiehlt sich sehr, bei der Übung Nasenklemmen zu benutzen, um vor unangenehmen Empfindungen in diesem Bereich sicher zu sein. Zum Auftauchen empfiehlt sich, kurz und am besten rechtzeitig nach oben zu schwimmen und nicht so lange zu warten bis es zum Luftschnappen kommt. Das verrät Ehrgeiz und Leistungsdenken und führt eher zu kürzeren Zeiten unter Wasser statt zu ihrer Ausdehnung. Also lieber anfangs kürzer unten bleiben und einen ruhigen Rhythmus beim Atmen und Schwimmen einhalten. Wer sich überwinden kann, die Augen zuzulassen, wird sich insgesamt leichter tun. Später brauchen einige gar nicht mehr aufzutauchen, sondern können – wie menschliche Delfine – von unten an die Oberfläche schwimmen, sich die notwendige Luft holen und wieder abtauchen. Wer aufgrund von ausreichendem Isoliermaterial in Form von Unterhautfettgewebe sehr gut schwebt, wird eher das Problem haben, überhaupt hinunterzukommen. Man kann sich von schwergewichtigeren menschlichen Delfinen dabei helfen lassen oder auch einen Tauchergürtel mit etwas Gewicht um die Taille nehmen.

Delfine lieben den Hautkontakt, das Vorbeistreichen des Wassers, aber auch die Berührung anderer Haut, der von Artgenoss(inn)en vor allem, aber zu unserem Glück auch der von Menschen. Sie sind das Vorbild für diese Erfahrung. Es geht um sanftes passives Berühren, das beiden Partnern mehr geschieht, als es von ihnen gemacht wird. Ein richtiges Anfassen würde mit seiner Absicht, seinem Wollen vieles ruinieren. Schwereloses Aneinander-Vorbeistreichen, Miteinander-Schweben ist das Ziel und vor allem sich wohlfühlen, gerade ohne etwas zu wollen. Auch unsere Haut liebt Berührung um ihrer selbst willen, gerade weil sie im normalen Leben so wenig Gelegenheit bekommt, Berührung einfach zu genießen. Jetzt wäre die ideale Zeit, ihr Bedürfnis nach absichtslos sanfter Zuwendung zu stillen und den Augenblick zu genießen. Das Wasserreich unterstützt diese Möglichkeit auf einmalige Weise, da es durch die Verlangsamung aller Abläufe jede Härte und Rauh(igk)eit aus den Berührungen nimmt. Im Übrigen sollten die Hände dabei kaum mehr im Vordergrund stehen als die übrige Haut. Beine und Bäuche können sich auf dem Weg zum Delfinbewusstsein genauso berühren und aneinander vorbei streichen.

Leider stellen sich uns aufgrund einer in der Regel verkorksten Beziehung zur Sinnlichkeit hier viele Hindernisse in den Weg. Beim Wort »streicheln« denken wir an »tun« und, dass es Vorstufe zu anderem sei. Das müsste nicht sein, Streicheln kann genauso gut und schöner passiv geschehen und andere Körperregionen als die Hände einbeziehen. Sinnlichkeit hat zuerst einmal mit den Sinnen zu tun. Sie ist ein Teil der Erotik, aber nicht auf diese beschränkt. Für viele beginnt mit Sinnlichkeit bereits Erotik und wenn die dann verboten ist, wird das Leben arm und unsinnlich, um nicht zu sagen sinn(en)los. In der Unterwasserwelt geht es vor allem um den Tast- und Spürsinn. Er wird auch deshalb auf so leichte und wundervolle Weise in den Vordergrund treten, weil die anderen, ansonsten dominierenden Sinne weitgehend abgemeldet sind. Aus verschiedenen Gründen liegt es nahe, unter Wasser und besonders bei dieser Übung die Augen zu schließen. Wir können hier sowieso nicht viel sehen, wenn wir nicht ein bisschen Luftreich in einer Brille mit hinunternehmen, ansonsten versagen unsere Augen aufgrund der ganz anderen Brechungsverhältnisse unter Wasser. Das Riechorgan ist unter der Wasseroberfläche vollständig abgemeldet, weil ganz auf das Luftreich spezialisiert. Auch das Hören ist auf jeden Fall ganz anders, und sogar Unterwassermusik wird wohl mehr gespürt als gehört. Wenn man auf Unterwassermusik verzichtet, ist in der Tiefe Ruhe, die nur hin und wieder durch wenige archaische Laute wie Glucksen und Blubbern unterbrochen wird. Reden funktioniert unter Wasser nicht und man sollte auch versuchen, auf allen Ersatz wie Zeichensprache zu verzichten, um wirklich tief in den Genuss des gemeinsamen Delfinschwimmens zu kommen.

Sinnliche Erfahrungen und die Sinnenfreude, die wir so wundervoll von Delfinen lernen können, sind das einzige Thema. Glücklicherweise brauchen wir dazu nicht unbedingt bis in die Karibik zu fliegen, sondern können uns in jedem geeigneten Thermalbad unser eigenes kleines Sinnenparadies schaffen. Wenn dabei etwas Erotik ins Spiel kommt, sollte das eigentlich auch kein Problem sein. Erotik fühlt sich prickelnd und angenehm an. Wir können sie uns lediglich durch Eifersucht und andere einschränkende Konzepte ruinieren oder verbieten, was unser Leben sehr rasch verarmen lässt. Einer der vielen Vorteile unter Wasser ist die mangelnde und höchstens verschwommene Sicht, die alle abgetauchten Menschen verbindet. Wer trotzdem versucht, über technische Hilfsmittel klar zu sehen, ist einfach selbst schuld.

Wie wir am Delfinschwarm sehen können, gelten im Unterwasserreich andere Regeln. Denen sollte sich anvertrauen, wer in diese Dimensionen eintaucht. Das ist eine Frage des Einfühlungsvermögens, des Anstandes und des Respekts. In einem buddhistischen Tempel werde ich – anständigerweise – versuchen, den buddhistischen Gepflogenheiten zu entsprechen, in einer Synagoge den jüdischen, in einer Kathedrale den katholischen und im Wasserreich den wässrig-seelischen.

Eine Steigerung des Empfindens kann die Übung des Delfinschwimmens noch erfahren, wenn passende Musik dazukommt. Heute gibt es eine Fülle von Wal- und Delfingesängen, die allerdings bei Verwendung der unveränderten Tierstimmen für unsere Ohren etwas Fremdes und schwer Einfühlbares haben. Mithilfe moderner Computertechnik ist es aber inzwischen möglich, echte Delfintöne so zusammenzuspielen, dass sie unserem Anspruch an Harmonie und Melodie genügen. Ein schönes Beispiel heißt *Dolphindreams*[24]. Wer lieber die unveränderten oder nur mit anderen Naturtönen gemischten Walgesänge mag, findet eine ziemliche Fülle, zum Beispiel »Whale Song«[25]. Letztlich passen archaische und archetypische weibliche Klangfolgen besser ins Wasserreich als sehr differenzierte klassische Musik. Zum Beispiel die Musik von Enya mit ihren getragenen keltischen Weisen, wie etwa *Shepherd Moon*, kann auf wunderbare Weise neptunische Stimmungen fördern.

Bei solchen Übungen, die mehr Erfahrung als Übung sein sollten, ist entschieden der Weg das Ziel. Es gilt, nichts zu erreichen, nur den Augenblick zu genießen. Dabei ergibt sich ein unter Umständen ganz neues Lebensgefühl voller Freude und Einfühlsamkeit. Wo das Wasser zum Freund oder besser zur Freundin wird, der Umgang mit ihm immer natürlicher, geschehen die eigenen Bewegungen freier und leichter, und das sanfte mit dem Schweben verbundene Seinsgefühl kann sich ausbreiten. Es ist eine stille Form der Lebenslust, die sich hier entwickelt, durch sanfte Bewegungen und ohne Worte, aber mit tiefen Empfindungen und Gefühlen. Manchmal ergeben sich auch euphorische, ja ekstatische Gefühle, die trotzdem ganz innen bleiben und nicht in die äußere Welt drängen und insofern auch ganz unproblematisch bleiben. Dem Wasserelement entspricht stilles Glück naturgemäß mehr als lautes.

---

24 *Dolphindreams*, Oreade Music
25 TimWheater, *Whale Song*, Windpferd Music

Vorübungen für das Abtauchen ins Delfinreich

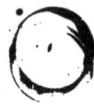

Eine Reihe einfacher Vorübungen bietet sich auf dem Weg in Neptuns Gefilde an. Wer gelernt hat, mit über den Kopf ausgestreckten Armen an der Wasseroberfläche zu schweben, kann mittels leichten Hebens der Hände und Arme aus dem Wasser eine ganz sonderbare Erfahrung machen. Man kann sich so gleichsam von der Wasseroberfläche abstoßen und sich ein paar Zentimeter unter die Wasser-Oberfläche drücken. Lässt man die Hände wieder zurück ins Wasser sinken, taucht man sogleich wieder auf und kann neuerlich Luft holen. Auch bei dieser Übung empfiehlt es sich, nicht so lange unter der Oberfläche zu bleiben, bis man zum Luftschnappen auftauchen muss, sondern sich langsam daran zu gewöhnen, dass man nur noch zum Luftholen ab und zu, aber immer rechtzeitig die Wasseroberfläche küsst. Mit der Zeit kann man so von zehn Minuten mehr als neun unter Wasser verbringen – wenn auch nur ein paar Zentimeter tief. Diese Übung führt über kurz oder lang dazu, den Atem sanft und harmonisch geschehen und die Schwebenden sich daran gewöhnen zu lassen, mehr unter- als oberhalb des Wasserspiegels zu sein.

Allmählich lassen sich während der Unterwasserzeit Bewegungen ausführen und es wird möglich, sich langsam von der Oberfläche zu entfernen, woraus sich ein Schwimmen ergibt, das dem der Delfine immer näherkommt. Das Ziel wäre, die Momente des Auftauchens zum Luftholen immer weniger wichtig und dafür selbstverständlicher werden zu lassen und sich in die sanften Bewegungsmuster einzufühlen. So kann man schließlich den weitaus größten Teil einer Stunde unter Wasser verbringen – in Gelassenheit und schwebender Eleganz.

Bewegtes Schweben in der Gruppe

Diese Erfahrung lässt sich gut mit der vorletzten des Miteinander-Abtauchens verbinden. Wenn sich nun Paare zusammenfinden und ihre engeren Zweierbeziehungen auflösen, um kreuz und quer miteinander beziehungsweise mit anderer Haut in Kontakt zu kommen, ergibt sich ein Unterwassergruppenspiel, das ekstatischen Erfahrungen mit wilden Delfinen im freien Meer sehr nahekommt. Die Größe der Gruppe ist dabei beliebig und höchstens vom Becken abhängig. Es gibt ja auch Delfinschulen von bis zu 30 Mitgliedern. Die Bewegungen der Delfine sind für uns unnachahmlich elegant und schön, der Hautkontakt ist aber – nach meinen Erfahrungen – mit Menschen noch berührender – ganz zu schweigen von dem der Augen. Denn natürlich lässt sich die Erfahrung auch mit kleinen Schwimmbrillen machen. Damit wäre lediglich zu warten, bis sich eine Gruppe an das Wasserelement gewöhnt hat und das Sehen in ein der wässrig weiblichen Sphäre viel angemesseneres Schauen übergeht. Dann wird sich auch die unvergleichliche Schönheit menschlicher Bewegungsmuster erschließen, die durch das Wasserelement offenbar wird.

Je mehr die Einzelnen in die innere Ruhe eintauchen und sich dem weiblichen Pol des Erlebens anvertrauen, desto schöner und erhebender wird die Erfahrung. Wie fast immer, wenn der weibliche und der männliche Pol aufeinandertreffen, genügen jedoch schon geringe Übergriffe der männlichen Seite, um das Ganze zu ruinieren. Ein einziger »Grabscher« kann allen alles verderben. Die Gruppe müsste also homogen und einig in ihren Absichten sein, um ein sinnliches und oft sogar ekstatisches Abtauchen in diese andere Welt gemeinsam zuzulassen. Wo es gelingt, wird es die Gruppe insgesamt verändern und auch auf anderen Gebieten mehr Tiefe und Einlassen ins Spiel bringen.

Nur wer sich wirklich einlassen kann, kann auch loslassen. Ersteres ist Vorbedingung für Letzteres. Beim ruhigen Schweben für sich allein ist völliges Loslassen möglich und relativ rasch zu erleben. Der Höhepunkt des Loslassens ist aber eine Situation wie die geschilderte, in der man sich zwar noch ein wenig bewegt, aber dennoch völlig gelassen bleibt. Die Erfahrung mit einem oder mehreren anderen Menschen im Wasser geht noch einen Schritt weiter. »Tun als Symbol« nennen die Hindus diese innere Haltung. Man handelt, nicht weil man es will, nicht weil es etwas bringt, sondern einzig und allein, weil es getan werden muss. Dazu kommt im Osten Phala varja, der Verzicht auf die Früchte des Handelns. Das will sagen, es geht den Handelnden nicht um die Ergebnisse ihrer Handlungen. Sie verfolgen kein Ziel dabei, sondern verzichten von vornherein auf alle Früchte, die daraus erwachsen könnten. So bleiben sie frei und unabhängig in ihrem Handeln. Das ist sicher eine der schwierigsten Vorstellungen für westliche Menschen, denn uns geht es ständig um ein Ziel und alles braucht einen Zweck, der nicht selten sogar noch die Mittel heiligen muss. Für die Unterwassererfahrung wäre eine Einstellung, die einen innerlich frei und unabhängig macht, natürlich und ideal, würde sie doch wundervoll mit der physischen Freiheit des Schwebens und der Leichtigkeit des Empfindens korrespondieren.

Die Erfahrung, in einer kleinen Gruppe gemeinsam frei zu sein, geht noch weit über das Einzelerlebnis hinaus, denn der Mensch ist und bleibt ein *Zoon politikon*, ein soziales Wesen. Auch wenn er sich für besondere Zeiten in die Einsamkeit zurückziehen kann, um sein Selbst zu erfahren, zielt sein Leben auf Gemeinschaft. Das Wasserreich bietet uns wundervolle Möglichkeiten, zuerst allein, dann als Paar und schließlich in einer mit der Zeit wachsenden Gruppe Freiräume zu erleben, die im Idealfall auch auf das Leben an Land abfärben werden.

Es ist leicht nachzuvollziehen, wie Menschen, die ihre Sinnlichkeit im Wasser wiederentdecken und sich weit ins neptunische Reich einlassen, die in sich auch ein Wasserwesen entdecken, anderen Wasserwesen einfühlsamer begegnen und schneller tieferen Kontakt zu ihnen bekommen. Wenn sie sich ganz konkret ins Reich der Delfine begeben, um mit ihnen zu schwimmen, werden sie das nach solcher Vorbereitung noch viel intensiver und genussvoller erleben, allein schon weil sie länger mit ihnen in ihrem Reich unter Wasser bleiben können.

Praktische Möglichkeiten

Eigentlich braucht es wenig, um sich auf die Wasserwelt einzulassen: ein Thermalwasserbecken mit möglichst qualitativ gutem Wasser, ein paar Schwimmflügel, eine kleine Schwimmbrille und Nasenklammer aus dem Sportgeschäft. Partnerübungen bedürfen natürlich eines Partners, der im Idealfall nicht nur seelisch, sondern auch körperlich einigermaßen zu einem passt. Naturgemäß bieten Gruppen und Seminare die besten Einstiegsmöglichkeiten in die Wasserwelt, aber anschließend kann man sehr gut für sich allein und als Paar weitermachen. Inzwischen gibt es auch eine ganze Reihe von Schulen zum Teil mit fantastischen Namen, die »Wasserarbeit« anbieten, wobei der Ausdruck Arbeit – wie schon betont – völlig am Thema vorbeigeht.

Beim Watsu, das aus einer Zusammenziehung von Wasser und Shiatsu entstanden ist, stehen naturgemäß vor allem therapeutische Momente im Vordergrund, wobei Shiatsu im Wasser angenehmer sein kann als an Land. Allerdings bleibt hier der Macherpol sehr im Vordergrund wie schon die langen Ausbildungen zeigen.

Aquabalancing betont mehr den Aspekt der Balance und des Schwebens im Wasser, der Ausdruck Oceanic Balancing dürfte auf die Suche nach einem anderen Namen für dasselbe zurückgehen. Wassertanzen und Delfintraining laufen in der Regel auf einzelne Aspekte und Schwerpunkte innerhalb oben beschriebener Übungsabläufe hinaus. Aqua-e-motion, unser Name, bezieht sich auf die Verbindung von Wasser und Emotion. Wichtig sind aber weder die Namen noch die dahinterstehenden Schulen mit all ihren Einschränkungen, sondern ist es, oft ins Wasser zu gehen und sich und andere dort zu genießen.

Als Ideal hat sich über die Jahre die praktische Kombination von Seelenbilder- und Wasserwelt ergeben. Beide so weit im Weiblichen angesiedelt, können sich gegenseitig unterstützen und fördern. Natürlich ist es besonders angenehm und berührend, im Thermalwasser schwebend einen Ausflug in die eigene Seelenbilderwelt zu erleben. Wer sich die Wasserwelt erobert, findet aber auch viel besseren Zugang zu den Seelenbildern, wie auch umgekehrt intensive Erfahrungen in den Seelenbilderwelten besonders gut auf die Wassererfahrungen vorbereiten. In der entsprechenden »Ausbildung zum Seelenbilder- und Wassertherapeuten«[26] verbinden wir diese Möglichkeiten.

Vorbereitende Wasserübungen für Großhirnakrobaten

Was hier so leicht und locker klingt, ist es auch – für diejenigen, die sich auf die Wasserwelt einlassen und ihren Intellekt zeitweise außen vor lassen können. Das sind aber leider nicht alle. Wer den Intellekt über Jahrzehnte trainiert und in den Mittelpunkt seines Lebens gestellt hat, kann ihn oft nicht so leicht und schnell wieder abschalten. Vorübungen wie das Tragern und die Vorstufe zu zweit (auf Händen getragen werden) sind geeignet,

---

26 Infos zur »Ausbildung zum Seelenbilder- und Wassertherapeuten« beim Heil-Kunde-Institut Graz, A-8151 Hitzendorf, Tel.: 0043-316-719888-5 Fax: -6; E-Mail: info@dahlke.at Internet: www.dahlke.at

das Problem deutlich zu machen, und zeigen ansatzweise, wie man sich von der Kontrolle befreien kann.

Einige Übungen kommen den Machern insofern sehr entgegen, als man sie eindeutig machen kann und dabei doch in Zustände gerät, die sich der Kontrolle entziehen. Das gilt letztlich natürlich auch für die schon beschriebenen Schwebeübungen. Wer nur mitmacht, kann bereits darauf hoffen, den Intellekt irgendwann abzuschalten und das eigentliche Erlebnis zu genießen. Wo das scheitert, liegt es meist entweder an Ungeduld oder auch an der Hartnäckigkeit des kontrollierenden Intellekts. Loslassen lässt sich nicht machen, es kann sich nur ereignen.

Für solche »Fälle« ist die folgende höchst aktive Übung wie geschaffen: Man sucht sich im Schwimmbecken einen Platz mit brusttiefem Wasser und springt mit geschlossenen Augen und ausgebreiteten Armen nach hinten. Das ist eine Übung, die Turner Flickflack nennen, die aber im brusttiefen Wasser kinderleicht ist und lediglich zu Anfang etwas Überwindung kostet, weil man nach hinten, sozusagen ins Ungewisse springen muss, und das auch noch mit geschlossenen Augen. Man macht gewissermaßen einen großen Bogen rückwärts in völliger Überstreckung, indem man hoch und nach hinten aus dem Wasser springt. Wenn man mit den Armen im Wasser gelandet ist, arbeitet man kräftig mit Händen und Armen, um wieder in die Ausgangsstellung mit den Füßen am Boden zu kommen. Der Trick ist, dass man jetzt keine Sekunde lang verharrt, sondern sofort und übergangslos zur nächsten Runde ansetzt, also wieder abspringt und so weiter und so fort. Schon nach wenigen Minuten hat man sein Gleichgewichtsorgan im Innenohrbereich so überfordert, dass man nicht mehr spürt, wo oben und unten ist. Wenn »mann« sich dann im Wasser treiben lässt, wird sich ein Gefühl von schwebendem Kontrollverlust einstellen. Bei Empfindlichen kann sich eine gewisse Übelkeit einstellen, weil die Informationen aus dem Gleichgewichtsorgan im Gehirn nicht mehr mit denen der Augen übereinstimmen und so auch nicht mehr verstanden werden. Das gibt sich aber in der Regel rasch wieder und man hat wenigstens für einen

Moment die Kontrolle losgelassen und sich ein kurzes Schweben erlaubt. Es ist zugegebenermaßen etwas mühsam erarbeitet, aber das Leben von Großhirnakrobaten ist nun einmal mühsam. Leichtigkeit, die sich so wundervoll leicht anfühlt und auch so leicht zu erleben wäre, ist für sie, die so weit auf dem Gegenpol gelandet sind, nur noch mit einigem Aufwand zu erreichen. Mühselig statt selig ist auch in anderer Hinsicht oft ihre Devise – ohne dass sie das wollen oder auch nur bemerken. Später lernen wir noch Möglichkeiten kennen, die ihnen spontan leichter fallen und nicht so viele Ängste mobilisieren wie das urweibliche Wasserreich.

Eine viel sanftere Variante ist folgende. Man macht – unbedingt mit gut sitzender Nasenklammer – einen Handstand im brust- bis schultertiefen Wasser, stößt sich dann leicht mit den Händen vom Grund ab und lässt sich mit den Beinen nach vorn in einem weichen Bogen ganz langsam auftauchen. Dabei kann sich – ungleich sanfter – ein wundervolles Gefühl des Loslassens und Schwebens ergeben.

Weitere schwebende Wunder im Wasser

Natürlich kann auch ganz normales Tauchen ähnliche Erfahrungen vermitteln, vor allem wo der sportlichen Aspekt nicht so sehr im Mittelpunkt steht. Allerdings muss man sich dann schon tiefer einlassen. Schnorcheln an der Oberfläche, so wundervolle Bilder der Unterwasserwelt es auch vermitteln mag, eröffnet wenig Chancen, in den Raum schwebender Leichtigkeit »einzutauchen«. Wer dagegen mit Sauerstoffflaschen auf dem Rücken in der Tiefe freie Beweglichkeit und vor allem fast beliebig viel Zeit gewinnt, hat natürlich alle Möglichkeiten, das schwebende Sein zu genießen. Taucher tarieren sich gewichtsmäßig so aus, dass sie praktisch schwerelos werden. Je nachdem, welcher Pol bei ihnen überwiegt, bringen sie Luft in ihre Schwimmwesten, um den Auftrieb zu verstärken, oder Bleigewichte zum Einsatz, um unterzugehen.

Solcherart gerüstet haben sie relativ beliebige Freiheiten in Neptuns Reich. Sie könnten sich also treiben lassen und ihr Schweben genießen. Das Sportprogramm sieht allerdings meist vor, auch hier unten noch etwas zu leisten, was dem vollen Genuss des Schwebens im Wege stehen dürfte. Eine Harpune oder ein Fotoapparat bringen endgültig den Gegenpol ins Spiel. Ob man Fische aufspießt oder großartige Bilder schießt, das freie Schweben der Seele verspielt man auf diese Weise. Dennoch gibt es genügend begeisterte Taucher, die sich sehr wohl der seelischen und manchmal sogar der spirituellen Effekte ihres Tuns bewusst sind.

Natürlich ist der Aufwand groß und nur selten ergeben sich entsprechende Gelegenheiten. Aber wer schon tauchen kann, könnte natürlich ganz andere als sportliche Ambitionen ins (Wasser-)Spiel bringen, sich nach dem Eintauchen einfach mal treiben lassen und erleben, was passiert, wenn er nichts oder wenig tut, sondern geschehen lässt, was sich von selbst ergibt. Die offenen Augen können natürlich vieles verhindern, aber wer »schauen« lernt, statt immer nur zu »sehen« und zu »spähen«, könnte sich auch hier viel Neues und Berührendes schenken.

So würde der Taucher vom technisch aufgerüsteten Eindringling in eine ihm fremde Welt zu einem Wesen des Wasserreiches, und eine ganz andere Schau könnte sich ihm eröffnen. Äußere archetypisch neptunische Bilder und innere, die ja urprinzipiell immer ins Reich des Meeresgottes gehören, könnten zusammenfinden und in der Tiefe der Seele tiefe Erfahrungen ermöglichen. Die Wesen der Wasserwelt werden einen dann weniger fliehen denn als ihresgleichen akzeptieren und ihre Unterwasserwelt bereitwilliger mit einem teilen.

Allein das bewusste Eintauchen in ein anderes Reich, die Verschiebung des Schwerpunktes vom Erforschen oder Besichtigen unter Wasser, hin zum Erleben und Einlassen auf das Seelenreich, kann einiges und manchmal alles verändern. Hin und wieder hört man vom Rausch der Tiefe, der sich beim Tauchen in Grenzbereiche einstellt. Dabei geht es meist um archetypisch männliche Ehrgeizprogramme, wo ohne technische Hilfsmittel in einer Art Rekordjagd enorme Tiefen anvisiert werden. Mann bringt den Körper an die Grenzen seiner Leistungsfähigkeit. Dem ließe sich ein viel lohnenderes Rausch- beziehungsweise Ekstaseerleben gegenüberstellen, dem es primär um die Psyche geht, wo physikalisch ganz gefahrlos die Tiefendimension der Seele in der Tiefe des Meeres ins Blickfeld rückt. In dem Film »Deep Blue«, der ganz vom männlichen Ehrgeizprogramm getragen ist, blitzt gegen Ende auch diese andere Möglichkeit kurz auf. In wundervollen Bildern ist hier eingefangen, wie man sich unter dem Beifall rekordsüchtiger Zuschauer umbringen oder sich von der Wasserwelt so tief berühren lassen kann, dass die Seele daran wächst.

Auch wenn »spirituelles Tauchen« im Augenblick noch kein Thema ist, wird es sicher irgendwann dazu kommen. Zu naheliegend sind die Chancen, die sich hier bieten, und zwar vor allem jenen, die mit dem Einlassen und Loslassen so ihre Not haben. Tauchen ist zudem spirituell unverdächtig. Dabei ließen sich sozusagen die tiefsten Bedürfnisse der Seele befriedigen, ohne anfangs überhaupt dazu stehen zu müssen.

Man stelle sich nur vor: Beim Schein eines vollen Mondes zu zweit allein und schweigend auf dem ruhig glitzernden Meer in einer über die Maßen von weiblichen Mondenergien geprägten Stimmung lässt man sich bewusst über Bord gleiten, um auch dem anderen wichtigen weiblichen Urprinzip des Neptun nicht nur nahezukommen, sondern in es einzutauchen. Die ruhige dunkle, nur vom Vollmond leicht aufgehellte Unterwasserwelt, die einen weich aufnimmt und gleich darauf über einem zusammenschlägt, und dann atemberaubende Stille. Hier braucht es keine Meditationsmusik mehr und keine leitende Stimme, hier entwickelt sich ganz von selbst eine Meditation im urweiblichen Bereich, die man nur nicht zu stören braucht. Störend wäre hier natürlich alles, was vom archetypisch männlichen Pol kommt:

Aktivität, Interesse oder Kommunikation mit anderen Tauchern oder der Luftwelt über einem. Stattdessen ginge es um Kommunion, um Einswerden mit der weiblichen Wasserwelt, mit ihren Stimmungen und den Gefühlen, die sie in der eigenen Seele anregt.

Praktische Randbemerkungen

Die meisten der hier beschriebenen Erfahrungen stammen aus der idealen Situation unseres italienischen Seminarhotels. Ihre Übertragbarkeit auf andere Situationen mag nicht immer einfach sein, aber sie ist, wie ich von vielen Teilnehmern weiß, mit etwas Einsatz und Fantasie möglich. Zeiten der Ruhe finden sich in den meisten Thermalbädern, etwa gleich zu Beginn der Öffnungszeit. Früh am Morgen ist man oft noch ganz allein. Zudem ist der Vorteil, dass das Wasser noch am frischesten ist, das heißt, am wenigsten von den Schwingungen vieler anderer, möglicherweise leidender und kranker Menschen belastet. Mit etwas Einsatz und Überredungskunst, manchmal auch gegen geringe Bezahlung kann man sich sogar während des Tages kleinere Bereiche eines Beckens mit einer schwimmenden Barriere abtrennen lassen. Je mehr sich die Idee von Wassertherapien durchsetzt, desto leichter wird das. In manchen Thermalbädern gibt es als Ruhezonen ausgewiesene Bereiche, die sich für entsprechende Erfahrungen anbieten. In nicht zu stark frequentierten Bädern macht es auch Sinn, sich nach dem Ende der öffentlichen Badezeiten noch eine Stunde reservieren zu lassen, in der man wirklich allein mit seiner kleinen Gruppe ist.

Schwieriger zu erreichen, aber sehr wichtig ist die exakte Wassertemperatur. Leider wird in den meisten Bädern die Temperatur maximal auf 34 Grad Celsius reguliert, weil diese Temperatur für das normale Baden am angenehmsten ist. Besonders wenn das Thermalwasser gar nicht so warm aus dem Boden kommt, neigen die Betreiber der Bäder natürlich zu dieser Einstellung. Wo das Wasser viel heißer aus der Quelle kommt, etwa in der Bäderlandschaft der Euganeischen Hügel um Abano/ Montegrotto, ist die Bereitschaft, es weniger herunterzukühlen, größer. Trotzdem sind Bademeister oft bereit, ein halbes Grad zuzulegen, was schon den Unterschied zwischen einer Zitterpartie und einem Hochgenuss ausmachen kann.

Einen Partner oder eine Partnerin für so angenehme Übungen zu finden, dürfte keine Schwierigkeiten machen. Infrage kommen alle, die Lust auf tiefe Entspannung, sinnlichen Genuss und »berührendes« Loslassen haben. Es gibt auch praktisch keine Krankheitsbilder, die eine solche Erfahrung ausschließen, wenn man einmal von akutem Durchfall und Infektionskrankheiten absieht. Das schließt durchaus auch Querschnittsgelähmte oder MS-Patienten ein. Sie werden sich – bei entsprechender Unterstützung – im Wasser weniger behindert fühlen als im Luftreich.

Schwimmflügel und Nasenklammern sind ebenso lohnende wie billige Kleinigkeiten, die es in jedem Sportgeschäft gibt. Andere Schwimmhilfen haben sich als weniger sinnvoll erwiesen. Lediglich eine schwimmende Halskrause, wie sie manchmal auch zum Schlafen in Flugzeugen verwendet wird, kann sich bei Schwierigkeiten mit dem Nacken und entsprechenden Loslassproblemen zusätzlich anbieten.

Immer seltener muss man sich zum Glück gegen Vorurteile uneingeweihter Zuschauer verteidigen, deren eigene verdrängte Lust auf Sinnlichkeit manchmal die erstaunlichsten Blüten treibt. Angeregt durch die Beobachtung hingebungsvoller Entspannung und geradezu orgiastischer Loslasserlebnisse, können sich manche nicht zurückhalten, ihre uneingestandene Lust in boshafte Unterstellungen zu wandeln. Wenn ein Mann seiner Frau schon lange auf keiner Ebene mehr Lust bereitet und sie darunter leidet, wird der Anblick von sinnlichem Genuss sie »aufregen«. Anstatt sich das eigene Defizit einzugestehen und sich an die eigene Nase zu fassen, marschiert er dann lieber los und wählt den Beschwerdeweg, um ihr das Symbol des Mangels aus den Augen zu schaffen. Am geschicktesten ist es in solchen Fällen, in die liebevolle Offensive zu gehen und den Stänkerern ein paar Minuten Schwebeerfahrung anzubieten. Auch wenn sie das meistens aufgrund ihrer Hemmungen nicht annehmen können, nimmt es ihnen doch fast immer den Wind aus den vor »Erregung« geblähten Segeln.

Viel häufiger kommt es vor, dass spontane Nachahmer Teile der Übungen imitieren oder die Schwimmflügel für eigene Schwebeexperimente ausleihen. Entspannung und Loslassen haben eine ansteckende Wirkung und häufig erlebt man, dass dem »Treiben« durchaus gewogene Zuschauer einen lockeren Kreis bilden, der das übend genießende Paar sogar noch vor unbeabsichtigten Störungen durch planschende Kinder und Wellen schlagende Erwachsene schützt.

Wenn man von der bereits erwähnten Entdeckung Masaru Emotos ausgeht und annimmt, dass Bilder, Musik und Gedanken die innere Struktur und Qualität des Wassers verändern, leistet man mit positiven liebevollen Gedanken und entsprechender Musik einen wesentlichen Beitrag zur Gesundheit aller, die im selben Wasser baden, ob die das nun bemerken oder nicht. Es lohnt sich also, seinen ganzen Mut zusammenzunehmen und den nächsten Urlaub zu nutzen, um die Qualität der eigenen Wassererfahrungen im Hotelswimmingpool zu verbessern und nebenbei noch einen kleinen Beitrag zur Gesundung der übrigen Hotelgäste zu leisten.

Das Geheimnis der feurigen Kundalini-Energie

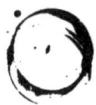

Nachdem wir uns auf unserer bisherigen Suche nach schwebenden Erfahrungen der Leichtigkeit lange im Reich des weiblichen Wasserelementes aufgehalten haben, nähern wir uns nun der bei uns immer noch als höchst geheimnisvoll geltenden Kundalini-Energie und damit dem männlichen Element Feuer. Allerdings wird die Kundalini im Osten auch als aus zwei polaren Kräften zusammengesetzt gesehen. Dort geht man von einem mittleren Energiekanal Shushumna und den beiden seitlichen Kanälen Ida und Pingala aus. Der rechte wird als eine aktiv goldene, der linke als eine passiv silberne Schlange dargestellt, womit die Polarität von Weiblichem und Männlichem wieder gewahrt wäre.

So viele Traditionen kennen eine Form von subtiler Energie, die sich allerdings bisher von Naturwissenschaftlern noch nicht messen ließ, was westlichen Menschen den Zugang zu ihr weitgehend verstellte. Fast alle Traditionen sind sich aber darin einig, dass diese Energie in deutlichem Zusammenhang mit der spirituellen Entwicklung des Menschen steht. Die Hindus nennen sie Kundalini-Energie, in China spricht man von Chi-, in Japan von Ki-Energie, im Westen nannte Reichenbach sie Od und Wilhelm Reich Orgon. Selbst Messmer, dem man fälschlich die Entdeckung der Hypnose zuschrieb, bezog sich mit seinen Behandlungen wohl ebenfalls auf diese ansonsten noch mit Lebenskraft vage umschriebene Form fließender Bioenergie. Die verschiedenen Traditionen sind sich darüber hinaus einig, dass sich diese Energie vorzugsweise entlang der Wirbelsäule bewege und dass mit ihrem Aufstieg auch unser spiritueller Aufstieg beginne.

Die Bahnen, in denen sich diese Energie bewegt, nennen die Chinesen Meridiane, ein Ausdruck, der über die zunehmende Popularität der Akupunktur inzwischen auch bei uns geläufig ist. In der Mitte des Körpers verlaufen das dem männlichen Pol zugeordnete Gouverneursgefäß und das zum weiblichen Bereich gerechnete Konzeptionsgefäß. Die alten Chinesen stellten sich vor, wie das Chi in solchen Gefäßen durch den Körper fließe und dabei Energiekreisläufe forme, die denen des Blutes und der Lymphe durchaus vergleichbar sind. Die Inder sprechen im selben Zusammenhang von den sogenannten Nadis. Außerdem kennen sie entlang der Wirbelsäule die sieben Chakren, radförmige Energiezentren, die sozusagen besonders markante Knotenpunkte der Energie darstellen. Ihr Zustand gilt in der hinduistischen Tradition auch als Maß für die geistige Entwicklung. Sehr sensible Menschen konnten diese Energieräder, die als verschiedenfarbige Mandalas[27] zu denken sind, zu allen Zeiten sehen.

In ihrer bildhaften Vorstellung gehen die Hindus davon aus, dass die Energie in Gestalt einer Schlange in dreieinhalb Windungen zusammengerollt am Fuß der Wirbelsäule im untersten Chakra, auch Wurzelchakra oder Muladhara genannt, ruhe und bei entsprechenden Entwicklungsfortschritten des Menschen von Chakra zu Chakra aufsteige, bis sie schließlich bei vollkommen Verwirklichten das oberste, auch Kronenchakra oder Sahasrara Padma genannt, erreiche. Bei den meisten Menschen bleibt die Energie mangels spiritueller Entwicklung in einem stillen Zustand potenzieller Kraft. In kinetische, also fließende Energie kann sie durch bestimmte aktivierende Übungen und vor allem durch lange Meditation verwandelt werden.

---

27 Darstellungen der sieben Chakren finden sich in:
Ruediger Dahlke: *Arbeitsbuch zur Mandala-Therapie*, München: Hugendubel, 1999, Darmstadt: Schirner, 2010

Der Zusammenhang zwischen der Entwicklungsstufe eines Menschen und seiner Lebensenergie ist in vielen Traditionen bekannt und wird etwa in der christlichen häufig mit einem Heiligenschein dargestellt. Gautama, der historische Buddha, auch der Erwachte genannt, wird häufig mit einer Königskobra in seinem Rücken abgebildet. Sie stellt die Kundalini-Schlange dar und überragt mit ihrem Halsschild das Haupt des Buddha als Zeichen dafür, dass sie in seinem Rücken vollkommen erwacht und damit Erleuchtung verwirklicht ist. Wenn die Energieschlange im letzten Chakra ankommt, erwacht der Mensch nach östlicher Auffassung vollständig und sein ganzes Potenzial steht ihm zur freien Verfügung. Auf einer neurophysiologischen Ebene kann man davon ausgehen, dass er jetzt nicht nur zehn Prozent seiner im Gehirn angelegten Möglichkeiten ausschöpft wie die meisten Menschen, sondern hundert Prozent und dass seine beiden Hemisphären, die weibliche und die männliche Gehirnhälfte, synchron zusammenarbeiten. Er ist also auch auf dieser Ebene in der Mitte angelangt. EEG-Messungen an Langzeitmeditierenden zeigen, wie die Gehirnhälften sich über solche Wege synchronisieren lassen. Die zum Teil unglaublichen Möglichkeiten und Leistungen verwirklichter Menschen lassen vermuten, dass sie wirklich einen ungewöhnlich großen Teil aller Bewusstseinsmöglichkeiten ausschöpfen.

Ursprünglich muss es auch in unserer Kultur ein tieferes Wissen um diese Wege der Energie gegeben haben, denn just jenes Kreuzbein, auf dessen Höhe die Inder das Wurzelchakra und damit das Heim der Kundalini-Schlange annehmen, heißt in der Anatomie bis heute *Os sacrum*, heiliges Bein. Nun erwartet ein »gut erzogener Christenmensch« in Gesäßhöhe hinten eigentlich nichts Heiliges, denn für ihn liegt dieser Ort deutlich unter der Gürtellinie des guten Geschmacks. Wahrscheinlich ist das Wissen um diesen Zusammenhang schon vor längerer Zeit verloren gegangen und aus dem heiligen Bein wurde das Kreuzbein, das dann später mehr mit Leid und Beschwernis als mit Heil und dem Heiligen assoziiert wurde.

Dafür spricht auch die ganze übrige Entwicklung der christlichen Kultur, die es ja geschafft hat, aus der Frohen Botschaft der Evangelien eine unfrohe Religion des Leides und vielfach auch der Unterdrückung zu machen. Besonders an der Kundalini-Energie, die eng mit der sexuellen Kraft des Menschen verbunden ist, wird das deutlich, denn wenig war den Berufschristen so verdächtig und wurde so unterdrückt wie diese Energie, über die sie zu keiner Zeit die Herrschaft erringen konnten.

Ursprünglich hatte man wohl auch in unserer vorchristlichen Kultur das alte Wissen über das Heim der Energie übernommen, gehütet und es als heilig bezeichnet – wie in allen anderen Kulturen. Da den Christen das Kreuz heilig ist, war es nur logisch, dass sie das »heilige Bein« mit »Kreuzbein« übersetzten. Mit der Wandlung des heiligen Symbols zu einem Symbol des Leides und der Unterdrückung wurde dann auch der heilige Ort im menschlichen Körper langsam herabgesetzt. Heute ist das Kreuzbein in unserer Kultur oder besser Gesellschaft zu einem Ort des Leidens geworden, für den sich vor allem Patienten und Orthopäden interessieren, aber kaum mehr spirituell engagierte Christen auf dem Entwicklungsweg der Seele. Sie haben ihr Kreuz auf sich genommen und das hat etwas Niederdrückendes, auf jeden Fall nichts Erhebendes.

Ein weiterer Hinweis auf das alte Wissen über diese Energie bezieht sich auf den anderen Pol des Energieweges, auf das Scheitel- oder Kronenchakra. Früher gab es vor allem Gottkönige wie etwa die Pharaonen, aber auch bei uns wurde der König lange Zeit als Stellvertreter Gottes auf Erden gesehen wie heute noch der Papst von den Katholiken oder der Dalai Lama von den tibetischen Buddhisten. Ursprünglich hatte diese herausgehobene Position offenbar mit der geistig-seelischen Entwicklung der gekrönten Häupter zu tun. Sie mussten erleuchtet beziehungsweise verwirklicht sein, um ihr Amt würdig bekleiden zu können. Der spirituelle Gralskönig Arthus musste zum Beispiel seine übermenschlichen Kräfte unter Beweis stellen, bevor er das Schwert Excalibur aus dem Felsen ziehen konnte, was niemandem zuvor gelungen war. Arthus war noch wirklich ein König von Gottes Gnaden. Er hatte diesen Rang nicht geerbt und nicht erkämpft, er war ihm vielmehr aufgrund seiner inneren Entwicklung zugefallen. In diesen frühen mythischen Zeiten war die erhobene Position eines Gottkönigs vermutlich an seiner Ausstrahlung zu erkennen, die wie ein Heiligenschein ausgesehen haben dürfte. Es ist anzunehmen, dass diese Ausstrahlung mit der Zeit eher blasser wurde und dass die von innen durchscheinende mystische Aura durch eine äußere Krone ersetzt wurde. Noch heute spricht man einerseits vom Kronenchakra und andererseits sieht man den Kronen ihre mystische Vergangenheit noch an: Sie sind durchweg aus Gold und werden zusätzlich durch üppigen Edelsteinbesatz zum Funkeln gebracht. Der Trend zur Veräußerlichung, der hier deutlich wird, hat ja im Laufe der Zeit auch alle anderen Bereiche der Kulturen und später Gesellschaften erfasst. Wie sonst sollte man sich die vielfältigen Kronen in allen möglichen Kulturen erklären?

Zu fragen wäre auch, ob nicht sogar die Jakobs- oder Himmelsleiter des Alten Testamentes in Analogie zu jener Energieleiter der Wirbelsäule zu sehen ist und ob an dieser Stelle – wie auch sonst so oft in der Heiligen Schrift – innere Entwicklung anhand äußerer Analogien verdeutlicht werden soll. Die Vorstellung, dass sich die Welt als Makrokosmos im Mikrokosmos des menschlichen Körpers spiegelt, ist ja viel älter als der berühmte Ausspruch des Paracelsus.

Heute ist der Bezug zur Kundalini-Energie im Westen weitgehend verloren gegangen, wenn man von Versuchen der modernen spirituellen Szene absieht, wo Forscher wie der Wiener Eggetsberger diese Energien mittlerweile sogar zu messen beginnen. Allerdings ist das Interesse an solchen Energien gerade bei westlichen Suchern besonders groß, zumal ihnen nicht nur Entwicklungsphänomene im spirituellen Bereich zugeschrieben werden, sondern auch spektakuläre Heilungen.

Wie sich ihr Fließen anfühlt, weiß jeder, der schon einmal einen Orgasmus erlebt hat, der diese Bezeichnung verdient. Hier ist natürlich kein Samenerguss gemeint, der von vielen Männern fälschlich mit einem Orgasmus verwechselt wird, sondern ein Einswerden mit sich und dem Partner. Osho bezeichnete das kosmische Bewusstsein Erleuchteter einmal als einen Orgasmus mit der Schöpfung. Hier ist jenes schwer beschreibbare und doch völlig unverkennbare Fließen gemeint, das einen mitreißt und unweigerlich in den Augenblick bringt, hinter dem alles andere zurücktritt und unbedeutend wird. Es bleibt dem rationalen Verstand unerklärlich, hat aber über Jahrmillionen den Fortbestand der Menschheit gesichert und schafft das sogar bis heute. Das Gefühl des Orgasmus ist so faszinierend, dass selbst im Zeitalter gekonnter Empfängnisverhütung unerwünschte Kinder gezeugt werden, weil so viele Menschen ihrer Lust auf den Orgasmus oder zumindest seine Nähe nicht widerstehen können.

Der Fluss des Glücks

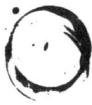

Panta rhei, alles fließt, formulierte schon der griechische Philosoph Heraklit. Heute wissen wir, dass das Leben in der Tat keinen Stillstand kennt, sondern nur stetigen Fluss, was ja auch unserem Ideal vom immer währenden Fortschritt als Lösung für all unsere Probleme entspricht. Der Fluss und sein Fließen sind also nicht zufällig zum Zauberwort der modernen Glücksforschung geworden. Mihaly Csikszentmihalyi (ausgesprochen: »Tschiksentmihail«), Professor ungarischer Abstammung aus Chicago, gilt heute als führender Forscher auf diesem Gebiet. Er beschreibt die Zone, in der Glück möglich ist, als Flow-Bereich. Nur wenn der Mensch im Fluss ist, kann er sich glücklich fühlen. Eine von mir sehr vereinfachte Grafik frei nach Csikszentmihalyi mag die Idee verdeutlichen:

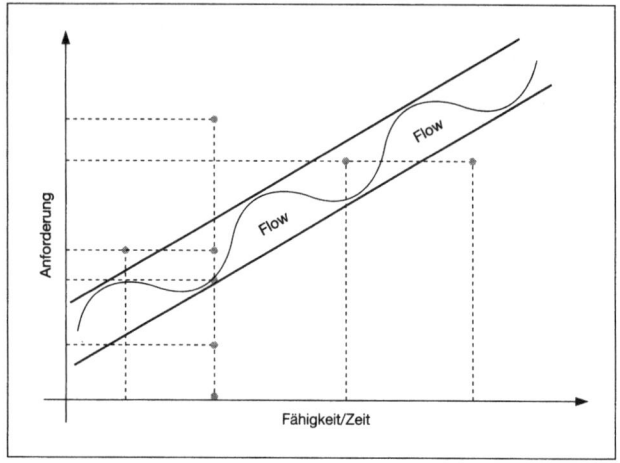

Der Flow-Bereich ist demnach die Zone, in der äußere Anforderungen und eigene Fähigkeiten in einem ausgewogenen Verhältnis zueinander stehen. Wo wachsende Anforderungen den eigenen Entwicklungsmöglichkeiten entsprechen, werden sie uns fördern und wachsen lassen, im Fluss halten und glücklich machen. Wo Anforderungen uns auf Dauer über- oder auch unterfordern, werden wir dagegen unweigerlich unglücklich. Sowohl Über- als auch Unterforderung können Menschen schließlich sogar krank machen. Das Glück liegt wie immer nur in der Mitte und im Fluss.

Die an- und abschwellende Welle im Flow-Bereich verdeutlicht, dass wir uns nicht auf einer starren Linie mit kontinuierlich steigenden oder fallenden Anforderungen und Fähigkeiten bewegen, sondern auch hier dem Auf und Ab des Wellenmusters zu folgen haben. Daneben symbolisiert sie die Tatsache, dass es keinen Stillstand geben kann, weil die Zeit weiterläuft. Sie ist auf der horizontalen Y-Achse aufgetragen. Die Anforderungen sind auf der vertikalen X-Achse aufgetragen. Die Welle, die durch den Flow-Bereich verläuft, gibt auch den Spielraum wieder, den wir für unser Glücklichsein haben. Er ist durchaus breit, und wir werden zu manchen Zeiten unseres Lebens mehr an unserer Obergrenze gefordert – vom Beruf, der Partnerschaft oder dem Schicksal, während wir zu anderen im Wellental entspannen können. Wir sollten nur aufpassen, dass wir nicht aus dem Bereich des Flusses und damit des fließenden Lebensgefühls herausfallen. Dass wir noch im Fluss sind und um unsere Mitte schwingen, können wir daran erkennen, dass uns das Leben Freude macht, dass wir ihm offen begegnen und die Kraft spüren, seinen Anforderungen gerecht zu werden. Trotz aller Anstrengung wird im Bereich des Flusses auch immer eine gewisse Leichtigkeit und Lust im Spiel des Lebens sein.

Wenn wir uns dagegen mit dem Rücken zur Wand erleben und nur noch auf Überleben und nicht mehr auf Leben ausgerichtet sind, liegt der Verdacht nahe, dass wir uns nicht mehr im Fluss befinden. Wenn keine Kraft mehr da ist, sondern nur noch Müdigkeit und Abgeschlagenheit und vor allem keine Perspektive, wenn nur noch Pflicht und keine Freude mehr im Spiel ist und das Leben überhaupt nicht mehr als Spiel, sondern nur noch als sinnlose Plackerei empfunden wird, ist man aus dem Fluss gefallen. Die typische Situation, die heute als Burn-out oder CFS (chronic fatigue Syndrome) bezeichnet wird, zeigt an, dass der Flow-Bereich längstens verlassen wurde.

Außer dieser Überforderungssituation – in der Skizze über der Zone des Flow dargestellt – gibt es noch den darunterliegenden Bereich, in dem man sich langweilt, wo einen das Leben kalt lässt, wo eine resignierte Gleichgültigkeit eingezogen ist, die jeden nächsten Tag uninteressant erscheinen lässt. Auch hier liegt der Verdacht nahe, dass man nicht mehr im Fluss ist.

Wenn man außerhalb der Fluss-Zone lebt, ist die Wahrscheinlichkeit gering, dass man schwebende Zustände berückender

Leichtigkeit erfährt, gleichgültig ob man darüber oder darunter verloren gegangen ist. Der Überforderte ist energetisch zu erschöpft und ausgelaugt, um frei fließende Energie zu erleben, der Unterforderte findet keinen Zugang zu seinen Energien und wird sie daher auch nicht erleben können.

Nimmt man die Erkenntnis Abraham Maslows hinzu, dass nämlich die Wahrscheinlichkeit von Gipfelerlebnissen (*peak-experiences*) mit jedem Gipfelerlebnis zunimmt, wird noch deutlicher, wie wichtig es ist, in den Flow-Bereich zurückzufinden. Hier gibt es zwar auch keine Garantie auf Glücksmomente und Gipfelerfahrungen, aber hier liegen sie immerhin im Bereich des Möglichen und Wahrscheinlichen.

Menschen, die sich in der Zone der Überforderung verloren haben, sind mit Übungen wie den schwebenden Entspannungen in der Wasserwelt gut beraten, weil diese sie aus überdrehten Zuständen der Erschöpfung holen können und weil der Regenerationsaspekt dabei deutlich im Vordergrund steht. Für sie hat das Wasserelement gute Lösungen zu bieten. Allerdings sind frei schwebende Glückserlebnisse bei großer Erschöpfung anfangs unwahrscheinlich. Zunächst muss wieder Ruhe ins System einkehren. Zusätzlich kann es nur nützen, wenn die durch Erschöpfung entstandenen Energiedefizite wieder aufgefüllt, die Akkus wieder aufgeladen werden.

Menschen, die den Zugang zu ihren Energien verloren haben, weil sie ständig unterfordert sind, finden eher über das Feuerelement und die Aktivierung ihrer blockierten Energien durch die Kundalini-Kraft zurück in die Mitte ihres Lebensflusses. Zurück deshalb, weil als Kleinkind praktisch jeder noch im Flow-Bereich lebt. Nur massive Eingriffe von außen können Kinder früh hinaus in die Über- oder Unterforderung werfen.

Die Faszination für die einzelnen Angebote wird den tieferen Bedürfnissen der Suchenden oft genau nicht entsprechen. Überforderte und überdrehte Typen werden auf die Aktivierung der Kundalini-Energie stehen, weil da etwas passiert und Sensationen sie immer anmachen. Unterforderte und resignierte Menschen geben sich lieber dem Wasser hin, weil sie unbewusst hoffen, dass nichts geschieht. Das ist ein Phänomen, das es in allen therapeutischen Bereichen zu durchschauen gilt. In der Psychosomatischen Medizin erleben wir ständig, wie die Naschkatzen ihr Problem mit Süßigkeiten lösen wollen, die Übersäuerten mit viel (saurem) Sprudelwasser und die Übergewichtigen mit raffinierten Diäten, also durch Essen.

Der Fluss und das Lebensmuster

An der Grafik des Flow-Prinzips ließe sich auch der Lebensweg in einer tieferen Dimension verstehen. Mit dem Wandel der Zeiten werden sich auch die Anforderungen des Lebens ständig verändern und der neuen Zeitqualität anpassen. Von der Jugend bis zur Lebensmitte sollten sie ansteigen, um dann allmählich wieder abzusinken, und zwar in dem Maße, wie der Mensch seinen Heimweg im Lebensmuster antritt. Während also in der ersten Lebenshälfte bei steigenden Anforderungen auch die Fähigkeiten durch Lernen und Erfahrungen Sammeln ständig zunehmen sollten, ändert sich das ab der Lebensmitte.

In der zweiten Lebenshälfte nehmen die Fähigkeiten weiter zu aufgrund der wachsenden Lebenserfahrung und der Zeit, die man sich nun nehmen sollte, um die Erfahrungen auch innerlich zu verarbeiten. Die äußeren Anforderungen zum Beispiel beruflicher und partnerschaftlicher Art gehen – im Idealfall – aber zurück. Das heißt nichts anderes, als dass der reifere Mensch nun einen Überfluss an Zeit und Energie haben sollte, der in die spirituelle Entwicklung fließen könnte und eigentlich auch müsste. Bei weiter steigenden Fähigkeiten geht seine Einflussnahme auf das äußere Geschehen immer mehr zurück. Am Ende des Lebens wird er folglich bei maximalen Fähigkeiten minimale Wirkungen in der äußeren Welt entfalten, alles liegt nun wieder innen und in der Potenz, wie zu Beginn des Lebens, wo im Ei beziehungsweise Samen gleichsam alles schon in der Potenz begründet liegt. Weitere Gedanken in dieser Hinsicht im Kapitel Lebensmitte des Buches *Lebenskrisen als Entwicklungschancen*[28].

Techniken zur Erweckung der Kundalini-Energie

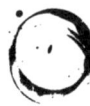

Die Erweckung der Kundalini-Energie gilt im Osten als ein heikler Prozess, der nur unter Anleitung eines erfahrenen Lehrers oder Gurus gewagt werden sollte. In der Tat muss man die allermeisten Techniken und Übungen lange praktizieren, bis sich Energie-Phänomene einstellen, die man seriöserweise mit der Kundalini-Energie in Zusammenhang bringen kann.

Die Anhänger der TM (Transzendentalen Meditation), die schon vor Jahrzehnten als Erste die Auswirkungen der Meditation auf den Körper und das Bewusstsein gemessen haben, waren auch die Ersten, die spektakuläre Effekte der Kundalini-Energie in aller Öffentlichkeit demonstrierten. Ihr Meister Maharishi erlaubte ihnen – sehr zum Kummer der meisten traditionellen indischen Gurus –, die Yoga-Siddhis des Patanjali in ihren Meditationen zu nutzen, um erstaunliche Effekte zu erzielen. Unter anderem bekamen sie ein sogenanntes Flug-Sutra, das sie zum Abheben und Schweben

28 Ruediger Dahlke, *Lebenskrisen als Entwicklungschancen*, München: Bertelsmann, o.J.

bringen sollte. So weit ist es bis heute zwar noch nicht gekommen, aber immerhin vibrieren einige TM-Anhänger, während sie dieses Siddhi-Programm üben, in erstaunlicher Weise vor Energie und hopsen aus dem Lotossitz in verblüffende Höhen und Weiten. Versuche von Journalisten, das Ganze als Trick zu entlarven, scheitern meist schon an deren Unfähigkeit, den Lotossitz auszuführen, aber selbst wenn das noch gelingt, kann man nur mit Muskelkraft aus dieser Position keine solchen Sätze machen. Eigene Erfahrungen neben einem langjährigen Freund aus gemeinsamen Meditations- und Jugendtagen, der seit über dreißig Jahren diese Technik und seit zwanzig Jahren die Siddhis übt, ließen den naturwissenschaftlich trainierten Arzt in mir nur staunen.

Aber auch TM[29] ist keine Instant-Methode und verlangt langjährige Übung, mindestens zweimal täglich, um solche Phänomene zu erleben. Bei der gleichnamigen Kundalini-Meditation, die Bhagwan Shree Rajneesh, der sich später Osho nannte, in seinem Ashram in Poona einführte, handelt es sich um eine aktive und recht anstrengende einstündige Übung, deren Kernstück eine Viertelstunde intensives Schütteln des ganzen Körpers bildet. Kundalini-Erfahrungen sind jedoch selbst bei regelmäßigem Praktizieren dieser Übung eher die Ausnahme, auch wenn es eine schöne Meditation ist, die über sanftes Tanzen in die Stille übergeht. Wahrscheinlich muss man auch diese Technik konsequent über lange Zeit üben, um in den Genuss von Energie-Erfahrungen zu kommen.

Natürlich ist letztlich jede verlässliche Meditationstechnik aus den verschiedenen Traditionen in der Lage, zu Erfahrungen reinen Seins und entsprechenden schwebenden Zuständen auf dem Weg dorthin zu führen. Aber das kann dauern. Persönlich schätze ich die Zen-Meditation und übe sie seit mehr als zwei Jahrzehnten. Die erhebenden Zustände, die ich dabei erleben

---

29 Leider ist die TRANSZENDENTALE MEDITATION, die über die letzten beiden Jahrzehnte eine erschwingliche und verlässliche Meditationsmöglichkeit darstellte, in jüngster Zeit zu einem unglaublich teuren Luxus geworden.

konnte, halten sich allerdings sehr in Grenzen. Es ist ein hart ersessener Weg, der einen nicht gerade mit Phänomenen und erhebenden Erfahrungen verwöhnt.

So lange nehmen sich westliche Menschen in der Regel kaum Zeit. Sie wollen schnelle und dennoch sichere Wege zu jener Energie, die sich so wunderbar anfühlt, wenn sie fließt. In der Tat gibt es Methoden, die den Zugang zu Kundalini-Erfahrungen recht schnell vermitteln und die nach meinen Erfahrungen trotzdem angenehm und sicher sind. Vor allem zwei Techniken sind mir auf meiner Suche übrig geblieben.

Der verbundene Atem

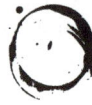

Zum einen ist hier der verbundene Atem zu nennen, mit dem wir seit vielen Jahre gute Erfahrungen gemacht haben, nicht nur auf der Suche nach der schwebenden Leichtigkeit des Seins. Unter den Übungen und Techniken, die sich in den letzten Jahrzehnten neu ergeben haben, ist er sicher an ganz prominenter Stelle zu nennen. Mit einer einfachen Technik und ein bisschen Glück kann man schon in der ersten Sitzung erhebende Erfahrungen machen und im Anschluss daran nicht selten die schwebende Leichtigkeit des Seins genießen. Das Fließen von Energie erlebt dabei praktisch jeder. Das muss zwar noch nicht zu insgesamt wundervollen Ergebnissen in den ersten Sitzungen führen, aber es ist eine Möglichkeit, sich schnell aus der Enge eigener seelischer Beschränkungen zu lösen und Barrieren, die einem im Wege stehen, nicht nur körperlich zu spüren, sondern auch zu überwinden. Man kann sicher sein, dass die mit dem Atem aufgebaute Energie dazu dient, einen in Fluss zu bringen. Wenn es ziemlich viele Baustellen im Organismus gibt und/oder unbewusste seelische Barrieren und Blockaden, wird die Energie zunächst eingesetzt, um diese zu bearbeiten und zu lösen, was sich subjektiv nicht so angenehm anfühlt wie freies Schweben im Energieüberfluss. Enge und Angst können auf diesem Weg relativ leicht überwunden werden. Und praktisch nach jeder Sitzung, in die man mit Engagement hineingegangen ist und wo man sich atmend verausgabt hat, wird man mit schwebenden und nicht selten auch seligen Energieerfahrungen belohnt. Einige erleben sogar, wie sich die Seele kurzzeitig von der Erdenschwere des Körpers löst und leicht und beschwingt über ihm schwebt.

Insgesamt gesehen sind nach zweistündigem Praktizieren des verbundenen Atems sehr leichte und schwebende Zustände im Luftreich erlebbar, die bis zu überwältigendem Freiheitsgefühl reichen können. Für Augenblicke ganz frei zu werden, ist mit dem verbundenen Atem auf jeden Fall relativ leicht. Seltener, aber verglichen mit anderen Methoden immer noch häufig, sind echte Kundalini-Erfahrungen, bei denen sich starke Energien entlang der Wirbelsäule bewegen.

Die männliche Kraft des Feuerelementes, die in der Schlangenkraft am deutlichsten hervortritt, wird offenbar durch die ebenfalls männliche Luftenergie des Atems in Gang gebracht. Die Energieerfahrungen aus diesem Zusammenspiel können so spektakulär werden und das Luftreich so intensiv mit dem Feuerreich verbinden, dass diese Technik von den Schülern Graf Dürckheims anfangs als LSD-Atmung bezeichnet wurde. Stanislav Grof ersetzte seine therapeutischen Drogenreisen mit LSD und Ecstasy, die er leitete, als diese Substanzen noch legal zugänglich waren, später durch das so genannte Holotrope Atmen, eine dem verbundenen Atem ähnliche, nur jüngere Technik. Allerdings geht es dabei mehr um die Auslösung psychotherapeutischer Prozesse im Sinne einer Katharsis, während der bei uns propagierte verbundene Atem viel direkter auf die sanfte Befreiung der eigenen Energie zielt und so auf relativ ruhige Art und Weise zur Leichtigkeit des Schwebens führen kann.

Einfaches verbundenes, das heißt »pausenloses« Atmen kann offenbar die Feuerenergie in unserem System ähnlich anfachen, wie das Luftelement im Makrokosmos die Feuerkraft beflügelt. In ein Kaminfeuer bläst man, um die Glut oder kleine Flammen anzufachen. Starke Winde können aus kleinen Feuern große Flächenbrände und Feuersbrünste machen. Ganz analog kann offensichtlich der eigene Atemwind das in Gestalt der Kundalini-Schlange schlafende innere Feuer wecken und bis zu einer lodernden Fackel aufstacheln. Dabei scheint das Zusammenspiel von Luft- und Feuerelement so gut aufeinander abgestimmt zu sein, dass wir in den dreißig Jahren Therapie mit dem verbundenen Atem keine relevanten medizinischen Probleme erlebt haben. Allerdings gilt es im Umgang mit zwei so gewaltigen Kräften bestimmte Sicherheitsvorkehrungen zu beachten wie in dem Buch »Die wunderbare Heilkraft des Atmens«[30] ausführlich beschrieben. Insofern ist seine praktische Anwendung in eigener Regie an einige Vorbedingungen geknüpft, deren Erläuterung den Rahmen dieses Buches sprengen würde.

Die mitreißende Kraft des Feuers und das Prickeln seiner vitalen Energie steht während des Prozesses im Mittelpunkt, aber gegen Ende kommt auch die viel leichtere und befreiende Energie des Luftreiches hinzu und beschert nicht wenigen jene schwebende Leichtigkeit, der unser besonderes Interesse gilt. Gefühle und Empfindungen des Fliegens und der Loslösung von allem Schweren und Belastenden sind keine Seltenheit und fallen einem beim oft überwältigenden Loslassen am Ende einer langen Reise mit dem bewussten Atem geradezu in den Schoß.

Dass diese befreiende Technik in diesem Buch so vergleichsweise kurz behandelt wird, hat ausschließlich damit zu tun,

---

30 Ruediger Dahlke, Andreas Neumann: *Die wunderbare Heilkraft des Atmens,* München: Integral, 2001

dass ich sie für so wichtig halte, dass ich ihr bereits ein eigenes Buch gewidmet habe.[31]

Wiegende Spiele für Erwachsene

Das Feuerelement in uns, dem die Kundalini-Energie vor allem angehört, bringt mit überraschender Sicherheit eine gerade erst entdeckte Übung in Bewegung. Sie bedient sich einer besonderen Art von Wiege und kommt, wie ich finde, bei aller Einfachheit einer Offenbarung gleich. Wie alles besonders Neue und Gute ist die Übung natürlich an sich uralt und zeitlos, wenn man bedenkt, dass menschliche Mütter ihre Kinder wohl schon immer am Herzen gewiegt haben. Geht man dann noch davon aus, dass das Kind schon im Fruchtwasser gewiegt wird, ist die Methode genauso alt wie das menschliche Leben.

Der wiegende Rhythmus des Lebens

Nichts ist uns Menschen und auch allen Säugetieren vertrauter als die sanften wiegenden Schaukelbewegungen, mit denen wir die ersten neun Monate im Mutterleib verbrachten. Ganz zu Anfang wurden wir – im Fruchtwasser weich aufgehoben – in einem fort hin und her gewiegt, immer im Rhythmus unserer Mutter und ih-

---

31 Siehe: Ruediger Dahlke, Andreas Neumann: *Die wunderbare Heilkraft des Atmens*, München: Integral, 2001

rer Bewegungen. Deshalb schaukeln alle Kinder gern. Und auch Erwachsene begeben sich immer wieder in diese einfachste und ursprünglichste aller Bewegungsformen. Tatsächlich ist die erste bei einem Menschen – heute im Ultraschall – sichtbare Bewegung der wiegende Rhythmus seines Herzens. Er wird zur Basis für alle weiteren und dann auch differenzierteren Bewegungsmuster. Letztlich ist sogar einfaches Gehen auf einer wiegenden Schaukelbewegung aufgebaut. Wenn wir beim Gehen unseren Rhythmus gefunden haben, wiegen wir uns von einem Bein auf das andere mit dem Becken als Vermittler und Koordinator. In übertriebener Weise erkennt man das beim schnellen sportlichen Gehen. Wenn Jugendliche einen potenziellen Partner fragen, ob er mit ihnen gehe, geschieht das im Sinne der Partnerschaftsanbahnung. Sie meinen damit durchs Leben gehen. Das aber kann nur funktionieren, wenn sie zusammen schwingen und in mancher Hinsicht die gleiche Schrittlänge und denselben Lebensrhythmus finden. Auch beim Laufen oder Joggen wiegen wir uns letztlich von einem Fuß auf den anderen, nur kommt hier noch eine mehr oder weniger kurze Flugphase hinzu.

Nach der Geburt wiegt die Mutter das Kind im Arm oder schaukelt es sanft in seiner Wiege. Insofern ist die Wiege eines der ursprünglichsten, wenn nicht das ursprünglichste medizinische Hilfsmittel, um Schlaf anzubahnen. Selbst Erwachsene lassen sich in seelisch schwierigen Situation immer noch gern in den Arm nehmen und ein wenig wiegen. Der Tröstende gibt ihnen damit einen äußeren Rhythmus vor in der Hoffnung, sie mögen ihren eigenen inneren wiederfinden. Kinder, die seelisch vernachlässigt wurden, fangen an, sich selbst zu wiegen, jenes »Hutschen«, das man in deprimierenden Waisenhäusern erleben kann. Im Notfall, wenn die seelische Not immer unerträglicher wird, schlagen sie sogar rhythmisch mit dem Kopf gegen das Bett oder die Wand. Selbst Schmerzen sind offenbar besser als gar kein wiegender Rhythmus.

Ein ganz ähnliches Muster verwenden Juden an der Klagemauer in Jerusalem, wenn sie in ständig sich wiederholenden

Wiegebewegungen den Oberkörper zur Wand neigen, während sie Jahwe ihr Leid klagen. Geht man unter den Männern vorbehaltenen Felsvorsprung auf der linken Seite der Klagemauer, sieht man sogar ein Muster, das dem der verzweifelten und vernachlässigten Waisenhauskinder sehr nahekommt. Hier schlagen einige orthodoxe Juden unter lautem Wehklagen wirklich mit dem Kopf an die ihnen heilige Mauer. Offensichtlich erhoffen sie sich und erfahren wohl auch Erleichterung, wenn sie Gott ihr Leid klagen und dabei in diesen monotonen wiegenden Rhythmus verfallen. Jedenfalls konnte ich beobachten, wie einige nach dem lautstarken Wiege- und Klageritual geläutert und anscheinend guter Dinge von der Klagemauer abließen und sichtbar erleichtert waren.

In der Jugend suchen sich Verliebte gern Schaukeln, um sich nicht nur in ihren Träumen, sondern auch ganz konkret sanft zu wiegen und sich anschließend noch mehr gewogen zu sein. Nicht nur auf allen Kinderspielplätzen finden sich einfache Schaukeln, auch auf fast allen Rummelplätzen dieser Welt gibt es so genannte Schiffschaukeln, die nur einen Zweck haben: sich mehr oder weniger sanft zu wiegen. Oft haben männliche Jugendliche und solche, die es unabsichtlich geblieben sind, ein Ehrgeizprogramm laufen, das sich auf Schaukeln mit Überschlagmöglichkeit austoben kann. Das Grundmodell Schaukel aber bleibt immer das gleiche und ihre Bewegung ist eine wiegende.

Viele Erwachsene lieben wiegende Tänze und Liebende wiegen sich oft sanft in den Armen. Die meisten Menschen genießen den weichen wiegenden Rhythmus des Wassers in einer Gondel oder in einem Ruderboot. Die Schiffschaukel kombiniert wenigstens im Namen die beiden wichtigsten Wiegegeräte, die wir haben: die Schaukel und das Schiff. Wenn Verliebte zusammen auf einen kleinen See hinausrudern, dann ist das Symbol und praktische Übung zugleich. Sie begeben sich zu zweit allein aufs Wasser und damit in die Seelenwelt; die Ruderbewegungen, meist von ihm verantwortet, wiegen sie dabei weich und harmonisch und er wird sehr darauf achten, das Boot (ihres Lebens) nicht zum Kentern zu bringen. Höchstens könnte er zum Spaß ein wenig stärker schaukeln und mit dem Kippen drohen, um ihr ein bisschen Angst zu machen, doch nur, um sie dann noch sicherer aus dieser Bedrängnis zu erretten.

Sosehr wir den Rhythmus des Wiegens lieben, wenn er die Sanftheit verliert und sich zu heftigem Schaukeln auswächst, bekommen wir schnell zu viel. Ganz abgesehen davon, dass wir auf dem Meer der Seele ständig in Gefahr sind zu kippen, drohen hier Orientierungsprobleme. Unsere Augen und unser Gleichgewichtsorgan im Innenohr müssen ständig übereinstimmende Meldungen zur Lage des Organismus in die Zentrale des Gehirns senden. Sonst signalisiert uns der Körper die Unstimmigkeit schnell mit einer Verstimmung des Magens. Wenn die Augen keine Bewegung sehen, weil das Schiff so groß ist oder der Blick beim Schaukeln ganz auf das ruhende Innere der Schiffschaukel fixiert ist oder beim Walzertanzen auf das Gesicht des Partners, wird das Gleichgewichtsorgan mit seiner Meldung von starker Bewegung den Augen widersprechen und das Malheur nimmt seinen Lauf. Der Körper übergibt sich konkret, der Magen springt als Anzeigeinstrument ein und zeigt überdeutlich, was er nicht mag.

Viel einfacher und im Sinne von »Krankheit als Symbol« wäre es, sich insgesamt der Situation zu übergeben, statt das Problem konkret auf der Körperbühne des Magens zu inszenieren. Wer sich auf dem Schiff an die Reling begibt und hinaus auf die Wellenberge schaut, wer sich in der Schaukel klar macht, wo er ist, und die Umgebung wieder einbezieht, wird auch mit den Augen die Bewegungen wahrnehmen, und es geht sogleich besser. Selbst beim Walzertanzen kann das die Lösung und der Unterschied zwischen Schwindel und bewegendem Glück sein. Oder man macht die Augen zu, um ihre Fehlwahrnehmung auszuschalten, was beim Walzertanzen allerdings nur für die Partnerin infrage kommt, auf dem Schiff aber fast allen schnelle Rettung bringt.

Menschen, die von diesen physiologischen Zusammenhängen gar nichts wissen, finden in der Regel intuitiv die richtigen Möglichkeiten, das Wiegen als besonders sanftes Schaukeln zu genießen und nicht weiterzugehen, als ihnen zuträglich ist. Schade ist allerdings, dass manche aus Angst vor Übelkeit und Schwindel alle rhythmischen Bewegungen meiden. Die Gefahr ist dann, auch im Leben den Rhythmus zu verlieren und in fader Monotonie ohne Höhen und Tiefen zu enden.

Der Rhythmus und sein Abbild, die Welle, zeigen uns schon von Beginn des Lebens an, dass auf jeden Aufstieg ein Abstieg folgt, auf jedes Hoch ein Tief und vor allem, dass es Freude macht, diesem Rhythmus zu folgen und seine beiden Pole zu genießen. Wenn der Kreuzfahrtdampfer seine weiße Schaumspur über das Meer zieht, ist es die Hoffnung der Technikfans, dass er mithilfe seiner riesigen Motoren und seiner Stabilisatoren seinen Weg unbeirrt durch jedes Wasser pflügen möge. Die Wirklichkeit sieht anders aus, denn wenn die Schöpfung es will, wird auch das größte Schiff bergauf bergab über die Wellenberge reiten und dem zeitlosen Rhythmus allen Lebens Rechnung tragen.

Der Wellenreiter oder Surfer zieht seinen Genuss von vornherein aus dem Abreiten von Wellen. Sein Weg führt ihn vom Wellengipfel hinunter ins Wellental, aber er dehnt diesen Weg so lang wie möglich aus und genießt die rasante Abfahrt, im Prinzip dem Skifahrer sehr ähnlich. Beide Sportarten könnten einem sinnlich klarmachen, dass auch der Abstieg etwas Wundervolles hat und auf seine Art genauso erhebend sein kann wie jeder Aufstieg.

In der spirituellen Philosophie ist dieses Wissen um Auf- und Abstieg in der zehnten Tarotsäule dargestellt. Auf dem Weg durch den altägyptischen Tempel kam der Suchende bei der zehnten Station an eine Säule mit dem Bild des Schicksalsrades:

An einem großen Rad angekettet hängen der lichte Gott Herm-Anubis, der auf der einen Seite gerade mit der Drehung des Rades nach oben getragen wird, und das Schlangen-Ungeheuer Typhon, das auf der anderen Seite vom Rad hinab in den Abgrund gezogen wird. Daraus ist unschwer zu erkennen, dass der eben aufgestiegene Herm-Anubis etwas später wieder absteigen muss, während Typhon zur gleichen Zeit seinen Aufstieg beginnen wird. Beides bedingt sich und gehört untrennbar zusammen. Insofern könnte man sich schon bei jedem Aufstieg innerlich mit dem folgenden Abstieg anfreunden und brauchte auch beim Abstieg nicht in Depressionen zu versinken, denn auf jeden Abstieg folgt sicher und gesetzmäßig wieder ein Aufstieg. Allerdings ist das immer eine Frage der Zeit und moderne Menschen bilden sich ein, keine Zeit zu haben.

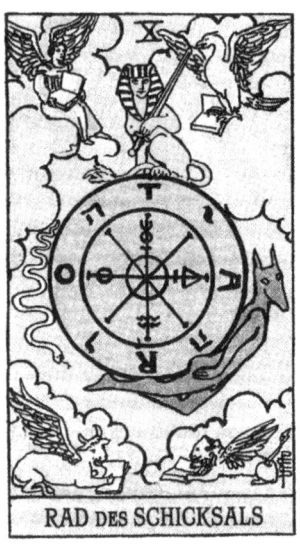

RAD DES SCHICKSALS

(Abbildung mit freundlicher Genehmigung des Königsfurt Verlags)

Die Welle ist ein Urmuster, der Archetyp der Bewegung schlechthin und begleitet uns auf dem ganzen Lebensweg. Insofern ist es nur konsequent, sich offen und freiwillig mit ihr einzulassen. Auf einer Welle des Glücks zu schwimmen, ist dann auch das Ziel der meisten Menschen, wobei allerdings nie vergessen werden sollte, dass zu jedem Wellenberg auch das entsprechende Tal gehört. Was wäre etwa ein Paradies ohne Schlange?

Von Heraklit bis zur modernen Wissenschaft zieht sich die Erkenntnis von der Wellennatur des Lebens. Rudolf Steiner ging davon aus, dass Leben Rhythmus sei, und setzte diese Erkenntnis ganz praktisch in der anthroposophischen Pharmakologie um. Bis heute werden nach seinen und nach den Ideen Rudolf Hauschkas die Arzneien der Firma Wala über rhythmische Prozesse stabilisiert und lebendig gehalten. Ohne jedes Konservierungsmittel halten sie sich danach über längere Zeit. Ram Dass sagte, alles Leben sei Tanz, und das gilt wirklich, vom Tanz der Elektronen um den Kern im Atom-Mandala über die Tänze, die Menschen auf ihrem Lebensweg aufführen, bis zu denen der unübersehbar großen Spiralnebel, die wie unsere Milchstrasse einen ständigen und damit zeitlosen Reigen um ihr Zentrum vollführen. Das Leben ist ein Tanz. Folglich sind wir gut beraten, wenn wir mittanzen, uns führen lassen und manchmal die Führung scheinbar selbst übernehmen, um schließlich zu erkennen, dass wir die ganze Zeit über gut geführt wurden.

Keine Bewegung ist ursprünglicher oder natürlicher, keine haben wir früher erlebt und keine hat uns mehr Genuss verschafft. Sicherlich haben die von vielen Babys in den ersten Monaten ihres Unterwasserlebens im Mutterleib erlebten ekstatischen Gefühle der Glückseligkeit und Einheit ebenfalls mit diesem wiegenden Rhythmus zu tun und sind oft noch immer mit ihm verbunden. Möglicherweise ist es sogar dieses sanfte Wiegen, das solche Gefühle mit anbahnt. Die Erfahrungen mit einem schwingenden Kinderbett, das jüngst in der Schweiz entwickelt wurde, und dem noch ein eigenes Kapitel gewidmet ist, sprechen jedenfalls dafür. Eine entsprechende Weiterentwicklung für Erwachsene weckt ebenfalls Hoffnungen.

All das und noch vieles mehr führt dazu, dass uns kein Bewegungsmuster tiefer berührt und anspricht als sanftes Wiegen. Es ist, als würde unsere Mitte diesen Rhythmus wiedererkennen und uns mit einem wohligen Gefühl merken lassen, dass wir zu

Hause angekommen sind. So erklärt sich, dass fast jeder nach ein paar Minuten des Einschwingens sich selbst besser gewogen ist. Nach einer Nacht auf dem sanft schwingenden Wiegebett schaut der neue Tag gleich ganz anders aus.

Heute gibt es eine Fülle von Schwingungstherapien. Mehr oder weniger komplizierte Apparaturen wurden erdacht, um Körperschwingungen aufzunehmen und umzupolen, krank machende Schwingungsmuster zu neutralisieren und so weiter. Schwingungstherapie ist inzwischen eine Wissenschaft für sich.

Das verblüffendste Beispiel ist vielleicht die von Geowave entwickelte Welle, die in Häusern und Sälen am höchsten Punkt aufgehängt, das Klima im übertragenen Sinn derart verbessert, dass sich das bereits in einer ganzen Reihe von wissenschaftlichen Studien dokumentieren lässt. Bis hin zu Handystrahlungen lassen sich unangenehme Felder damit in für Menschen akzeptable wandeln. Dieses einfache und obendrein noch ästhetisch ansprechende Teil fehlt folglich in keinem meiner Seminare mehr[32].

Bei alldem bleibt aber die ursprünglichste und einfachste Schwingungsebene die zwischen Mutter und Kind, und es spricht alles dafür, dass sie auch die medizinisch und psychologisch wirksamste ist. Die Erfahrungen sowohl mit den Schwingbetten als auch den Energie- oder Kundalini-Wiegen bestätigen das auf eindrucksvolle Weise.

Viele Menschen haben zu wenig von dieser wunderbar einfachen Schwingung des Anfangs abbekommen. Vielleicht war ihre Zeit im Mutterleib von Problemen getrübt oder sie wurden von der Mutter nach der Geburt zu wenig gewiegt, weil sie zu wenig Zeit hatte. Möglicherweise war ihr die Situation nicht gewogen und sie sich folglich selbst nicht. Daher konnte sie vielleicht auch ihrem Kind nicht sehr gewogen sein. Jedenfalls werden sich solche Menschen danach sehnen, die wiegenden Rhythmen nachzuholen. Dafür gibt es seit Neuestem verblüffend einfache Methoden.

---

32 Info dazu im Heil-Kunde-Institut Graz, A-8151 Hitzendorf, Tel.: 0043-316-71 98 88 – 5 Fax: -6; E-Mail: info@dahlke.at

Der Weg zur Erwachsenen-Wiege

Erwachsene lassen sich ganz offensichtlich nicht mehr so leicht und einfach wiegen wie Babys, vor allem kommen sie in der Regel gar nicht auf die Idee. Ich kam vor ein paar Jahren aber doch darauf. Eine Seminarteilnehmerin wollte mir eine Art von ihr weiterentwickeltes bewegtes Yoga demonstrieren. Zu diesem Zweck legte ich mich auf einer Gymnastikunterlage flach auf den Rücken und sie begann, mein Becken vom Hüftknochen aus hin- und herzubewegen. Das war ganz angenehm, aber in keiner Weise besonders beeindruckend. Unvermittelt wurde sie ans Telefon geholt und ließ mich ziemlich abrupt liegen. Zu meiner großen Überraschung spürte ich jetzt ein deutliches Energiegefühl und Fließen, das sich vom Becken zum Rücken hin ausbreitete. Als sie später wiederkam und von vorn begann, freute ich mich schon auf weitere Energiephänomene, aber sie blieben aus, obwohl sie mich nochmals einige Minuten wiegte. Der Grund wurde mir später bei eigenen Erprobungen klar: Sie hatte nämlich die wiegende Schaukelbewegung ohne Pause in andere Bewegungsmuster übergehen lassen, so blieb für die Energieerfahrung weder die notwendige Ruhe noch genügend Zeit.

Versuche, dieses wiegende Bewegungsmuster auszubauen und zu intensivieren, brachten noch öfter erstaunliche energetische Erfahrungen hervor, scheiterten aber letztlich an der anstrengenden Arbeit, die die Übung für den aktiven Partner mit sich brachte. Versuche, selbst für die nötige Schwingung zu sorgen, führten eher in eine Ambivalenz zwischen Bemühung und Entspannung. Etwas einfacher wurde das Ganze, wenn ein Partner die leichteren Füße bewegte, deren Schwingen sich dann über die Beine auf das Becken und sogar den Rücken übertrug. Aber jetzt klagten die aktiven Partner, die das Schwingen in gebückter Haltung ausgelöst hatten, anschließend über Rückenprobleme, während die Gewiegten der Sache durchaus gewogen waren. Auch Weiterentwicklungen über aus Laken gefertigte Schlingen, die man sich um die Schultern legen konnte, um den Gewiegten aus dem aufrechten Stand heraus zu bewegen, brachten zwar Fortschritte, aber noch nicht die Lösung.

Schließlich ließ ich von einem befreundeten Schreiner eine Art Rollbrett mit Handgriff als Beckenwiege bauen, welche die Arbeit und die Effekte verbesserte. Aber immer noch war man auf anstrengende Handarbeit auf einem dafür meist ungeeigneten Boden angewiesen und vor allem kaum in der Lage, die richtige harmonische Bewegungsfrequenz herzustellen.

Bald darauf kam ich durch einen Freund mit der ersten Chi-Maschine aus Australien in Berührung, bei der das Problem technisch optimal gelöst war, wenn sie auch noch ausgesprochen unelegant und laut und vor allem mit immer gleicher hoher Frequenz und ungebremst im wahrsten Sinne des Wortes hin- und herrumpelte. Damit wurde es körperlich leichter, zu Energieeffekten zu kommen. Mit der Zeit kamen dann in rascher Folge immer mehr und immer raffiniertere Geräte auf den geradezu explodierenden Markt. Fußgeräte mit gepolsterter Auflage, die ruhig und sanft funktionierten und sogar in der Frequenz regelbar, brachten rasche Fortschritte.

Kundalini-Wiegen oder Chi-Maschinen

Der Name »Kundalini-Wiege« ist nur einer von vielen – von mir frei gewählt – und spielt keine große Rolle mehr, vor allem wenn man weiß, was man sich darunter vorzustellen hat. Gemeint sind all die Geräte, die über die Füße den Körper in rhythmische Schwingungen versetzen. Der Ausdruck verrät die Möglichkeit, sich mit Kundalini-Energie energetisieren zu lassen. Typischerweise hat sich der Name Chi-Maschine besser durchgesetzt, wobei es natürlich weiter um den Wiegeeffekt geht.

Von den Füßen beziehungsweise den Fesseln wird die Schwingungsenergie auf die Beine und von dort auf Becken und Wirbelsäule übertragen. Die schlangenförmigen Bewegungen können sich schließlich bis zum Kopf fortsetzen, was die besten Energieeffekte hervorbringt. Damit liegen wir im zentralen »Einflussbereich« der Kundalini-Energie von ihrer Heimat im Becken bis zum direkten Zielgebiet direkt über dem Scheitel, im Kronen-Chakra.

Da die Kundalini-Wiegen mehr oder weniger direkt auf die Wirbelsäule wirken, ist relativ wenig äußere Energie notwendig, um verblüffende Effekte zu erzielen. Wenig Kraft und kleine Bewegungen zeitigen hier große Wirkungen. Nach Auffassung der Hindus, die von den heute noch existierenden alten Kulturen wohl am meisten Erfahrung mit Kundalini-Erlebnissen haben, sollte man die Heimat der Schlangenkraft der Kundalini nur sehr sanft reizen. Nur so vermitteln sich auch harmonische, sanfte Empfindungen.

Die in der Tiefe der Beckenschale schlummernde Kundalini wartet nach östlicher Auffassung – zumeist ein Leben lang vergeblich – darauf, erweckt zu werden. Die Kundalini-Wiegen leisten hier auf einfache und medizinisch vertretbare Art und Weise Entwicklungshilfe. Zunächst wiegen sie den Organismus und bringen ihn damit ins Schwingen, sodass er danach ausbalancierter und mehr in seiner Mitte ist, was psychisch als angenehm, entspannend und harmonisierend empfunden wird.

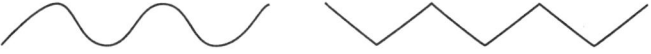

Wenn sich dieses Schwingen über einige Minuten hinweg langsam aufbaut, um dann auf hohem Niveau konstant zu bleiben – wozu die Schwingungsfrequenz natürlich variabel sein muss –, und wenn sich nach der Wiege- und Schwingerfahrung plötzlich Ruhe einstellt, nehmen fast alle Benutzer deutlich wahr, wie die Energie im Körper zu fließen beginnt. In den meisten Fällen fühlt sich das Becken wunderbar lebendig und leicht an und nicht selten stellen sich Schwebeerlebnisse ein. Man fühlt sich von einer erhebenden Welle der Leichtigkeit getragen.

Der Körper selbst vollführt während der Übung die Bewegung einer Welle. Der direkt aufs Becken geleitete Impuls geht von den Beinen aus und bewegt über die Wirbelsäule auch den Kopf, sodass der ganze Körper in das Bewegungsmuster einer Schlange gerät. Sicherlich braucht es bei einigen Großhirnakrobaten einige Zeit, bis sie den Kopf so weit freigeben und loslassen, dass auch er vorbehaltlos am »Schlangentanz« teilnehmen kann. Mir ist aber außer dem verbundenen Atem keine Methode bekannt, mit der er so leicht dazu zu bewegen ist. Wird die Wirbelsäule von den Füßen aus in Schwung gebracht, verstärken sich die schlangenartigen Bewegungen langsam von unten nach oben, wie das auch von der Bewegung der Kundalini bekannt ist. Der Kopf schwingt dabei leicht mit. Sollte es nicht der Fall sein, kann der Betroffene leicht selbst sein Festhalten bemerken, und immer wieder von neuem üben, ihn loszulassen.

Zu Beginn der Übung ist es besonders wichtig, eine angenehme Schwingungsfrequenz zu wählen, sodass es dem Mitschwingenden leicht fällt, eventuell vorhandene Widerstände gegen das Bewegungsmuster aufzugeben. Um bis zu Kundalini-Erfahrungen zu gelangen, wäre ein Programm ideal, das mit sanftem Wiegen beginnt, um sich langsam und allmählich innerhalb von ca. drei Minuten zu steigern. In jedem Fall sollte die Bewegung anfangs langsam und sanft gewählt werden, damit Widerstand gar nicht erst aufkommt, denn das würde zu Abwehrhaltung und Anspannung führen, die schwebenden Effekte bedrohen. Es geht darum, in immer tiefere Ebenen der Entspannung und des Loslassens vorzudringen. Dabei kann es geschehen, dass man mit der Zeit – bei regelmäßigem Üben –

so tiefe Schichten erreicht, dass sich sogar eine Art kleine Psychotherapie entwickeln kann.

Entscheidend für all die beschriebenen Effekte ist die Ruhephase am Ende der Wiegebewegung. Wer gleich nach dem Wiegen aufsteht, bringt sich um 90 Prozent der Erfahrung. Es ist also zwingend, wenigstens 5 Minuten nach Ende der Bewegungsphase noch in Ruhe liegen zu bleiben und das Ergebnis zu genießen.

Yin und Yang im Wiegespiel

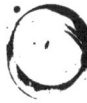

Jene Wiegeart, die das Unendlichkeitszeichen nachahmt, kann noch andere und sogar beschwingtere Erfahrungen hervorbringen. Hier liegt der zu Wiegende auf einer Art spezieller Luftmatratze. Das Bewegungsmuster ist obendrein über verschiedene Frequenzverläufe programmiert, sodass das eigenhändige Regeln entfällt. Schon diese Tatsache erhöht den Genuss. Das Entscheidende aber ist die noch ungleich sanftere Bewegung, bei der Auf und Ab ständig ineinander übergehen, da ja keine abrupte Umkehr notwendig ist. Im Gegensatz zu den Wiegen, die sich nur hin- und herbewegen, ist hier der Wiegevorgang für die allermeisten Benutzer angenehmer. Man gerät schon von Beginn an in ein sanftes Schwebegefühl, das sich immer mehr verstärkt und dann sanft ausschwingt, wenn die Wiege allmählich zur Ruhe kommt. Letzteres führt zwar oft nicht zu so dramatischen Energieerfahrungen, stattdessen entwickelt sich aber ein wunderbar erhebender Zustand schwebender Leichtigkeit. »Wie auf Wolken« ist ein Ausdruck, der vielen dabei in den Sinn kommt. Auch wenn es damit eine Erfahrung des Luftreiches wäre, hat diese Art von Wiege mehr mit dem weiblichen Pol und damit dem Yin zu tun. Hier ist wirklich schon der Weg das Ziel, während die konventionelleren Wiegen doch eher auf die Energieeffekte am Ende zielen. Insofern könnte man das Unendlichkeitsmodell als die weibliche Variante der Kundalini-Wiegen betrachten. Seminarerfahrungen zeigen tatsächlich auch, dass diese Art des Wiegens den meisten Frauen besser gefällt, während Männer uneinheitlich entscheiden, aber viele auf Dauer doch zur konventionellen Wiegemethode neigen.

Allerdings gibt es einen Trick, wie man mit der Unendlichkeitswiege beide Effekte erreichen kann. Mithilfe einer Zeitschaltuhr, die man in die Steckdose steckt, bevor man die Wiege einsteckt, kann man die Benutzungszeit auf 13 bis 14 Minuten begrenzen, sodass die sanfte Ausschwingphase abgeschnitten wird. So kann man sowohl die Erfahrung sanften Schwebens während des Wiegens als auch die deutlichere Kundalini-Energie-Erfahrung am Schluss genießen.

Bisherige Schwingungserfahrungen

Auf solch einfache Weise sind mithilfe der Kundalini-Wiegen und Chi-Maschinen verblüffend tiefe Entspannungserfahrungen möglich. Wer sich auf die aus den Anfängen des Lebens vertrauten Rhythmen einlässt, kann mit der Zeit sehr leicht immer mehr und immer tiefere Widerstände aufgeben – erinnert das Wiegen den Organismus doch an eine Zeit, als Widerstände noch keinerlei Rolle spielten. Das Geheimnis liegt wohl darin, dass »erinnern« hier der falsche Ausdruck ist, der Gewiegte wird vielmehr im Idealfall in diese frühe Situation zurückversetzt und erlebt sie erneut.

Aus der Psychotherapie wissen wir, wie wesentlich das Aufgeben der Widerstände für alle Entwicklungsfortschritte ist. Der Vater der Bioenergetik, Wilhelm Reich, animierte seine Schüler, den sogenannten Charakterpanzer mit psychotherapeutischen Mitteln anzugehen und aufzulösen. Georg Groddeck, einer der Urväter der Psychosomatik, führte seine Psychotherapien massierend durch und widmete sich so auf zwei Ebenen gleichzeitig den seelischen und körperlichen Panzerungen seiner Patienten. Der schon erwähnte Milton Trager fand heraus, dass sanftes Schütteln eine wunderbare Methode zur Auflösung von körperlichen und im Zusammenhang damit auch seelischen Knoten ist. Moishe Feldenkrais, der Begründer der nach ihm benannten Körperarbeit, entdeckte zumindest für die westliche Körperarbeit das Geheimnis kleinster Impulse, um große Wirkungen hervorzubringen. Sogar die Schulmedizin weiß um den enormen Effekt geringer Reize und beschreibt diesen Zusammenhang im Arndt-Schulz'schen Gesetz, das besagt: »Schwache Reize fachen die Lebenstätigkeit an, mittelstarke fördern sie, starke hemmen sie und stärkste heben sie auf«. Auf weniger wissenschaftlicher Ebene belegen die Erfahrungen von besonderen Menschen wie John F. Kennedy oder auch des herausragenden Homöopathen Willibald Gawlik, dass die viele Zeit ihres Lebens, die sie im Schaukelstuhl verbrachten, ihnen offenbar sehr weiterhalf.

All die oben angeführten Ansätze haben Wunderbares geleistet und in ihren Bereichen auch verblüffende Resultate bis in tiefere Seelenschichten erzielt. Insofern mag es befremdlich sein, wenn nun eine Maschine all das und noch mehr verwirklichen soll. Man kann vielleicht sagen, dass all diese Ansätze und ihre wertvollen Methoden erst das Feld schufen, in dem wir reif wurden für Geräte wie die Kundalini-Wiegen.

Dass es sich dabei letztlich nur um einfache Wiegen handelt, sollte uns nicht überraschen. Wirklich bahnbrechende Entdeckungen waren in der Regel immer einfach. So bestand der mit Abstand größte Fortschritt in der Geschichte der Medizin in einfachem Händewaschen beziehungsweise Desinfizieren. Auch unsere so enorm gestiegene Lebenserwartung verdanken wir einfachen Verbesserungen im Bereich der Hygiene, der Ernährung und der Bereitstellung von Wärme. Die Einführung der Kartoffel war eine kleine Maßnahme, die den ärmsten Menschen Europas in einem enormen Ausmaß »Stärke« und Überlebenschancen brachte. Aufgrund von Vorurteilen brauchte sie allerdings Jahrhunderte, um sich durchzusetzen, was der Tabak über sein Suchtpotenzial in einem Bruchteil der Zeit schaffte.

Die Kundalini-Wiegen haben es da wohl leichter, da ihre Benutzung Spaß macht und sie medizinisch jedenfalls unbedenklich sind. Nicht einmal auf die Anerkennung der Ärzte angewiesen, könnten sie gerade im medizinischen Bereich Wundervolles leisten. Abgesehen davon kosten die Wiegen nach der Erstinvestition nichts mehr und können beliebig oft von beliebig vielen Menschen benutzt werden. Die Preise der besseren Geräte liegen in einem Bereich, wo sie mit 10 Massage- oder 5 Körpertherapiesitzungen konkurrieren.

Obwohl in der Regel schon die ersten Erfahrungen eindrucksvoll sind, vollziehen sich tiefere Veränderungen und innere Wandlungen erst mit der Zeit. Da es angenehm ist, sich täglich wiegen zu lassen, ist es auch ein Übungsprogramm, das sich leichter als andere durchhalten lässt. Selbst in Situationen, in denen man sonst schnell eine Ausrede parat hätte – wenn man zum Beispiel am Abend müde und geschafft ist –, bietet es sich noch an. Viele der oben erwähnten Methoden würden noch viel bessere Ergebnisse bringen, wenn sie über längere Zeit konsequent durchgehalten würden, was in der Regel am Aufwand scheitert. Selbst ein von seinem Naturell her etwas träger Mensch wird sich aber gern wiegen lassen und bemerken, dass er danach sich selbst und seiner Umgebung gewogener ist.

»Schüttelgeräte«

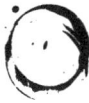

Verwandt mit den Kundalini-Wiegen sind verschiedene Schüttelgeräte, die inzwischen sogar die Fitness-Studios erobern. Ursprünglich stammen sie aus der Raumfahrt, um der in der Schwerelosigkeit rasch einsetzenden Osteoporose vorzubeugen. Während die Amerikaner Fahrradergometer in ihre Kapseln einbauten und die Astronauten eher mühsam um die Welt radeln ließen, erfanden die Russen für ihre Kosmonauten Rüttelmaschinen, die als Vorbild für entsprechende Gerätschaften bis hin zum »Powerplate« gelten können. Letzteres wird inzwischen für alle möglichen Wunder verantwortlich gemacht und kostet ein Vermögen, weshalb es wohl auf Studios beschränkt bleibt. Es gibt aber schon längst eine sehr preisgünstige Variante, mittels derer sich ganz nebenbei zu Hause Ähnliches erreichen lässt namens Vibralife.[33]

Unbestritten ist deren positive Wirkung auf die Knochenstruktur, aber auch auf Muskelaufbau und die Lockerung der Gewebe. Und hier ergibt sich die Brücke zur schwebenden Leichtigkeit des Seins. Wer sich 10 Minuten auf das Gerät stellt und sich seine individuelle Schwingungsfrequenz wählt, wird danach eine angenehme Lockerheit seiner Muskulatur spüren und eine entsprechend Auflockerung seiner Stimmung. So ist diese Übung ideal vor der Meditation oder auch vor dem Wie-

---

[33] Infos dazu bei Heil-Kunde-Institut Graz, A-8151 Hitzendorf, Tel.: 0043-316-71 98 88 – 5 Fax: -6; Mail: info@dahlke.at

gen, und sie kann völlig nebenher bei der Morgentoilette erfolgen, sodass sie keine zusätzliche Zeit verbraucht.

Das Neueste auf dem Markt innovativer Gesundheits-Geräte ist eine verblüffende Weiterentwicklung dieser Maschine mit einer beweglichen Fußplatte, auf der man steht und sein Gewebe durchbewegen und -schütteln lässt. Das Gerät verfügt zum Zeitpunkt der Drucklegung noch nicht einmal über einen eigenen Namen, ist aber erschwinglich und schwingt verblüffend.[34] Man fühlt sich fast an die Kundalini-Meditation von Osho/Deuter erinnert. Auch hier wäre der Vorteil, dass es nebenbei geschehen kann, während Zähneputzen und Rasur und man sich zwar nicht schwebend leicht, aber immerhin spürbar gelockert und aufgeräumt fühlt und jedenfalls etwas für die eigene Gesundheit getan hat.

Jenseits von Widerstand

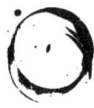

Etwas besonders Wunderbares an einem Zustand frei von körperlichen Widerständen ist, dass er sich nicht erschöpft, ebenso wenig wie der Genuss einer tiefen Entspannung oder Meditation. Insofern ist auch die Benutzung der Kundalini-Wiegen immer wieder aufs Neue entspannend und erhebend zugleich. Wer mit den Mind-Machines der 70er-Jahre Erfahrungen machte, musste erleben, wie die herrlichsten Erlebnisse der Gehirnhälften-Synchronisation schon beim zweiten Mal nachließen, weil

---

34 Infos dazu wie zu all diesen Geräten bei Heil-Kunde-Institut Graz, A-8151 Hitzendorf, Tel.: 0043-316-71 98 88 – 5 Fax: -6; Mail: info@dahlke.at

sich das Gehirn offenbar rasch daran gewöhnte. Zwar konnte die erste Sitzung wunderschöne Erfahrungen vermitteln, aber das war es dann beinahe auch schon. Eine auf den ersten Blick wundervolle Möglichkeit verkam so in wenigen Sitzungen erst zur Routine und dann zur Langeweile. Heute hört man kaum noch etwas davon. Die wie Pilze aus dem Boden geschossenen Entspannungsstudios mussten wieder aufgeben, und auch auf meinem Speicher dümpeln zwei seit Jahren unbenutzte ursprünglich teure Geräte vor sich hin.

Durch die enge Verbindung von Körper und Seele wird physische Entspannung auch schnell zu psychischer. Ein sich bis zum Bewegungshöhepunkt steigerndes Wiegeprogramm ahmt eine einfache Erfahrung der Polarität nach: Auf wachsende Bewegung folgt völlige Ruhe. Das war auch der Grund, warum die bekanntesten der aus dem Bhagwan-Ashram in Poona kommenden Meditationen zum Teil intensivste Bewegungsphasen vor die Ruhe schalteten. Ein Beispiel ist die bereits erwähnte Kundalini-, ein anderes die so genannte Dynamische Meditation.

Tiefe Ruhe wird nach einer Bewegungsphase als noch entspannender empfunden und kann durch diese seelische Verstärkung auch körperlich noch tiefer werden. Körper und Seele befruchten und verstärken sich so gegenseitig. Die plötzlich und dann gleichsam unerwartet hereinbrechende Ruhe führt zu einer eigenartig tiefen inneren Stille, in der sich jenes freie, schwebende Gefühl der Leichtigkeit ergibt, so als sei man körper- und grenzenlos. Das Becken, das uns sonst am schwersten nach unten zieht und die meisten energetischen Probleme beherbergt, fühlt sich ungewohnt leicht und frei an. Da in ihm mit Muladhara, dem Wurzelchakra, Swadhisthana, dem Sexualchakra und dem nahe gelegenen Manipura, dem Nabelchakra, die größte Dichte an Energiezentren besteht, kommt es hier über den Effekt des Wiegens zu einer Anregung und offenbar auch zu einem Ausgleich. Bei den meisten Gewiegten sind die angenehm strömenden Empfindungen im Beckenbereich am stärksten und breiten sich von dort nach oben aus, wobei sie in der Regel an Intensität verlieren.

Diese Effekte lassen über die Anwendungszeit nicht nach, sondern scheinen sich sogar eher aufzubauen. Bei eigenen Erfahrungen, die sich bei regelmäßigem Einsatz über Jahre erstrecken, trat keine Abschwächung des subjektiven Erlebens auf. Es erscheint auch logisch, dass sich Barrieren, die den Energiefluss behindern, durch die stetige Aktivierung allmählich abbauen und parallel dazu Widerstände im seelischen Bereich lösen.

Sogar das letzte Ziel, die Erleuchtung könnte man über die Abwesenheit aller Widerstände definieren. So verschieden Verwirklichte aus den unterschiedlichsten Kulturen und Traditionen ihre Erfahrungen auch beschreiben, so unterschiedlich und zeitabhängig sie ihre Worte auch wählen, um das Unbeschreibliche doch zu beschreiben, in einem Punkt sind sich alle einig: In diesem Bewusstseinszustand existiert keinerlei Widerstand mehr. Wenn der aber wegfällt, gehen mit ihm auch die Egoansprüche, denn das Ego lebt von Abgrenzung und damit vom Widerstand. Auch das Aufgehen im Augenblick des Hier und Jetzt fällt mit dem Ende der Widerstände zusammen. Das Leben in Vergangenheit und Zukunft entsteht ja immer aus dem Widerstand gegen den Moment der Gegenwart.

Wer sich umgekehrt schon während der Übung ganz dem Augenblick anvertraut, bekommt so alle Chancen, sich auf eine andere Ebene wiegen zu lassen. Sowohl der Weg dorthin als auch das Ziel des erweiterten Bewusstseinszustandes machen gleichermaßen Spaß. Bestenfalls wird man sich damit in lichte Höhen wiegen, schlechtestenfalls sanfte Entspannung genießen, die auf Dauer ebenfalls in wundervolle Höhen führen wird.

Heilende Rhythmen

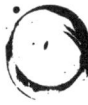

Einiges spricht dafür, dass die Verstärkung körpereigener Rhythmen beste Ergebnisse bringt. Das langsame Schwingen des eigenen Atems hat sich in Psychotherapien verblüffend bewährt und ist über spezielle Therapieliegen leicht und gut erfahrbar. Freies Schweben im körperwarmen Thermalwasser ist – wie beschrieben – eine wundervolle Möglichkeit, zu sich und seiner Mitte zu finden. Auch hier ist es der eigene Atemrhythmus, der den Körper wiegt. Zugleich verlangsamt sich der Atemrhythmus zusehends, was als angenehm entspannend erlebt wird.

Vieles spricht auch dafür, dass sich ein gestörter Craniosakral-Rhythmus, der entlang der Wirbelsäule im Spinalkanal pulst, über die Kundalini-Wiege wieder harmonisieren lässt. In solchen Situationen müsste die vorgegebene Frequenz nicht unbedingt der des natürlichen Craniosakral-Rhythmus entsprechen, denn die ist sehr niedrig, höhere Oktaven dieses Rhythmus könnten sich genauso oder sogar noch besser bewähren. Allerdings ist die Methode des gezielten Wiegens noch zu jung, um hier auf verlässliche Erfahrungen über längere Zeiträume verweisen zu können.

Nach dem Resonanzgesetz gerät eine Stimmgabel immer dann in Schwingung, wenn ihre individuelle Frequenz ertönt. Die von außen an sie herangetragene Schwingung gleicher Frequenz unterstützt ihre Eigenschwingung. Wahrscheinlich verhält sich der Körper mit seinen verschiedenen in jeweils eigenen Rhythmen schwingenden Strukturen ähnlich. Wird ihm eine körpereigene

Frequenz von außen nahe gebracht, schwingt das entsprechende System mit. Wenn nun der Rhythmus eines Organs oder Systems gestört ist, das heißt, wenn es außerstande ist, sein eigentliches ursprüngliches Schwingungsniveau zu halten, ist gut vorstellbar, dass es wieder in diesen angestammten Rhythmus zurückfindet, sobald es von außen mit genug Energie dazu angeregt wird. Der Organismus beziehungsweise das einzelne Organsystem bekommt sozusagen seinen natürlichen Rhythmus wieder vorgesetzt beziehungsweise -gespielt und fällt in ihn ein.

Beobachtungen aus anderen Bereichen von der Mora- bis zur Neuraltherapie legen solche Zusammenhänge nahe. Mit Letzterer kann man das Potenzial von Zellen wieder auf deren ursprüngliches Niveau bringen und oftmals, wenn sie nicht zu sehr geschädigt waren, können sie diesen ihnen am besten entsprechenden elektrischen Zustand aus eigener Kraft erhalten. Leider sind hierzu zum Teil aufwändige und tief zielende Injektionen notwendig, die aus verständlichen Gründen nicht beliebig wiederholt werden können.

Beim Wiegen ist das zum Glück anders. Es erscheint nicht nur naheliegend, dass die verblüffenden Wirkungen auch damit zusammenhängen, dass sie bis in sehr feinstoffliche Schwingungsebenen reichen, sondern die bisherigen Erfahrungen sowie das subjektive Empfinden sprechen ebenfalls dafür.

Mit Messungen der Wirkungen auf den Organismus ist von schulwissenschaftlicher Seite wohl nicht zu rechnen, weil dabei für die Schulmedizin wenig zu gewinnen wäre. Da auch kein Konzern dahintersteht, ist diesbezüglich überhaupt wenig zu erwarten. Dieses Schicksal aber teilen fast alle in diesem Buch beschriebenen Wege zur schwebenden Leichtigkeit des Seins, auch schon aus dem einfachen Grund, dass sich die Schulmedizin leider nur für Krankheit interessiert und nicht wirklich für Gesundheit. So sehr und so dankenswert sie sich etwa um Krebskranke kümmert, so schlagartig erlischt das Interesse in der Regel, wenn diese wider Erwarten doch noch gesunden. Ähnlich ist es mit HIV-Positiven, wenn sie erkranken, können sie sich allen Interesses und angemessener Zuwendung sicher sein, wenn sie aber wider Erwarten auch nach zwei Jahrzehnten noch gesund sind, werden sie eher ignoriert. Die Schulmedizin hat die Gesundheit und ihre Chancen noch gar nicht wirklich entdeckt.

Dabei wäre Gesundheit mindestens genauso ansteckend wie Krankheit, wir müssten ihr nur ein entsprechendes Feld bereiten. Wenn wir in den Medien ständig von Katastrophen, Unfällen und Krankheitsbildern berichtet bekommen, entsteht dadurch ein Feld für all diese Phänomene. Würden wir stattdessen von Gesundheit, Glück und Erlebnissen der Befreiung reden, könnten wir diesen den entsprechenden Boden bereiten. Dazu gibt es sogar eindrucksvolle Studien etwa über die Verbreitung von Selbstmorden[35]. Als man in einem Schweizer Kanton beschloss, versuchsweise für ein Jahr nicht mehr über Selbstmorde zu berichten und zu reden, begann deren Zahl ständig zu sinken, um schließlich nach einem Jahr bei einem Zehntel der vorherigen Suizidrate zu landen. Dann begann man wieder »normal« zu berichten und die Selbstmordzahlen stiegen wieder auf das vorherige »normale« Niveau. Dass diese Form von Normalität[36] extrem krank und vor allem krankmachend ist, wird uns dabei leider kaum noch bewusst.

Eigentlich müsste Österreichern aufgefallen sein, dass die spektakulären Berichte über spektakuläre Tunnelunfälle, beginnend mit dem tragischen Unfall im Tauerntunnel zu immer mehr und immer neuen Unfällen führten. Dass diese Tunnel europaweit eher zu den besseren und sicheren Modellen gehören, wie von Politikern immer wieder hilflos beschworen, ändert daran gar nichts. Es ist das Feld, das hier unbewusst geschaffen wird, dessen Auswirkungen vielen nicht klar sind.

---

35 mehr zu diesem Thema in:
    Ruediger Dahlke, *Woran krankt die Welt?*, München: Goldmann, 2003
36 In unserem Buch *Frauen-Heil-Kunde*, (Margit und Ruediger Dahlke, Volker Zahn) München: Bertelsmann, 1999, haben wir ausführlich über die Problematik dieser Art von Normalität geschrieben.

Die diesbezüglich bewussten Menschen haben aber heute schon die Wahl, welche Art von Feldern sie verbreiten wollen, solche der Krankheit oder der Gesundheit. Von jenem Feld der Erfahrungen, das noch weit über die Gesundheit hinaus in Bereiche von Glück und Glückseligkeit reicht, weiß die Schulmedizin naturgemäß kaum etwas und interessiert sich auch gar nicht dafür. Wahrscheinlich geht es den meisten Schulmedizinern auch persönlich zu wenig gut, um an solche Möglichkeiten überhaupt zu glauben. Ihre Affinität besteht zu Kranken und deren Symptomen und entsprechend ist ihr Interesse und ihre Wahrnehmung. Dass eine steigende Zahl von Ärzten die Zahl der Symptome erhöht und damit auch die Kosten, ist von Krankenkassen und Gesundheitspolitikern immer wieder belegt worden, am drastischsten von Ivan Illich[37].

Umgekehrt könnte man natürlich auch Felder schaffen, indem man über die schwebende Leichtigkeit des Seins berichtet oder über Gipfel- und Glückserlebnisse, die sich immer ereignen und nur aufgrund der vorherrschenden Informationspolitik im Verborgenen bleiben. Man könnte über die Träume der Nacht und ihre Bedeutung erzählen oder was immer einer Gemeinschaft wirklich am Herzen liegt. Insofern würde ich mit diesem Buch gern ein Feld für jene befreienden Energien schaffen, die überall vorhanden sind und bei denen wir uns nur zu bedienen brauchen. Die Kundalini-Schlange liegt immerfort in unserem untersten Becken-Chakra und wartet nur darauf, angesprochen und geweckt zu werden. Sie ist vorsichtig und einfühlsam zu behandeln, aber keinesfalls zu ignorieren. Sie ist da für uns und bereit, mit uns in die schwebende Leichtigkeit des Seins aufzusteigen.

Das Fehlen von wissenschaftlichen Daten ist eigentlich kein wirkliches Problem. Über die Schwebemeditationen im Wasser gibt es auch keine wissenschaftlichen Erhebungen und wird es wohl auch nie geben und sie funktioniert trotzdem seit vielen

37   Ivan Illich, *Die Nemesis der Medizin,* München: Beck, 1995

Jahren mit wunderbaren Ergebnissen. Ähnliches gilt für die Bachblüten und die Homöopathie.

Das Fehlen entsprechender Untersuchungen lässt sich durch Brückenschläge zu vergleichbaren Methoden und den wenigen vorliegenden Untersuchungen von ganzheitlich orientierten Ärzten etwas ausgleichen, um letztlich doch noch ein annäherndes Bild zu gewinnen. Dass ein überdrehter Mensch durch sanftes rhythmisches Wiegen beruhigt wird, kann nach vielen Jahrtausenden Erfahrung mit Kinderwiegen als selbstverständlich gelten. Ebenso, dass solches Wiegen den Schlaf fördert, was auch nur ein anderer Aspekt des Entspannungsphänomens ist. Dass tiefe Entspannung die Atemfrequenz und den Blutdruck, sowie natürlich auch die Herzfrequenz senkt, ist ebenfalls tausendfach in der Medizin erprobt.

Dass der Gebrauch der Kundalini-Wiegen und Rüttelmaschinen gleichzeitig eine wirksame Bewegungsübung ist, die ausgehend von der energetischen Mitte den ganzen Körper lockert und entspannt, zeigt sich bei anschließenden Dehnungsübungen. Praktisch jeder spürt von Beginn an, um wie viel leichter diese nun fallen. Außerdem spürt man bei vertrauten sportlichen Bewegungen wie Dauerlauf, Reiten oder Schwimmen, um wie viel fließender und dem jeweiligen Energiefluss angemessener Bewegungsabläufe danach geraten.

Bei den Messungen zur Auswirkung von Meditation auf die Physiologie unseres Organismus konnte der US-Forscher und Arzt Keith Wallace schon vor 30 Jahren belegen, dass die sehr entspannend wirkende Mantram-Meditation TM eine ganz deutliche und auffällige Synchronisation der Gehirnhälften zur Folge hatte, sich die Intelligenz verbesserte und sich unterschiedliche Krankheitsbilder normalisierten. Auch die Auswirkungen von Entspannung auf die Psyche sind seit J. H. Schulz' ersten Ansätzen mit dem autogenen Training immer wieder bestätigt worden und dürften mit entwickelteren und subtileren Einführungstechniken, wie sie für geführte Meditationen heute üblich sind, noch deutlich besser ausfallen.

Subjektiv lässt sich so etwas wie Gehirnhälften-Synchronisation nur indirekt wahrnehmen. Nach einer ersten überraschenden Erfahrung mit einer Mind-Machine, die das durch bestimmte Licht- und Klangmuster erreicht, kommt es meist zu eindrucksvollen Erfahrungen ebenfalls von schwebender Leichtigkeit und bei manchen Erstbenutzern sogar zu Erfahrungen von Einheitsbewusstsein. Leider lässt der Effekt, wie schon beschrieben, sehr schnell nach. Aber er ist doch zu Beginn ein eindrucksvoller Hinweis darauf, was durch Synchronisation der Gehirnhemisphären möglich ist. Das Wiegen scheint etwas ganz Ähnliches zu bewirken. Die leichtere und bessere Dehnbarkeit der Muskeln spricht für deren Lockerung. Die bessere Koordinationsfähigkeit danach deutet indirekt auf eine stärkere Synchronisation der Gehirnhälften, denn von dort wird unser Körper gesteuert.

Wenn ein Mensch in seinen ganz persönlichen Rhythmus findet, ist er als Psychotherapeut, aber auch bei Sportarten wie Tennis oder Golf um Klassen besser. Wahrscheinlich gilt das überhaupt für alle Tätigkeiten und fast jeder kennt Tage, an denen alles rund und leicht läuft, weil man ganz bei sich und in seinem Rhythmus ist – und andere, an denen das gerade nicht der Fall ist.

Upekkha-Meditation

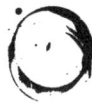

Erfahrungen mit der buddhistischen Upekkha-Meditation zeigen, dass die eigenen Stimmungen, die wir so gern auf äußere Ereignisse und Auslöser projizieren, ganz wesentlich von innen kommen. Diese Meditation ist ebenso einfach wie aufschlussreich. Man sitzt einfach aufrecht und beobachtet eine halbe Stunde lang alle Stimmungen, die bei äußerer Stille und geschlossenen Augen in einem aufsteigen. Das Ergebnis ist überraschend vielgestaltig. Bald merkt man, dass die von innen auftauchenden Gemütsbewegungen damit zusammenhängen, inwieweit wir in unserer Mitte sind und in unserem Rhythmus schwingen. Wer den Ruhepol in der eigenen Mitte und seinen Rhythmus verliert, wird im wahrsten Sinne des Wortes »ungehalten« und gerät leicht »außer sich«, was er dann meist anderen in die Schuhe schiebt. So wird die Stimmung nach einer Übung auch zu einem Maß für deren Fähigkeit, in die Mitte und in den eigenen Rhythmus zu führen. Sich eine Viertelstunde lang wiegen zu lassen, bringt nicht nur Kinder in eine ausgeglichene Stimmung und lindert zum Beispiel deutlich etwaigen Kummer, sondern kann das offenbar auch bei Erwachsenen leisten. Jedenfalls hinterlässt einen die kurze Übungseinheit auf der Wiege in auffallend guter Stimmung, was wohl letztlich auf eine ausgeglichene Gehirnhälftenaktivität zurückzuführen ist.

Viele weitere subjektive Erfahrungen und Erlebnisse sprechen dafür, dass einfache Wiegeerfahrungen Zugang zum eigenen Rhythmus verschafften. Wer sich regelmäßig auf der Waage wiegt, hat in der Regel ein Gewichts- und mit Sicherheit ein Stimmungsproblem. Wer sich dagegen regelmäßig von der Kundalini-Wiege oder einen entsprechenden Bett wiegen lässt, ist sich und der Welt gewogen. Und – nach dem Resonanzgesetz wenig erstaunlich – ihm ist die Welt ihrerseits gewogen. Schon nach wenigen Minuten ergeben sich spürbare Ergebnisse, am besten aber nimmt man sich eine Viertelstunde täglich Zeit. Diese wird einem nicht erst auf Dauer kostbar werden.

Das Becken in modernen Zeiten

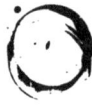

Das Becken ist unsere Basis. Auf ihr ruht unser Oberkörper. Ein bewegliches Becken bedeutet eine lebendige Mitte. Deshalb ist Bauchtanz so gesund, deshalb hat der Rhythm & Blues in seiner weißen Variante des Rock'n'Roll die Welt erobert. Wer sein Becken im Rhythmus bewegen kann, hat in der Regel auch Zugang zu seiner vitalen sinnlichen Kraft. Dieses Phänomen dürfte mit dafür verantwortlich sein, dass Elvis, »the pelvis«, nicht sterben darf. Er war der erste Weiße, der sich traute, in der Öffentlichkeit sein Becken schwingen zu lassen, und so wurde das Becken nicht nur zu seinem Künstlernamen, sondern machte ihn unsterblich. Diese Energie ist es unter anderem, die wir an schwarzen Tänzern und Bluessängern so bewundern, und sie drückt sich in der geschmeidig sinnlichen Ausstrahlung ihres Beckens aus. Dahinter steckt natürlich die Erfahrung, dass ein frei schwingendes Becken entsprechende Sinnlichkeit und Sexualität verspricht.

Leider können die meisten westlichen Menschen in verschiedenster Hinsicht wenig mit ihrem Becken anfangen. Archaische Menschen, die in ihren einfachen und von uns so gern als »primitiv« eingestuften Tänzen ihr Becken ausgiebig bewegen, haben uns hier manches voraus. Bei Sitzungen mit dem verbundenen Atem zeigt sich sehr rasch, wie sehr der Lebensfluss bei vielen im Becken blockiert ist und stockt und wie zwischen Becken und Oberkörper geradezu eine Demarkationslinie verläuft. Westliche Menschen verlieren sehr häufig früh im Leben den Zugang zu den Beckenenergien, was schon deshalb schrecklich ist, weil hier die Energie im wahrsten Sinne des Wortes zu Hause ist. Dass sie zu Beginn des Lebens noch da war, zeigen uns die Kinder, die auf der Schaukel die Schubkraft aus dem Becken holen und hier in der Regel auch noch gut beweglich sind.

Rock'n'Roll oder orientalischer Bauchtanz sind nun nicht jedermanns Sache, auch wenn sie das Becken in Bewegung und Rhythmus ins Leben bringen. Der Bauchtanz findet zwar langsam zu uns, erreicht aber vergleichsweise wenige. Auch der Hula-Hoop-Reifen hat nicht die verdiente Anerkennung der Massen gefunden, da es recht anstrengend und für manche auch schwierig ist, ihn um die Taille kreisen zu lassen. All diese Versuche sprechen von den Bedürfnissen und von der Not im Becken, bisher aber blieben die Lebensenergien unter der Gürtellinie bei vielen westlichen Menschen unerweckt.

Hier könnten die Kundalini-Wiegen und entsprechende Geräte bis hin zum noch zu besprechenden Schwebebett wundervolle Dienste leisten, indem sie das Becken beleben, während sie zugleich in die Entspannung wiegen. Schon nach wenigen Malen kann man erleben, wie sich neues Leben vom Becken aus die Wirbelsäule hinauf ausbreitet. Durch ihre rhythmischen, direkt oder indirekt aufs Becken wirkenden Bewegungen leistet die Wiege unschätzbare Dienste, indem sie anfangs sanft mobilisiert, um dann mit zunehmender Lebendigkeit das ganze Becken in schwingende Bewegungen zu versetzen. Besonders zielführend wären solche Erfahrungen natürlich gerade für jene Menschen, die sich scheuen, solche Bücher zu lesen und beides besonders nötig hätten.

Bewegung in bewegten Zeiten

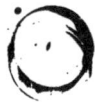

Gerade weil in unserer Zeit alles immer schneller abläuft, bleibt die eigene Beweglichkeit vieler Menschen auf der Strecke. Dabei ist Bewegung ein generelles Muss für uns. Wir haben nicht die Wahl, *ob* wir uns bewegen, sondern nur *wie*. Viele sind heute einfach zu faul, diesbezüglich aktiv zu werden. Leider ist aber passive Bewegung etwa durch Transportmittel wie das Auto gesundheitlich irrelevant und höchst problematisch, weil sie die aktive Bewegung verhindert.

Die beschriebenen Geräte eröffnen da verblüffende Möglichkeiten. Auch wenn sie natürlich aktive Waldläufe nicht ersetzen können, ermöglichen sie doch so ziemlich jedem, sich bewegen zu lassen, äußerlich und – das ist das eigentliche Geheimnis – auch innerlich. Auf diese Art und Weise aktiviert und energetisiert zu werden, ist dabei obendrein von Anfang an genussvoll. Es zeigt sich, dass Bewegung aus eigenem Antrieb durch Erfahrung mit den erwähnten Geräten nicht nur harmonischer und runder abläuft, weil man beweglicher wird, sondern auch mehr Freude macht. Insofern bietet sich hier oft sogar ein Schritt in Richtung sinnvoller äußerer Eigenbewegung.

Die Bewegung des Wiegens und Schwingens greift auf tief in uns über Jahrmillionen bewahrte Urmuster zurück und setzt mitten in unserem Zentrum, an der Wirbelsäule, unserer Weltachse, und am Becken, unserer Basis, an. Es wäre spannend, die Auswirkungen dieser Art von bewegter Meditation mittels Wiegen auf Gelähmte und besonders Querschnittsgelähmte zu erproben.

Bewegung, vor allem innere, ist uns angeboren. Alles Leben ist Rhythmus, das Herz hat seinen, die Atmung ihren und auch die Flüssigkeitsräume um das Rückenmark in der Tiefe der Wirbelsäule verfügen, so wissen wir seit neuerer Zeit, über den Craniosakral-Rhythmus, der ganz wesentlich für unser Wohlbefinden ist. Mit den einfachen und doch tief gehenden Methoden der Wiege-Geräte können wir auf diese inneren Rhythmen harmonisierend einwirken.

Das Becken sanft in einem uns angenehmen und nebenbei leicht und individuell zu findenden Rhythmus wiegend, können wir uns auf den Moment einschwingen und dabei unsere (Lebens-)Basis in Harmonie bringen. Der Effekt für das Becken ist dem nach einer intensiven Bauchtanzeinheit ähnlich, wobei wir obendrein entspannen und regenerieren. Die Energieeffekte gehen weit darüber hinaus.

Solch sanftes Schwingen um die eigene Achse fördert die Orientierung auf die Mitte in beeindruckender Weise und bringt zugleich die innere Entwicklung weiter. Beim Meditieren nehmen wir äußerlich – falls irgend möglich – die perfekte Haltung des Lotossitzes ein, genau wie der Buddha, als er die Erleuchtung unter dem berühmten Bodhibaum fand. Wir tun es ihm äußerlich gleich in der Hoffnung, dass sich die innere Entwicklung analog dazu ergebe. Das ist auch die Idee der Hatha-Yoga-Übungen, bei denen man zuerst körperliche Idealpositionen einnimmt, die so genannten Asanas, in der durchaus begründeten Hoffnung, dass die Form den Inhalt beeinflusst und so das entsprechende Bewusstsein heraufbeschwört. Wenn wir unseren Körper bewusst beweglicher und biegsamer machen, können auch Seele und Geist zu mehr Flexibilität und Anpassungsfähigkeit finden.

Wenn mittels Energiewiegen oder Schüttelgeräten täglich schlangenförmige Bewegungen vom Becken aufsteigen, wird die Kundalini-Energie angeregt, sich auf den Weg zu machen. Am Ende jeder Wiege-Einheit gibt es bereits einen Vorgeschmack in Gestalt der beschriebenen leichten und beschwingten Schwebezustände. Wenn die äußeren Wellen aufhören, werden die inneren erst richtig spürbar und machen sich auf den vorgezeichneten Pfad entlang der Wirbelsäule. Und schon lange, bevor sie den Kopf erreichen, fühlt sich das in der Regel wunderbar leicht und erhebend an. Die Bewegung der Chi-Energie ist nicht nur die subtilste Bewegungsform, die wir erleben, sondern auch die mit Abstand beglückendste.

Die harmonisch sanften Wiegebewegungen, die beide Körper- und damit auch Gehirnhälften gleichermaßen betreffen, sind ebenso polaritätsausgleichend wie Übungen etwa mit Mind-Machines. Nur hier lässt der Effekt nicht nach, sondern entwickelt sich mit der Zeit weiter, sodass schließlich das physische Schaukeln hinter dem energetischen Effekt zurücktritt.

Der japanische Arzt Inoue, nach dessen Ideen die erste, heute von der technischen Entwicklung überholte Wiege konstruiert wurde, sieht den Haupteinsatzbereich in einer Aktivierung der Atmung und darüber des Stoffwechsels. Er empfiehlt seine »Ki-Machine« zur besseren Sauerstoffaufnahme und zum schnelleren Abnehmen. Tatsächlich wird die Energieversorgung der Zellen durch die Anregung der Chi- oder Kundalini-Energie mit Sicherheit verbessert, was auch durch die regenerierende Wirkung des Wiegens bestätigt wird. Wenn von Inoue und seinen Anhängern allerdings behauptet wird, es gäbe nur einen einzigen richtigen Rhythmus, eben den ihres Modells, ist das stark zu bezweifeln und widerspricht aller Erfahrung. Es gibt keine zwei gleichen Menschen auf der Erde, nicht einmal eineiige Zwillinge sind völlig gleich. Wahrscheinlich gibt es einen Bereich – wie beim Blutdruck und der Körpertemperatur –, der mit situationsabhängigen Schwankungen für die meisten Menschen gilt. Wer aber weiß, wie entscheidend schon Nuancen bei Schwingungstherapien sind, wird nicht auf die individuelle Regelung der Frequenz verzichten wollen, auch wenn der für die meisten günstigste Bereich bei etwa 140 Hz liegt.

Die fließende Bewegung der Kundalini-Energie hat offenbar auch eine reinigende Wirkung auf den Organismus, was das

Abnehmen begünstigen könnte. Auf alle Fälle macht das Wiegen viele durstig, was für ein Bedürfnis des Körpers spricht, Schlacken loszuwerden. Insofern sollte man nach dem Wiegen einen halben Liter guten Wassers trinken, auch wenn man nicht zu den durstigen Typen gehört, denn nichts ist so unangenehm wie auf gelösten Schlacken sitzen beziehungsweise liegen zu bleiben. Auch im Bereich einer trägen Verdauung kann durch die automatisch inbegriffene Beckenmassage und -gymnastik einiges in Gang kommen.

Diese Effekte sind aber durch die Rüttelgeräte in noch viel deutlicherem Ausmaß zu erwarten. Was das Abnehmen angeht, sollte man sich nach meinen Erfahrungen keine übertriebenen Hoffnungen bezüglich der Wiegen machen. Natürlich wird durch die Anregung der Kundalini-Energie immer auch der Stoffwechsel aktiviert. Um abzunehmen aber, gibt es wirksamere Konzepte, die ebenfalls Körper und Seele einbeziehen und sicherlich durch regelmäßige Wiege- vor allem aber Rüttelprogramme unterstützt werden. Richtig und regelmäßig von Grund auf durchgerüttelt zu werden, ist sicher in jeder Hinsicht für fast jeden gesund.

Wo allerdings behauptet wird, eine Viertelstunde passives Schwingen ersetze 10 000 Schritte oder eineinhalb Stunden Fußmarsch, kommt zu viel Wunschdenken ins Spiel. Da wäre eher an eine Kombination mit Fasten-, Lauf- oder am besten beiden Programmen zu denken. Vorrangig bleibt hier aber die Lösung der seelischen Muster[38].

---

38 Siehe dazu auch: Ruediger Dahlke, *Mein Idealgewicht,* Programm mit Buch und 3 CDs, München: Goldmann, Arkana Audio, 2002

Wiegemeditationen

Kombiniert mit entsprechender Musik, die dem eigenen Rhythmusempfinden guttut, wie etwa *Trommeln der Welt*[39] und vielleicht einem Räucherstäbchen im Hintergrund, können Wiegerituale die gesundheitlichen Effekte mit spirituellen Übungen im Sinne einer Meditation verbinden. Sowohl der entspannende als auch der energetische Effekt können sich dabei wundervoll ergänzen.

Folgende Kombination hat sich als besonders günstig erwiesen: eine Viertelstunde mittels Kundalini-Wiege die körperlichen und feinstofflichen Energien anregen und sich über diesen Rhythmus seiner Mitte nähern, um anschließend – nach einigen Minuten der Ruhe im Liegen – eine stille Meditation anzuschließen, deren Tiefe von dem dynamischen Vorspann enorm profitieren wird. Einen besonders guten Zugang zur Meditation liefert die CD mit geführten Meditationen zu diesem Buch, die die angesprochenen Themen aufgreift.[40] Aber auch andere geführte Meditationen mit ihren vielfältigen Themen[41] sind geeignet, wie natürlich auch stille Meditationen im Sitzen.

Übungszeiten – Entspannungszeiten

Jeder Zeitpunkt ist geeignet, um die eigene energetische Entwicklung mittels Wiegen in Gang zu bringen, außer direkt nach dem Essen. Aber selbst hier muss man nicht einmal so lange warten wie für einen Waldlauf, da das Bewegungsmuster so

---

39   Bruce Werber, Claudia Fried: *Trommeln der Welt,* Rhythmus-Verlag, o.J.

40   Siehe dazu: *Die Leichtigkeit des Schwebens,* CD, München: Integral, 2002.

41   Siehe dazu dazu über 30 CDs von Ruediger Dahlke bei Goldmann-Arkana-Audio

sanft ist. Schon nach einer guten halben Stunde kann man sich wiegen lassen. Vom Zeitpunkt her wäre der Morgen besonders geeignet. Als Übung des bewussten Erwachens für diesen Tag und dieses Leben kann das gleichzeitige Erwachen der Kundalini-Energie dem Tag ein ganz anderes, aktiveres und freundlicheres Gesicht schenken. Das Energieniveau des Körpers wird dadurch spürbar steigen und alle noch vorhandene Müdigkeit aus dem System geschüttelt. Um sich wirklich wach rütteln und durchschütteln zu lassen, sind natürlich die beiden anderen Vibrationsgeräte noch besser geeignet.

Ebenso hilfreich ist das Wiegen aber auch in Pausen, zum Beispiel mittags, weil es in kürzester Zeit – wenige Minuten sind schon ausreichend – verbrauchte Energie zurückbringt, und zwar von deren Quelle, aus der Tiefe des Beckengrundes, aus ihrer Heimat also.

Wohltuend regenerierend wirkt eine Wiegeeinheit aber auch nach der Arbeit am Abend, man schüttelt sozusagen buchstäblich die Verspannungen und Verkrampfungen ab beziehungsweise lässt sie abschütteln, während man sich genüsslich ausruht, Musik hört und sich einfach mitschwingen lässt. Dass dabei auch anderes in einem wieder ins Schwingen kommt, kann dem Abend nur nützen. Ähnlich günstig für die Nacht sind auch die Vibrationseinheiten auf den »Schüttel-Geräten.«

Therapeutische Hilfe durch Wiegen und Vibrationsgeräte

In der Orthopädie könnten die Wiegen und Vibrationsgeräte mit der Lockerung verspannter Rückenmuskeln einen wesentlichen Beitrag leisten wie auch in der Osteopathie und Chirotherapie. Allerdings ist bei Patienten mit Rückenproblemen zu berücksichtigen, dass durch die wiegende Bewegung offenbar kompensatorische Fehlhaltungen aufgelöst werden können. Das ist langfristig zwar gut, aber kurzfristig unangenehm, denn dadurch kommen die ursprünglichen Schmerzen neuerlich zum Vorschein. Insgesamt kann man sagen, dass die Wiegemethode für Rücken und Beweglichkeit deutlich mehr bringt als ungleich aufwendigere Pendelliegen, deren Benutzung im Gegensatz zur Wiege wenig Spaß und häufig Schwindel vermittelt.

In der Gynäkologie wären die Wiegen und vor allem die Vibrationsgeräte für die Beckenlockerung eine unschätzbare Hilfe, aber auch für den ganzen sexualmedizinischen Bereich könnten sie vielfältige Erleichterungen bringen, gehen doch eine Vielzahl der Beschwerden wie etwa Orgasmusprobleme auf mangelndes Loslassen zurück. Auf das Vibrationsgerät kann man sich auch gut setzen und hat dann eine noch direktere Einwirkung auf den Beckenboden. Dieses Gerät müsste langfristig eine Revolution für alle sexuellen Verspannungen darstellen, beruhen sie doch wesentlich auf Blockaden, Barrieren und Hemmungen, die sich im Beckenbereich sammeln und aus der Psyche kommen, aber andererseits auch wieder aus dem Körper auf diese zurückwirken. Diesen Teufelskreis zu durchbrechen, ist nicht so einfach, aber sowohl mit der Wiege, die gezielt am Becken ansetzt, als auch dem Vibrationsgerät wäre hier viel zu erreichen. Die Ausstrahlungen der Wirkungen reichen natürlich auch hier bis in die Seele, wo das eigentliche Problem liegt.

Der Beitrag der Wiegen zur Psychotherapie ist erprobt und ausgesprochen beeindruckend, kann doch bewusstes Loslassen hier immer nur förderlich sein. Eine bessere Vorbereitung und Einstimmung auf eine Sitzung ist nur schwer vorstellbar. Neben der Entspannung kommt hier auch der Regressionsaspekt positiv zum Tragen, der durch das aus der Kindheit wohlbekannte Wiegen angestoßen wird. Aber auch für eine Erfahrung mit dem verbundenen Atem wären sowohl Wiege- als auch Schüttelritual eine ideale Vorbereitung.

Mit entsprechender Anleitung kann der Patient gut selbst üben, sich auf der Wiege so gehen beziehungsweise liegen zu lassen, dass sich auch schon bei geringen Frequenzen die ganze Wirbelsäule bewegt, wobei die Bewegungsimpulse bis zum

Kopf reichen und diesen sanft mitnehmen. So ist es ein höchst effizientes, Therapiezeit sparendes Mittel, besonders für Menschen, die Probleme haben, die Kontrolle aufzugeben.

Gar nicht so selten lässt sich auch beobachten, wie schon auf der Wiege die Psychotherapie beginnt, indem alte seelische Themen hochkommen beziehungsweise gleichsam herausgeschüttelt werden, sodass Emotionen spürbar werden und Tränen fließen. Alles, was uns einmal bewegt hat und nicht losgelassen wurde, kann durch bestimmte Bewegungsmuster angerührt werden. Wenn wir uns körperlich bewusst bewegen lassen, wird das daher oft auch seelisch bewegend sein. Natürlich sind die Bewegungsmuster in ihren Auswirkungen ähnlich unterschiedlich wie die festgehaltenen Gefühle.

Als Nebenwirkungen in all den beschriebenen therapeutischen Einsatzbereichen treten höchstwahrscheinlich Gefühle von gut erträglicher Leichtigkeit im Beckenbereich auf, die sich bis hin zu subjektiven Schwebezuständen steigern und möglicherweise zu veränderten Bewusstseinszuständen im Sinne der Erweiterung und Erleichterung führen können. Selbst Erleuchtungserlebnisse sind nicht auszuschließen. Medizinisch sind diese harmlos, psychologisch dagegen unbeschreiblich und unersetzlich.

Sinnlicher und spiritueller Bereich

Hier steht natürlich die Chi-, Ki- oder Kundalini-Aktivierung im Vordergrund. Allerdings sind auch die Lockerung des Beckens und die Anregung des Energieflusses in der Sexualregion von Bedeutung und können zu einer erfüllten Sexualität wesentlich beitragen. Regelmäßiges Benutzen der Wiegen und Vibrationsgeräte wird zu einer besonders einfachen und wirksamen Art der Ekstaseanbahnung, besonders wenn sich beide Partner vorher damit auf erotische Höhenflüge einschwingen. Diesbezüglich spielt wohl die Lockerung des Beckens eine Rolle, aber entscheidend dürfte die direkte Aktivierung der Kundalini- oder Ki-Energie sein.

Locker und leicht zu leben, was mit dieser Hilfe entschieden leichter fällt, ist im Übrigen eine wesentliche Voraussetzung für ekstatische Erfahrungen der Leichtigkeit des Seins. Ein weiterer Vorteil der Geräte ist, dass man sie so leicht mit anderen, Ekstase fördernden Aktivitäten kombinieren kann, indem man sie etwa vor dem Liebesspiel oder einer Sitzung mit dem verbundenen Atem nutzt.

Auswahl und Alternativen

Nach schwierigen Erfahrungen mit den Empfehlungen von Produktnamen in der ersten Auflage des Buches, was darin gipfelte, dass ein Teil der Auflage eingestampft werden musste, und nachdem der Markt ziemlich unübersichtlich geworden ist, habe ich mich für ein sichereres Verfahren entschieden. Dazu kam, dass die Entwicklungen neuer Geräte in letzter Zeit so schnell aufeinander folgten, dass ein Buch dem kaum und schon gar nicht auf Dauer gerecht werden konnte. Insofern sollen hier allgemeine Beschreibungen genügen. Modellbezeichnungen und gegebenenfalls auch Bestellungen können dann vom Heil-Kunde-Institut Graz[42] jeweils aktuell vermittelt werden. Dort werden Informationen über die verschiedenen Neuentwicklungen gesammelt, neue Geräte von mir und den Mitarbeitern getestet und – nach unserer Erfahrung – empfehlenswerte vermittelt.

Grundsätzlich ist es sinnvoll, Geräte, die bis zu 400 Euro kosten, nur bei Sicherstellung der üblichen Herstellergarantie von 2 Jahren zu erwerben, was den Kauf über Strukturvertriebe (je-

---

42 Heil-Kunde-Institut Graz, A-8151 Hitzendorf, Tel.: 0043-316-719888-5 Fax: -6; E-Mail: info@dahlke.at

der Kunde wird zum Verkäufer und sucht neue Käufer) bereits problematisch macht. Dabei ist der jeweilige Verkäufer in der Regel schon bald gar nicht mehr zu finden. Immerhin sind bei unseren anfänglichen Erprobungen über die Hälfte der Geräte ausgefallen. Zum Glück sind diese Probleme inzwischen bei den besseren Modellen viel seltener. Da in unseren Seminaren die Möglichkeit besteht, die verschiedenen Varianten zu testen, ist es recht schnell möglich, neue Entwicklungen und Trends zu testen und Erfahrungen auf breiterer Basis zu machen.

Selbst ist die Frau oder der Mann ?

Leider sind die Geräte auch durch Handarbeit praktisch nicht zu ersetzen. Privat und in Seminaren hat sich gezeigt, dass der Partner, der die Stelle der Energiewiege übernimmt, in der Regel schnell überfordert ist. Auch kann das Ergebnis nicht dasselbe sein, weil ein Mensch kräftemäßig einfach nicht in der Lage ist, das Becken eines anderen eine Viertelstunde lang entsprechend zu bewegen. Einen allmählichen Aufbau mit gleichmäßiger Erhöhung der Schwingfrequenz wird er noch weniger zustande bringen. Trotzdem sei hier die beste verbliebene Möglichkeit der Handarbeit angegeben und kann für Testzwecke durchaus ihren Sinn erfüllen.

Der die Wiege ersetzende Partner nimmt sich ein Laken oder anderes großes längliches und leichtes Tuch und legt es so zusammen, dass es wie eine Binde wirkt. In deren Mitte legt er die eng beisammen liegenden Füße seines Schützlings und stellt sich breitbeinig darüber, sodass dessen Füße auf dem Tuch zwischen seinen Füßen zu liegen kommen. Jetzt bindet er sich das Tuch um die eigenen Schultern in einer Höhe, dass er beim Aufstehen die Füße im Tuch leicht vom Boden abhebt. Es ist das Prinzip des Tragetuches, wie es in der sogenannten Dritten Welt und immer mehr auch bei uns für kleine Kinder verwendet wird. Hier wird es lediglich mit sehr großem Abstand für die

Beine eingesetzt. Jetzt kann der die Wiege Ersetzende beginnen, zum Beispiel zu einer geeigneten Musik seinen Oberkörper leicht hin und her zu schwingen und damit die Füße und Beine des Schützlings in Schwingung zu versetzen. Seine Beine, die ein großes A bilden, begrenzen den Bewegungsumfang, sein schwingender Oberkörper gibt die Frequenz vor.

Wichtig ist, dass er nach zehn Minuten oder besser noch einer Viertelstunde die Bewegung sanft aber plötzlich zu Ende gehen lässt und den Gewiegten für wenigstens fünf Minuten seinen Empfindungen überlässt.

Was bei den Füßen noch denkbar erscheint, wird beim Becken dann schon sehr mühsam. Mit derselben Technik könnte unter erheblichem Aufwand an Kraft und Konzentration ein kräftiger Mensch das Becken einer leichteren Partnerin zum Schwingen bringen. Er steht dazu aufrecht mit in A-Form gespreizten Beinen über dem Becken der Gewiegten, das in der breiten Schlinge knapp über dem Boden liegt, und beginnt, es durch eigene Bewegungen sanft zum Schwingen zu bringen. In der Seminarpraxis zeigte sich, dass diese Möglichkeiten selbst in Gruppen, in denen es genug Partner zur Auswahl gibt, nur sehr begrenzt durchführbar sind.

Schließlich könnte man sich noch ein stabiles Gestell aus Holz oder Metall im Stil einer frei aufgestellten Kinderschaukel herstellen lassen und die Schlinge daran befestigen. Dann hätte die Betreuerin die »Last vom Hals« und könnte sich auf das Wiegen beziehungsweise Schwingen konzentrieren. Allerdings ist das Gerüst an sich auch schon wieder ein Kostenfaktor und wegen seiner wenig ästhetischen Form ein störendes Möbel. Und man bleibt natürlich trotzdem von einem Partner abhängig. Bei solchen Wiegepartnerschaft besteht nur die Gefahr zu schnell zu wechseln und dadurch die entscheidende Phase der Stille nach dem Schwingen zu ruinieren.

Einfach im Liegen das Becken eines Partners, das weiterhin auf dem Boden aufliegt, hin und her zu bewegen und so ein leichtes Schwingen auszulösen, kommt zwar leider bei Weitem nicht an das oben beschriebene Ziel heran, ist aber immerhin auch eine schöne Übung, mit der das Ganze für mich vor Jahren begonnen hat.

Insgesamt ist das Erlebnis erst durch die »Mitarbeit« der Maschine ein wirklicher Genuss und da es sie inzwischen auch schon – vergleichsweise – günstig gibt, dürfte nicht viel dagegen sprechen. Allerdings ist bei den günstigsten Modellen zu bedenken, dass auch 100 Euro zu viel sind, wenn das Teil zu wenig haltbar, zu laut, zu unrund und in der Frequenz nicht verstellbar ist.

Holistic Pulsing

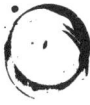

Als eine Variante, in leichte schwebende Zustände zu gelangen, wäre noch die Methode des »Holistic Pulsing« zu erwähnen, die ohne Maschine auskommt, dafür aber geübter und sensibler Therapeuten bedarf. Der schon erwähnte amerikanische Arzt Milton Trager hatte während seiner Arbeit für einen Zirkus festgestellt, dass sich die überanstrengten und verspannten Muskeln der Artisten und Zirkusleute durch sanftes Schütteln wunderbar entspannen und entkrampfen ließen. Daraus entwickelte der englische Arzt Curtis Turchin ein sanftes Therapiekonzept, das er Pulsing nannte. Die israelische Osteopathin Tovi Browning machte schließlich jenes System daraus, das sich heute als Holistic Pulsing seinen Platz in der alternativen Therapieszene erobert. Der Holländer Jan Vonk verband noch spezielle therapeutische Aspekte (Organpulsing) damit und beachtete den Einfluss auf die Energie der Chakren und Meridiane.

Durch einfühlsame wiegende Bewegungen versetzt der Behandler verschiedene Körperteile in Schwingung, was insgesamt und manchmal schon nach einigen Minuten ein Gefühl von sanftem Pulsieren auslösen und allmählich sogar bis zu Empfindungen des Schwebens reichen kann. Der Patient fühlt sich im Idealfall gehalten und dabei so leicht und unbeschwert, dass er sich zunehmend mehr anvertrauen und loslassen wird. In dem Maße, wie seine verschiedenen Muskelgruppen ihre Spannung aufgeben, wird auch die Seele leichter, und so tendiert sie dazu, ebenfalls loszulassen, was sie nicht mehr brauchen kann.

Fasten und Ernährung und die schwebende Leichtigkeit des Seins

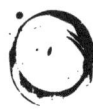

Ähnliche Synchronisationseffekte auf der körperlichen und auf der Bewusstseinsebene wie bei der Kundalini-Wiege beschrieben, stellen sich häufig auch bei Fastenkuren ein. Früher haben wir sie vor allem auf die offensichtliche Entschlackung der verschiedenen Gewebe geschoben. Inzwischen wissen wir aber, dass – offenbar über eine Anregung der Hypophyse – vermehrt Wachstumshormone ausgeschüttet werden. Diese fördern nicht nur auf der körperlichen Ebene den von allen Traditionen und Religionen beobachteten und erstrebten geistig-seelischen Wachstumsprozess, sie fühlen sich auch nach Expansion und Erweiterung an. Das mag eine von verschiedenen Ursachen für die bei gesunden Fastenden häufig zu beobachtenden leicht euphorischen Bewusstseinszustände sein.

Hinzu kommt hier sicherlich die bessere Zusammenarbeit aller Körpersysteme und die effektivere Koordination unserer archetypisch weiblichen und männlichen Seiten, die sich in der linken und rechten Körperhälfte und seitenverkehrt auch auf der Gehirnebene spiegelt.

Viele Fastende fühlen sich auf sanfte Weise und über längere Zeiträume leicht und entspannt, wie auf Wolken schwebend und kommen so der Leichtigkeit des Seins auf diese Weise nahe. Das Empfinden hat im Gegensatz zu den Erfahrungen etwa mit der Kundalini-Wiege nichts Spektakuläres, aber es vermittelt doch mehr als eine Idee davon, wie wir als Seelenwesen eigentlich gemeint sind. Essen und Trinken hält Leib und Seele zusammen, weiß der Volksmund. Wenn wir aufhören zu essen, bekommen wir die Chancen einer Lockerung des Bandes zwischen Körper und Seele geschenkt. Wer bewusst fastet, wird spüren, dass er nicht der Körper ist, sondern mit seiner Seele zu Gast im Körper als seinem irdischen Haus. Je mehr wir uns mit der Seele identifizieren, desto leichter werden wir uns fühlen, ist die Seele doch unirdisch und also federleicht und eigentlich sogar völlig schwerelos. Je mehr wir uns mit dem Körper gleichsetzen, desto schwerer werden wir uns fühlen.

Das erklärt, warum manche Menschen durchs Leben fliegen oder geradezu schwerelos schweben und andere sich hindurchschleppen. Es ist eine Frage der Identifikation und damit des Bewusstseins. Therese Neumann von Konnersreuth war offenbar schon so sehr mit ihrer Seele identifiziert, dass es reichte, diese zu nähren, ihr Körper konnte über Jahrzehnte auf alle Nahrung verzichten. Ein Heiliger wie Pater Pio war offensichtlich sogar so sehr Seelenwesen geworden, dass seine Seele den schweren Körper auf ihren Flügeln zum Altar seiner Kirche trug und er mehrfach und von verschiedensten Menschen bei seinen Flügen gesichtet wurde.

Wir müssen aber nicht bis zu Heiligen gehen, sondern wissen natürlich, dass wir selbst jederzeit als Seelenwesen auf den Schwingen unserer Gedanken träumend wegfliegen können.

Bei den alltäglichen Tagträumen sind die meisten wohl weniger mit ihrer Seele dabei, aber auf den nächtlichen Reisen, die uns meist viel tiefer in die der Seele eigene Welt entführen, sind auch moderne Menschen noch ziemlich identifiziert mit ihrem Seelenvogel.

Viele Kinder unserer Zeit träumen davon, Überflieger zu werden. Das wird natürlich nichts werden, solange sie sich krampfhaft an die Materie klammern. Fasten macht uns in vieler Hinsicht leichter und ein wenig lichter, es erlaubt uns, zurück zum eigenen Rhythmus zu finden. Das allein ist schon sehr beglückend. Obendrein liefert es aber noch eine wundervolle Ausgangssituation für berauschende Ausflüge in die schwebende Leichtigkeit des Seins. Etwa wenn man während und gegen Ende einer Fastenwoche eine Sitzung mit dem verbundenen Atem erlebt, tägliche Wassermeditationen ins Fastenprogramm integriert oder sich während der Fastenzeit täglich mehrfach wiegen und durchschütteln lässt. Hier ist natürlich nicht die aufs Gewicht zielende Waage gemeint, die fast immer in die Tiefen der Missstimmung führt, sondern die Wiege. Eine Waage ist genauso überflüssig wie eine Wiege notwendig. Wer einen Spiegel zu Hause hat, braucht keine Waage, aber immer noch eine Wiege, die sogar leichte Vorteile im Kampf mit Gewichtsproblemen bringt.

Von der Ebene der Elemente her betrachtet, bringt die Fastenzeit einiges zusammen, was die schwebende Leichtigkeit des Seins fördert. Der Körper wird offensichtlich leichter und sauberer und damit auf eine ganz eigene Art durchlichtet. Das Erdelement tritt in den Hintergrund, was man daran spüren kann, dass zum Beispiel der Schlaf leichter wird und die Gedanken auf der geistigen Ebene freier. Auf der seelischen Ebene ist Kummer ganz offenbar leichter zu (er-)tragen und die Gefühle werden durchsichtiger. Fasten löst offenbar den Erdbezug und bringt uns der weiblichen Wassersphäre der Gefühle und dem männlichen Luftreich der Gedankenflüge näher. Was das Feuer angeht, zeigen viele Erfahrungen, dass sich die Kundalini- oder

Chi-Energie leichter regen und bewegen kann. Offenbar werden auch auf der Ebene der subtilen Energiewege Barrieren und Blockaden aus dem Weg geräumt.

Insofern kommt die Kombination der vorgestellten Übungen einem Generalangriff auf die Schwere des Lebens gleich. Wobei das männlich kriegerische Wort gar nicht so gut passt, weil sich die Schwere solchen Übungen kampflos ergibt. Es ist, als bewegte man sich mit einer Kerze in die Dunkelheit. Der oft besungene Kampf zwischen Licht und Dunkelheit findet dann gar nicht statt, weil sich die Dunkelheit einfach auflöst, sobald das Licht kommt. Ganz ähnlich verhält sich die Schwere gegenüber der Leichtigkeit des schwebenden Seins.

Über das Fasten ließe sich noch viel sagen und um es sicher in eigener Regie durchzuführen, wäre das auch notwendig. Aber wie über den verbundenen Atem habe ich auch über das Fasten ein eigenes Buch geschrieben, das für eine eigene Erfahrung alles Wissenswerte enthält, wobei sich für die erste Fastenzeit auch eine Seminarwoche wie »Körper – Tempel der Seele« anbietet, wo das eigene Erleben völlig im Mittelpunkt steht, weil einem alles andere abgenommen wird.[43]

---

43 Ruediger Dahlke, *Das große Buch vom Fasten*, München: Goldmann, 2008

Vegane Ernährung

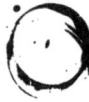

Eine wundervolle Möglichkeit, leichter und beschwingter zu leben, ist auch die vegane Ernährung. Laut neuester Studien, vor allem von Prof. Colin Campbell, ist diese Ernährungsform offensichtlich der einzige Ausweg aus einem beispiellosen Dilemma. Diese großen unabhängigen Studien belegen, wie sehr Tierprotein uns krank macht, indem es Krankheiten, die zu regelrechten Geißeln der modernen Zivilisation geworden sind, wie Herzkrankheiten, Krebs, Diabetes und Allergien, Osteoporose usw., fördert. In „Peace-Food – wie Verzicht auf Fleisch und Milch Körper und Seele heilt"[44], habe ich diese erschreckenden Ergebnisse zusammengefasst und Lösungswege aufgezeigt. Vegane Ernährung ist aber viel mehr als ein Ausweg oder gar Verzicht. Sie ist ein großes Geschenk, führt sie doch zu besserer Durchblutung, geringerer Ausdünstung und unvergleichlich angenehmerer Ausstrahlung. Insgesamt bringt sie eine große erhebende Leichtigkeit ins Leben.

---

44 Ruediger Dahlke: *Peace-Food – wie Verzicht auf Fleisch und Milch Körper und Seele heilt,* München: GU, 2011

Lichtnahrung

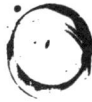

Unter diesem Namen hat die Australierin Jashmuheen einen besonderen über normales Fasten weit hinausgehenden Prozess bekannt gemacht, bei dem in der ersten Woche auch aufs Trinken verzichtet wird. Dieser kann ganz entschieden in Bereiche schwebender Leichtigkeit des Seins führen, aber wohl nicht bei allen und ist auch nicht unbedingt unbedenklich. Auch wenn ich natürlich alle verfügbare Literatur und Erfahrungsberichte gesichtet habe, macht es für mich keinen Sinn, diese Erfahrung allgemeingültig zu beschreiben, wie ich das nach fast 40 Jahren Fastenerfahrung im vorigen Kapitel gut machen konnte. Stattdessen werde ich meine persönlichen Erlebnisse beschreiben, die mich zunehmend mit der Leichtigkeit des Schwebens in Beziehung brachten, wie es aber auch andere berichteten.

Bevor ich mich vor Jahren auf diese Erfahrung einließ, hatte ich schon einiges mit längerem Nahrungsentzug erlebt. Beim 40-tägigen Fasten hatte ich in der 4. Woche fast nichts mehr abgenommen, in der 5. und 6. Woche gar nichts mehr – jedenfalls besagte das die Waage. Physikalisch war nicht erklärbar, zumal ich in dieser Zeit sogar körperlich gearbeitet hatte, also eindeutig Energie verbrannt und mich sehr fit gefühlt hatte. Schulwissenschaftlich ist das unmöglich, und doch hab ich es an mir selbst erlebt. Insofern war ich vorbereitet, als ich mich in der Weihnachtszeit auf das – was Trink-Fasten anging – neue Abenteuer einließ.

Mit dem Buch von Dr. Michael Werner[45], einem Chemiker in Basel, der schon seit einigen Jahren ohne Nahrung lebt, machte ich mich auf den Weg. Werner hat sich – aus Wissenschaftsinteresse – bereits einmal 14 Tage im Inselspital in Bern, einer der renommiertesten Kliniken der Schweiz, einer strikten Kontrolle seines Zustandes unterzogen. Die Ergebnisse waren immerhin so spannend, dass sie von den Medizinern nie veröffentlicht wurden.

Für mich wurde es eine gute, wenn auch extreme Erfahrung. Ich fühlte mich die meiste Zeit wirklich wunder-voll. Mein an sich schon relativ geringes Schlafbedürfnis sank in dieser Zeit auf unter 2 Stunden pro Nacht und ich hatte – bei höchster Wachheit – wundervolle Meditationen. In dieser Zeit schrieb ich das über 500 Seiten starke Buch »Depression – Wege aus der dunklen Nacht der Seele« in einem Zug und in vier Wochen.

Die ersten 7 Tage ohne Wasser sind eine Reise ins archetypisch dem Saturn-Prinzip unterstehende Land der Trockenheit und Kargheit. Austrocknen bis fast zum Vertrocknen. Wenn das Wasser des Lebens wegbleibt, geht auch das Leben langsam aus dem Körper und folglich rückt das Sterben näher. Der Gang durch das trockene Land entspricht der Durchquerung der eigenen Wüste, der eigenen Leblosigkeit, dem eigenen Totenland. Ohne Wasser kommt auch alles in der Natur zum Erliegen und vertrocknet. Ebenso in uns – wo das Wasser des Lebens fehlt, ist auf die Dauer kein Leben. Christus spricht von diesem anderen Wasser des Lebens, und phasenweise schien es mir, als sei ich auf dem Weg zu diesem eigentlichen Wasser des Lebens.

Konkret aber lag die Zunge schwer im Mund und klebte ständig fest, was nicht weiter schlimm war, denn es gab nichts mehr zu sagen, zu reden, nur noch zu spüren und zu erleben, manches zu durchleiden. Aber es gibt immer diese Hoffnung auf das eigentliche Wasser des Lebens, die Hilfe von oben aus anderer Dimension, auf die dieser ganze Prozess zielt. Angelus Silesius

45 Dr. Michael Werner: *Leben durch Lichtnahrung,* München: AT Verlag, 2005

sagt sinngemäß: Wenn Du nicht stirbst, bevor Du stirbst, Du auf ewiglich verdirbst. Wenn Du aber stirbst, bevor Du stirbst, könntest Du auch wirklich leben? Jedenfalls fühlte ich mich lebendiger denn je.

So war es eine bewusst unternommene Begegnung mit dem Sterben, die ich nicht missen möchte und trotzdem nicht einfach empfehlen könnte. Eine bewusst unternommene Begegnung mit dem Tod ist natürlich das größte Loslassen, selbstverständlich ist es eindrucksvoll und konfrontiert uns mit unseren wesentlichen Aspekten. Die Seeleute sagen im Hinblick auf Schiffbrüchige ohne Süßwasser, am 4 Tag käme der Wahnsinn, am 5. der Tod. Beides ist mir erspart geblieben, aber ich weiß doch nun, was sie mit diesem Spruch meinen und war froh, meinen Schatten lange vorher in Psychotherapien kennengelernt zu haben. Bei einigen Erfahrungen konnte ich mir vorstellen, wo der Weg in Richtung Psychose abzweigt. Insofern würde ich die Empfehlung zu solch einer Reise auch davon abhängig machen, ob jemand seine dunklen Schattenseiten kennt und längere Fastenerfahrungen hat.

Die Begegnung mit dem großen Loslassen und extremer innerer Hitzeenergie habe ich die meiste Zeit über sogar sehr genossen und ab dem fünften Tag ging es mir auch ohne Wasser in körperlicher Hinsicht schon wieder sehr gut, seelisch ging es immer gut. Für mich waren es sieben Tage der Meditation und von daher sehr ruhig und schön, die mich mit Bereichen konfrontierten und mit Erfahrungen beschenkten, wie sie sich zum Beispiel in der Schutzengel-CD[46] niedergeschlagen haben, die ich vorher niemals aufgenommen hätte. Schon in dieser Zeit begann meine Schlafzeit, von der ich weiß, wie sie sich schon bei normalem Fasten reduziert, dramatisch abzunehmen. Ich genoss es sehr, immer weniger zu schlafen und trotzdem wacher zu sein, zumal Erwachen sowieso mein erklärtes Ziel ist. Selbst die Träume waren in dieser kurzen Schlafperiode noch ungleich schöner, erhebender und manchmal geradezu erleuchtend.

---

46 Ruediger Dahlke: *Schutzengel-Meditation*, München 2008

Sobald das Wasser wieder erlaubt ist, am 8. Tag, bei mir war es auch noch Heiligabend, stellt es das größte Geschenk dar. Das Leben kommt zurück, eine Wiedergeburt in ein neues umgestelltes Leben. Automatisch dachte ich an Gustav Meyrinks Ausdruck von der Umstellung der Lichter. Meine Meditationen bekamen eine unvergleichlich l(e)ichte Qualität. Ich hatte – wegen des geringen Schlafbedürfnisses – Zeit im Überfluss und nutzte sie für Reisen nach innen und außen, entdeckte für mich Bali auf einer berührenden Ebene, fand dort Freunde, beschloss zu bleiben, beantragte die Erlaubnis und bekam sie, fand rasch ein Haus – alles ging fließend und schön.

Nach einigen Wochen stabilisierte sich auch mein Gewicht, allerdings erst auf sehr niedrigem Niveau. Obwohl ich mich sehr gut fühlte und ausgesprochen leistungsfähig blieb, sah ich sehr schlecht aus. Ständige Fragen, wie krank ich denn nun sei, begannen zu nerven – vor allem um dem zu entgehen und wieder halbwegs sozial integriert leben zu können, fing ich widerwillig wieder an zu essen. Hinzu kommt aber auch, dass ich eigentlich sehr gern esse und es viel zu sehr genieße, als es – auf Dauer – ganz missen zu wollen.

Ich habe den Lichtnahrungsprozess als eine große Befreiung erlebt, die mir viele Wochen schwebender Leichtigkeit des Seins vermittelte. Er führt – noch über normales Fasten hinaus – in eine beeindruckende Unabhängigkeit von allem Materiellen, und was ist Glück anderes als die maximale Freiheit zu sein. Allerdings sollte man nicht übersehen, dass auch der Tod eine Art Befreiung (vom Körper) ist. Insofern verlangt dieser Prozess neben einer soliden Selbstprüfung und den erwähnten Vorerfahrungen wie längere Fastenzeiten und Schattentherapie eine sehr gute Betreuung von jemandem, der Erfahrung damit hat. Darauf legen alle großen Wert, die ihn empfehlen, sowohl Jashmuheen als auch Dr. Werner.

Persönlich würde ich niemandem einen so in Extreme führenden Prozess empfehlen. Wer allerdings schon öfter und auch länger gefastet und seinen Organismus über Jahre gut an solche Zustände gewöhnt hat, kann sich das durchaus überlegen. Auch in unseren Fastenseminaren habe ich schon Teilnehmer bei ihrem Lichtnahrungsprozess betreut, ohne dass die anderen normal Fastenden überhaupt etwas davon bemerkten.

Aus Schulmedizinsicht ist das Ganze natürlich eine Zumutung besonders für die Niere, aber ganz offensichtlich haben das außer mir schon viele Menschen ganz gut überstanden. Von denen, die Schaden genommen haben, was ich mir als Arzt natürlich vorstellen kann, weiß ich dagegen nur auf der Gerüchteebene.

Das Lebensmittel für beschwingtes Leben in der Leichtigkeit des Seins

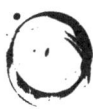

Tatsächlich können wir – wie beim Fasten und dem Lichtnahrungsprozess beschrieben – durch völligen Nahrungsverzicht in verblüffend leichte und beschwingte Zustände gelangen. Auf dem Gegenpol gibt es aber auch eine nicht zu unterschätzende Möglichkeit. Zwar gibt es die ideale Wunderpille, die – gesund und harmlos – Erfahrungen der Leichtigkeit des Schwebens schenkt, leider bisher nicht. Aber der Organismus verfügt im Idealfall über ein Hormon, beziehungsweise einen Neurotransmitter namens Serotonin, auch als Wohlfühlhormon bekannt, der die Basis solchen Erlebens darstellt. Überall auf der Welt sind die Leute deshalb auch hinter ihm her.

Zwar macht auch Serotonin allein weder Wohlgefühle noch vermittelt es die schwebende Leichtigkeit des Seins, aber ohne Serotonin ist das jedenfalls gänzlich ausgeschlossen. Es ist in der Analogie wie bei den anderen Hormonen, zum Beispiel denen der Sexualität. Wo sie fehlen, kann kommen, wer will, er wird keine Reaktion auslösen. Mit Sexualhormonen aber muss man immer noch dafür sorgen, dass der richtige Partner kommt beziehungsweise man etwas unternimmt, um ihm zu begegnen, dann aber ist alles möglich. Ganz ähnlich funktioniert es mit Serotonin. Wo es fehlt, bleibt das Leben unfroh. Wo es genügend vorhanden ist, macht es all das möglich, was bisher beschrieben wurde. So hätte dieser Abschnitt eigentlich auch an den Anfang gepasst.

In den USA nehmen über 50 Millionen Erwachsene Prozac (bei uns zum Beispiel Cipralex oder Fluktine), ein Antidepressivum ein, das den Serotoninspiegel im Gehirn erhöht, indem es den Abbau einmal ausgeschütteten Serotonins verhindert. Überall auf der Welt werfen Disco-und Techno-Kids Ecstasy ein, ein Amphetamin, das etwas sehr Ähnliches macht, nämlich alles verfügbare Serotonin auf einen Schlag auszuschütten. Serotonin, das auch schon als Glückshormon firmierte, ist auch der Grund dafür, dass viele Naschkatzen nicht genug Schokolade bekommen können und andere fast von Bananen leben. Beides erhöht – unter bestimmten meist nicht durchschauten Umständen – ebenfalls den Serotoninspiegel im Gehirn und vermittelt – in genügender Menge genossen – angenehme, leicht euphorisierende Stimmungen. Nun sind weder legale und illegale Drogen noch große Mengen Schokolade und Bananen jedermanns Sache. Wir bräuchten einen anderen Weg, um für ausreichend Serotonin im Gehirn zu sorgen, denn nur im Gehirn kann es seine zauberhaften Wirkungen entfalten.

Biochemisch entsteht Serotonin im Organismus aus der Aminosäure L-Tryptophan vor allem im Darm. Aminosäuren sind die Bausteine des Eiweiß und von daher könnte man versuchen, sich über Fleischessen zu beglücken. Aber es ist inzwischen hinlänglich bekannt, dass dabei eher das Gegenteil herauskommt. Auch das hat wieder hormonelle Gründe, denn mit dem Fleisch von Tieren aus der Massenschlachtung in Großschlachthöfen bekommen wir all deren in der langen Todesangstphase ausge-schüttete Angst- und Stresshormone mit ab. Also wäre in unse-rem Zusammenhang der Leichtigkeit des Schwebens sogar ein wichtiger Punkt, auf solches Fleisch zu verzichten.

Auch die Einnahme von L-Tryptophan als Medikament brach-te bei mir persönlich jedenfalls keine überzeugenden Ergeb-nisse. Wenn ich meine eigenen Hochstimmungen analysierte, zeigte sich Ausdauersport als förderlich und extrem gut gekaute Rohkost aus möglichst eiweißreichen Pflanzen. Wer etwa früh morgens zu einer Bergtour aufbricht, nur ein paar Möhren und Fenchel im Rucksack hat und diese auf dem Weg langsam und genüsslich kaut, wird am Gipfel und schon auf dem Weg in eine wundervolle Stimmung geraten. Diese hat noch nichts mit ei-nem *peak-experience* zu tun, sondern eher mit dem Rückfall in die uralte Zeit unserer Vorfahren. Als diese morgens aufwach-ten, war der Kühlschrank weder voll noch vorhanden. Mit ziem-lichem Hunger, weil es nie genug Kalorien gab, sind sie wohl in die Umgebung getrottet und sicher nicht gerannt, weil das zu viele der äußerst kostbaren Kalorien verbraucht hätte. Wer dächte da nicht an das Geheimnis der Bewegung im Sauerstoff-gleichgewicht. Auf dem Weg haben sie Essbares in Gestalt vor allem von Pflanzen gesammelt und gleich noch laufend gekaut, was mit ihren mächtigen Gebissen leicht möglich war. Sie muss-ten enorm kauen, um aus der kargen Pflanzenkost überhaupt etwas herauszuholen. Zwar bekamen sie so kaum ausreichend Brennstoff, aber im Nebeneffekt einen Überfluss an Vitaminen, Spurenelementen und dem Notwendigsten wie L-Tryptophan. Diese Situation hat unseren Organismus geprägt, und wenn er heute auch einen Überfluss an billigen Kalorien bekommt, feh-len ihm doch die Vitamine und Spurenelemente und vor allem auch das L-Tryptophan, das er wandernd zu sich nahm.

Mit der Zeit offenbarte sich auch das Geheimnis beziehungs-weise der Mechanismus dieser potentiell stimmungsaufhellen-den und den Hunger leicht reduzierenden Mischung. L-Trypto-phan aus der Nahrung kann meist gar nicht ausreichend ins Gehirn gelangen, weil es in Konkurrenz mit anderen Aminosäuren beim Transportsystem an der so genannten Blut-Hirn-Schranke den Kürzeren zieht. Wer aber zusätzlich ein wenig Kohlenhydrat zu sich nimmt wie bei der inzwischen als Take-me käuflichen Rohkostvariante, fördert dadurch eine Insulinausschüttung und die schafft nicht nur die Glucose in die Zellen, sondern auch die Aminosäuren in die Skelettmuskulatur, alle außer L-Tryptophan, das aufgrund seiner räumlichen Struktur nicht für die Muskulatur geeignet ist. Dadurch ist es plötzlich weitgehend konkurrenzlos am Transporter im Gehirn. Hier liegt auch der Grund, warum sich Ausdauersport so förderlich auf die Stimmung auswirkt, denn er holt ebenfalls die konkurrierenden Aminosäuren in die Muskeln und L-Tryptophan kann gemütlich ins Gehirn gelangen und gute Stimmung verbreiten. Wichtig ist nur, eine geringe Menge der Take-me-Rohkost[47] wie einen gehäuften Esslöffel in Saft zu verrühren und am besten morgens nüchtern zu sich zu nehmen, viel Flüssigkeit nachzutrinken und ca. eine halbe Stunde nichts anderes zu essen. Nach drei Jahren Erfahrung mit dieser Methode, möchte ich sie nicht mehr missen. Aber nochmals, es genügt nicht, Take-me zu essen, wir müssen uns obendrein Möglichkeiten schaffen, unsere Stimmung zu verbessern und uns Chancen zu beschwingten Erfahrungen zu schenken.

---

47   Siehe: www.heilkundeinstitut.at

Erfahrungen im Luftreich

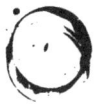

Die Schwing(ungs)liegen und Schwebebetten

Seit seiner Gründung benutzen wir im Heil-Kunde-Zentrum Johanniskirchen eine besondere Art von Schwingliege mit gleichbleibend gutem Erfolg für unsere vierwöchigen Psychotherapien. Auf der verblüffend einfach konstruierten auf Federn gelagerten Liege ruht der Körper so leicht und frei schwingend, dass der Rhythmus des eigenen Atems ihn in sanfte, anfangs kaum merkliche Schwingung versetzt. Schon nach wenigen Minuten entwickelt sich dadurch bei vielen ein Gefühl von Leichtigkeit bis hin zum Schweben. Dass es der Atem ist, der die sanfte Schwingung bewirkt, ist für das Empfinden der Liegenden kaum spürbar und offenbar auch subjektiv unwichtig, jedenfalls stellt selten jemand einen Zusammenhang her.

So entsteht ein idealer Platz, um auf den Schwingen eigener Gedanken- und Seelenbilder auf Reisen zu gehen oder sich von Wellen meditativer Musik wiegen und mitnehmen zu lassen. Neben dem um ein Vielfaches schnelleren Rhythmus des Herzens ist uns wohl kein Rhythmus näher als der der Atmung. Die

Liege gehorcht ihm unmerklich in jedem Moment. Sie reagiert damit ungleich sensibler als ein Wasserbett. Subjektiv in völliger Ruhe liegend, tragen einen eigene Schwingungen – und nichts trägt besser und verlässlicher als diese Mischung aus Atem-, Herz und Craniosakralrhythmus. Der Ruhende gerät in Resonanz mit sich selbst. Eines der Ziele menschlicher Entwicklung ist aber, mit sich selbst in Einklang zu kommen.

Liebe ist ebenfalls ein Resonanzphänomen. Wenn zwei Menschen einen Draht zueinander haben, sich blind verstehen und sich verlieben, wollen sie »miteinander gehen«, im selben Rhythmus leben und schwingen, was im Geschlechtsakt dann körperlich am deutlichsten zum Ausdruck kommt.

Wirkliche Liebe bezieht sich immer auch auf einen selbst und kann sich nur in diesem Bezug entwickeln. Nicht umsonst heißt es in den Evangelien: »Liebe deinen Nächsten wie dich selbst« und nicht etwa »über alles«. Ein Sich-Einschwingen auf den eigenen Rhythmus bringt in Resonanz mit sich selbst und fördert so das Annehmen der eigenen Art und damit die Eigenliebe als Voraussetzung für die Liebe zum Gegenüber. Alle Versuche, Partner über sich selbst hinaus zu lieben, sind von Anfang an zum Scheitern verurteilt.

Für eine Psychotherapie, deren Ziel das Annehmen des Erlebten und Erkannten ist, einschließlich der eigenen Schattenanteile, wird solch eine Liege zum wertvollen Hilfsmittel. Man ist sich auf ausgesprochen sanfte Weise gewogen, wenn man darauf unmerklich schwingt, und in diesem Empfinden wird es leichter, auch dunkle Anteile der eigenen Seele anzuerkennen und lieben zu lernen. Schließlich sollen wir – aus christlicher Sicht – unsere Feinde lieben lernen. Auf der Ebene des Mikrokosmos sind das unsere Fehler, Symptome und Schattenseiten.

Darüber hinaus ist jede Meditation in solcher Atmosphäre eine angenehm entspannende Erfahrung. Das zeigt auch der Erfolg von Wasserbetten, die einen ähnlichen, aber vergleichsweise schwachen Effekt haben. Das liegt vor allem daran, dass sie zu träge reagieren, um den Atemrhythmus aufzunehmen.

Wir haben weiter oben gesehen, wie wundervoll uns das Wasserelement tragen kann. Nur der Luft gelingt das noch leichter und freier. Von Natur aus sind Federn prädestiniert, im Luftelement zu tragen. Insofern lag es nahe, sie als tragendes Element für die Schwingliege zu verwenden. Der Atem trägt uns leicht und luftig durchs Leben. Ihn sozusagen als Antrieb oder gar Motor zu verwenden, bot sich für eine auf Federn schwebende Liege an und erwies sich lange Zeit allen ungleich aufwendigeren technischen Lösungen überlegen. Das hat sich erst in allerjüngster Zeit durch die im Folgenden beschriebene Erfindung gewandelt.

Das Schwebebett für jede Nacht

Auf Federn relativ labil ruhende Betten haben ihre natürlichen Grenzen, da sie bei Bewegungen, wie sie in Betten ja vorkommen sollten, instabil werden. Und wer möchte schon, wenn es besonders bewegend und rhythmisch im Bett wird, aus diesem fallen beziehungsweise sogar von ihm abgeworfen werden. Hier bietet nun eine verblüffend einfache Erfindung eine Möglichkeit, die unseren Schlaf von Grund auf verändern, vertiefen und insgesamt verbessern kann. Sie trägt die Chance einer wirklich revolutionären Veränderung der Schlafqualität in sich. Da wir an keinem Ort mehr Zeit verbringen als im Bett, sind die Konsequenzen unübersehbar. Solch ein Bett lässt – ohne Zweifel – die Schläfer besser träumen, es kann den Einzelnen und sogar ganze Gesellschaften zu geradezu fantastischen Träumen anregen.

Ursprünglich war dieses System nur für Kinderbetten gedacht, wo die Idee so nahelag, weil unübersehbar viele moderne Eltern ein Problem haben, ihre Kinder ins Bett und in den Schlaf zu bekommen. Das hat wohl vor allem damit zu tun, dass viele Eltern ihren Tag im Widerstand mit ihrem Job oder ihrer Beschäftigung verbringen, was enorm kräftezehrend ist, während Kinder meist im Augenblick versunken, gleichsam außerhalb von Raum und Zeit spielen. Am Abend, wenn die vom Tag erschöpften Eltern noch ein bisschen Ruhe für sich allein haben wollen, weil sie so fertig sind, können die Kinder aufgrund ihres ganz anderen Tagesverlaufs noch recht frisch sein. Sie denken dann gar nicht daran, freiwillig ins Bett zu gehen, und wenn sie dort mit viel Mühe und diversen Tricks hineinbugsiert worden sind, wollen sie noch lang nicht einschlafen.

Zu den in modernen Elternkreisen bewährten Tricks gehört das »Einheiern« durch ein paar Autorunden. Während ein besorgter Vater das Kind also einige Male um den Block chauffiert und es durch das sanfte Schaukeln des Wagens relativ rasch einschläft, bemüht er sich beim anschließenden Ins-Bett-Tragen seines Sprösslings, möglichst ruhig vorzugehen, wobei das Kind mit ziemlicher Sicherheit wieder erwacht. Manch verzweifelte Eltern lassen deshalb das Kind im Auto und bewachen dann lieber stundenlang das Fahrzeug. Ich kenne sogar einen Vater, der auf diese Weise selbst zum Autoschläfer geworden ist.

Der springende Punkt ist bei alldem natürlich das sanfte Schaukeln des Autos, das das Kind wie eine Wiege zum Schlafen verführt. Am besten wäre in dieser Hinsicht, der Papa würde die ganze Nacht durchfahren, dann könnte sein Sprössling gut gewiegt durchschlafen und wäre am Morgen sich und dem neuen Tag bestens gewogen. Etwas weniger aufwendig wäre natürlich, wenn der Papa das Prinzip durchschauen und das Kind beim Herausnehmen einfach weiterwiegen würde. Noch intelligenter, weil angenehmer und umweltschonender wäre, wenn man das ganze Autoprogramm streichen könnte zugunsten eines Wiegeprogramms. Wer sein Kind auf dem Arm oder auf den Schultern wiegt, während er vielleicht noch ein Schlaflied singt oder ein Mantram summt, kann sich wirklich sicher sein, dass der Schlaf nicht lange auf sich warten lässt. Diese alte, wundervolle Methode funktioniert auch in modernen Zeiten, sie hat nur den Nachteil, dass sie Zeit kostet, die oft von ihrem Tagesprogramm gestresste Eltern nicht zu haben meinen.

Alle diese Methoden haben zudem den Nachteil, dass das Wiegen nur auf die Einschlafphase begrenzt ist, während es doch die ganze Nacht über angenehm und wichtig wäre. Hier setzt das neue in der Schweiz entwickelte System an, das im Handumdrehen aus jedem Kinderbett eine Wiege macht. Man setzt die Betten beziehungsweise Ecken des Bettchens einfach auf vier flache himmelblaue Scheiben und schon ist der fliegende Teppich fertig, der jedes Kind in seinem ureigenen Rhythmus ins Land der Fantasien und Träume hinüberwiegt. Wenn aber das Bettchen für die Kleinen zum Himmel wird, kann sich dieser auch für die Eltern auftun. Ausgeschlafene Kinder sind glücklicher und lassen nicht selten auch die Eltern besser schlafen, da sie ihrerseits mehr Chancen haben, ihr eigenes Glück zu verwirklichen. Das aber wird wieder auf die Kinder zurückwirken. Das ganze System könnte, wenn es denn Schule macht, nach draußen abfärben und die Welt verändern. Bessere Nächte sind nämlich eine ideale Basis für bessere Tage.

Über diesen Weg könnten vier kleine himmelblaue Scheiben über gut gewiegte Kinder Kindergärten und Schulen und über ausgeschlafene und glückliche Mütter und Väter schließlich sogar ganze Firmen verändern und der Gesellschaft eine ausgeschlafene Basis verschaffen. Das Patent beruht auf einem ziemlich genialen, lastenunabhängigen Pendelsystem, das – stabil und sensibel zugleich – dafür sorgt, dass die geringen Eigenschwingungen des Kindes das Bettchen sanft schwingen lassen. Die kreis- und damit mandalaförmige Schwingungsweite beträgt dabei nur ein paar Millimeter und kann auch bei starken Eigenbewegungen des Kindes nicht überhand nehmen, weil ein Dämpfungsmechanismus große Bewegungen abfängt. Insofern bleibt bei optimaler Schwingfähigkeit die Sicherheit in jedem Moment gewahrt. Jede der vier einzelnen Scheiben lässt die Bettpfosten oder -ecken um ihre jeweilige Mitte schwingen, dabei aber natürlich in jedem Moment koordiniert mit den anderen Scheiben. Dieses Kreisen um die Mitte, typisch für das Mandala, jenes Urmuster unserer Schöpfung, mag zu dem Effekt beitragen, über diese Form von Schlaf die eigene Mitte zu finden. Somit findet jede Nacht auch eine Art sanfte, kaum merkliche Psychotherapie statt.

Die Eigenschwingungen des Bettes entstehen vor allem aus dem Atemrhythmus, aber auch Herz- und wahrscheinlich sogar Craniosakral-Rhythmus tragen – wenn auch viel geringer – dazu bei. Die Eigenbewegungen des Kindes spielen selbstverständlich auch ihre Rolle, können aber das Bett nicht destabilisieren. Wenn ein Kind aber in der Einschlafphase unruhig ist, wird es sich dadurch sogar noch besser in den Schlaf wiegen. Sobald es dann ruhig schläft, wird die Mischung aus Atem- und Herzrhythmus dafür sorgen, dass es die ganze Nacht in seinem eigenen natürlichen Rhythmus sanft gewiegt wird. Der unschätzbare Vorteil des Systems etwa gegenüber unserer Therapieliege ist, dass die ganze Angelegenheit in jeder Situation absolut stabil bleibt, selbst wenn sich jemand auf das Bett stützt oder auf den Rand setzt. Heftige Bewegungen werden gedämpft, sehr starke Belastungen heben den Effekt ganz auf.

Insofern erfüllt das System in geradezu perfekter Weise die Forderungen des schon erwähnten Arndt-Schulz'schen Gesetzes, das besagt, dass schwache Reize die Lebenstätigkeit anfachen, mittelstarke sie fördern, starke sie aber hemmen und stärkste sie sogar aufheben. Die ganz sanften Reize des eigenen Herzens fachen die Lebensgeister an, die deutlicheren der Lunge fördern sie und beide Effekte werden durch das Wiegebett verstärkt. Die starken Reize durch heftige Körperbewegungen des Schlafenden, die die Lebensenergie eher hemmen würden, werden gedämpft und in mittelstarke umgewandelt, stärkste Irritationen, die die Lebensenergie blockieren könnten, hebt das System komplett auf.

Bisher gibt es schon sehr gute Erfolge bei Säuglingen mit Dreimonatskoliken und vor allem bei Kindern mit ADHS. Eine auf diesen Bereich spezialisierte Therapeutin erklärt das folgendermaßen: Kinder mit ADHS spüren ihren Körper nicht richtig und nicht ausreichend, weshalb sie sich ständig bewegen müssen. Das Körpergefühl setzt sich aus verschiedenen Faktoren zusammen, vor allem dem Gleichgewichtsorgan im Innenohr, dem Gefühl für die Schwerkraft und den Hautempfindungen. Wenn diese drei untereinander nicht in Resonanz sind, fördert das die Entwicklung von ADHS. Mit dem Sleepy-Schwingsystem wird die ganze Nacht das Innenohr stimuliert, was für den Effekt ausschlaggebend sein dürfte.

Für die Zukunft ergeben sich noch verschiedene Möglichkeiten, die Eltern zum Beispiel die Angst vor dem plötzlichen Kindstod nehmen könnten. Statt aufwendiger Überwachungssysteme der kindlichen Herzfunktion, die das Kind stören müssen und durch das ständige An- und Ablegen etwas Bedrohliches in jede Nacht bringen, könnte ein kleines Alarmsystem anzeigen, wenn das kindliche Bett nicht mehr schwingt. Das würde bedeuten, das Kind atmet nicht mehr oder es ist aus dem Bett gefallen. In beiden Fällen wäre sofortige Hilfe nötig.

Bestimmend für das Bewegungsmuster während der Nacht ist der Rhythmus der Lunge. In der Medizin sprechen wir nicht umsonst von Lungenflügeln. Beim verbundenen Atem und auf den Schwingliegen und Wiegebetten kann man erleben, dass hinter diesem Ausdruck mehr als Anatomie und Poesie stecken. Sanftes Wiegen auf den Schwingliegen und Wiegebetten fühlt sich allmählich an wie Schweben und manchmal sogar Fliegen. Beides fördert leichte und freie Erfahrungen im Reich der Träume und Fantasien.

Im Erleben der ersten Prototypen der Kinderwiege kam mir eine Erklärung in den Sinn für eine verblüffende Erfahrung der Neonatologie, jenes Teils der Medizin, der sich mit Frühgeborenen beschäftigt. Dort hat es sich gezeigt, dass die sogenannte Kängurumethode allen modernen High-Tech-Brutkästen überlegen ist. Die österreichische Ärztin Marina Markovich hatte diese Idee den archaischen Völkern abgeschaut, die dazu neigen, sich ihre Neugeborenen einfach auf den eigenen

Bauch zu binden. In ärmeren Ländern, wo Brutkästen nicht oder jedenfalls nicht ausreichend zur Verfügung stehen, machte das schnell Schule. Die Ergebnisse waren über alle Maßen ermutigend. Eine wissenschaftliche Erklärung für das Phänomen existiert bislang kaum, trotzdem ist es inzwischen in fast allen Ländern anerkannt, irgendwann selbst in Österreich, der Heimat der Entdeckerin. Die Erklärung könnte sehr einfach sein. Die (Zu-)Frühgeborenen, die allein noch nicht lebensfähig sind, brauchen neben der Geborgenheit der Mutter und ihrer Wärme sicherlich auch deren Rhythmus. Und vielleicht sind es auch überhaupt Rhythmus und Wärme der Mutter, die die Geborgenheit erst ausmachen. Der eigene Atemrhythmus dieser allerkleinsten Babys ist manchmal noch zu schwach entwickelt. Möglicherweise können sie in der gewohnten Nähe der Mutter besser aus deren sicherem Schwingen zu ihrem eigenen Rhythmus finden. Auf dem Bauch der Mutter werden sie jedenfalls in einem fort gewiegt. Ist es das, was sie dort so viel besser gedeihen lässt? Und was könnte es sonst sein?

Bei den Kängurus über Jahrmillionen erprobt, wo das (grundsätzlich) sehr früh Geborene von sich aus und instinktiv gleich in den Beutel der Mutter kriecht, hat sich das Prinzip inzwischen in der Medizin etabliert. Das war umso naheliegender als Biologen wie Portmann davon ausgehen, dass auch das neugeborene Menschenkind grundsätzlich eine Frühgeburt sei, weil es noch so lange der mütterlichen Hege und Pflege bedarf. Mit dem Wiegebett scheint wenigstens ein Teil dieser Grundforderung auf einem sehr leichten Weg erfüllt.

Es ist verblüffend, wie viel wir von Tieren und überhaupt aus der Natur lernen könnten, wenn wir nur anfingen, wieder mehr auf sie zu achten. Wie die Delfine im Hinblick auf die moderne Wassergeburt, könnten uns auch die Kängurus mit unseren Allerjüngsten ein gutes Stück helfen. Es waren die bedeutenderen Geister unter den Ärzten wie Marina Markovich und Michel Odent, die es wagten, der Natur wieder auf die Finger zu schauen und sie zu kopieren.

Der Schritt zum schwebenden Schlaf der Erwachsenen

Die erste Bekanntschaft mit dem System der wiegenden Kinderbetten hat mich so begeistert, dass ich sofort die Übertragung auf Erwachsenenbetten anregte und diese nun seit mehr als zwei Jahren nächtlich genieße. Mit Kindern sind die Erfahrungen – wie nicht anders zu erwarten – sehr positiv. Das Ganze ist zudem einfacher als unser Ansatz bei den schwingenden Therapieliegen. Statt ein ganzes Bett auf Stahlfedern zu stellen, wird hier einfach unter jeden Bettpfosten ein eigenes kleines Schwingsystem gestellt. Messungen haben ergeben, dass jedes Kind seinem Bett tatsächlich seinen eigenen Rhythmus gibt und sich so sanft und beschwingt in den Schlaf wiegt. Alle Erfahrungen sprechen dafür, dass der eigene Rhythmus der für den Betreffenden gesündeste und angenehmste ist. Fremde Rhythmen können als angenehm empfunden werden, aber auch das Gegenteil bewirken, wie man von Bewegungskrankheiten her weiß. Wer sich einem Schiff und seinem je nach Seegang mehr oder weniger heftigen Rhythmus nicht bereitwillig anpasst, sondern unbewusst Widerstand leistet, wird richtiggehend (see-)krank.

Der eigene Rhythmus als Gesamtergebnis aller Körperrhythmen ist vor allem vom Atemrhythmus bestimmt, der wiederum von vielen Faktoren abhängig ist. Ein ruhiger langer Atem gilt dem Volksmund als Attribut der Siegertypen, wohingegen der hechelnde Atem der Hektiker eher die Misserfolgstypen kennzeichnet. Naturgemäß wird man leichter in den Schlaf kommen, wenn ein ruhiger Atem einen trägt und wiegt. Hier liegt nun ein verblüffend einfacher Schlüssel zum Einschlafen. Wer es sich mittels bewussten, sanften Atem- und Einschlafübungen – wie sie etwa das Programm »Schlafprobleme«[48] bietet – auf dem

---

48 Ruediger Dahlke: *Schlafprobleme*, München: Goldmann Arkana, o.J.

Wiegebett bequem macht, wird zuerst seinen Atem beruhigen, sekundär aber unbewusst und unmerklich das Wiegemuster verändern in Richtung eines den Schlaf anbahnenden Rhythmus.

Bedenkt man, wie angenehm schon ein sanft wiegender Fremdrhythmus zum Beispiel beim Tanzen ist, lässt sich ermessen, was der eigene, umgesetzt in sanfte Schwingung des ganzen Bettes, bewirken kann. Tatsächlich gibt uns dieses einfache System die Nacht als Erlebnisraum zurück. Persönlich erlebe ich einen etwas kürzeren, deutlich erholsameren und vor allem mit bewussteren Träumen gesegneten Schlaf. Immerhin haben die meisten modernen Zivilisationsmenschen die Nacht mit ihren Möglichkeiten fast ganz verloren. Lediglich die Regenerationsmöglichkeiten werden noch – allerdings auch nicht optimal – genutzt. Vieles spricht dafür, dass auch andere Menschen, die sich und dem eigenen Leben gewogen sind, auch wieder Zugang zu ihren Träumen finden. Vielleicht brauchen Kinder, die sich von Anfang an gewogen sind und in der Wiege aufwachsen beziehungsweise schlafen, ihre Träume gar nicht erst zu verlieren. Es wäre nicht auszudenken, was mit Menschen passiert, die über ihre Träume in Kontakt mit ihren inneren Bildern blieben und so der Seelenbilderwelt gar nicht erst entfremdet würden. Mit dem Schlaf könnte jenes Drittel unseres Lebens gesunden, das jetzt fast immer zu kurz kommt und kaum noch zu unserer Lebenserfahrung beiträgt. Die Träume der Nacht sind die frühe und wohl erste Möglichkeit der Seelenhygiene, die – wieder entdeckt und belebt – spätere Psychotherapien weitgehend ersparen könnte.

Persönlich kenne und liebe ich die Erfahrung, mich auf See in meine Koje zu kuscheln und in den Schlaf wiegen und manchmal auch schaukeln zu lassen. Nach jahrelangen Erfahrungen mit vielen Kreuzfahrten ist das auch für mich eine wundervolle Möglichkeit, die Nacht wieder zu genießen. Das Problem dabei kann lediglich sein, dem Schiff und dem Meer gegenüber zu fremdeln und sich weder auf das eine noch das andere einzulassen. Aus diesem Widerstand können die bekannten Probleme der Seekrankheit erwachsen. Wenn es gelingt, den Widerstand in Akzeptanz zu wandeln, was ich schon bei vielen vermitteln und miterleben durfte, wird aus anfänglichem Horror oftmals eine spätere neue Liebe.

Sich dagegen an Land und noch dazu im eigenen Rhythmus wiegen zu lassen, dürfte bei niemandem Widerstand hervorrufen. Im Gegenteil ist zu erwarten, dass über diesen Weg das eigene Rhythmusempfinden im Schlaf gefördert wird und auch tagsüber eine bessere Koordination und Rhythmik möglich wird. Die Erfahrungen langer Schiffsreisen sprechen ebenso dafür wie unsere zwanzigjährige Therapiearbeit mit den Schwingliegen. Wer nach Wochen auf einem Segelboot oder Kreuzfahrtdampfer zurück an Land kommt, steht ganz anders und bewegt sich rhythmischer und sicherer, jedenfalls nach einer kurzen Umgewöhnungsphase. Das Leben in Bewegung ist das eigentliche Leben. Nicht umsonst formulierte Heraklit »panta rhei« – »Alles fließt« und Rudolf Steiner, dass alles Leben Rhythmus ist. Ram Dass hielt das Leben für einen Tanz und moderne Atomphysiker wissen, dass alles schwingt. So haben wir unser Leben im Mutterleib in ihrem Atemrhythmus schwingend begonnen. Wenn wir wieder lebendigen Rhythmus in die Nacht, die weibliche Seite des Tages, bringen, wird diese Hälfte unseres Lebens gesunden und davon kann das ganze Leben profitieren. Wir werden so viel leichter auch während des Tages unseren Rhythmus bewahren und nicht dauernd aus der Rolle fallen. Wahrscheinlich werden Gewiegte und sich gewogene Menschen aber wohl auch weniger dazu neigen, Rollen zu spielen, die gar nicht ihre sind.

Wir bestehen – wie alle Lebewesen – aus Zellen, die alle und jede für sich ihren eigenen Rhythmus haben. Zu Gruppen zusammengefasst, bilden sie Zellverbände und ganze Gewebe, deren Gesundheit wiederum davon abhängt, wie gut sie ihrerseits zusammen schwingen. Viele Millionen Zellen bilden zusammen ein Gewebe, das seinerseits zum Aufbau von Organen gebraucht wird. Auch Organe haben ihre Eigenschwingung. Der Mensch als Gesamtkunstwerk aus Geweben und Organen hat natürlich ebenfalls seine ganz individuelle eigene Schwingung. Diese sanft zu verstärken, kann wundervolle Ergebnisse zeitigen.

Wenn wir der Nacht also ihren beziehungsweise unseren Rhythmus zurückgeben, wird sich, ausgehend von diesem archetypisch weiblichen Yin-Teil unseres Lebens, auch der Yang-Teil mit verändern. Zuerst einmal aber kann die weibliche rhythmische Seite in uns genesen. Ganz häufig konnte ich erleben, wie Menschen, die wieder Zugang zu ihrem Körper fanden, anfingen anders zu gehen und zu stehen. Wir fragen nicht umsonst: Wie steht's, wie geht's? und meinen das durchaus im übertragenen Sinn. Ein Mensch, der seinen Rhythmus gefunden hat, steht in jeder Hinsicht besser da und es geht auch besser voran mit ihm. Das Mitleid erregende Bild, das so viele bieten, wenn man ihnen nur beim Gehen zusieht, könnte sich auf diesem einfachen Weg auflösen. Kämen wir schlafend zu uns, würde sich rasch auch ein neues Lebensgefühl einstellen. Letzteres ist aber nur ein anderes Wort für Lebensrhythmus. Wer sich im Schlaf wiederfindet, wird jeden Morgen anders erleben und der ganze Tag wird von diesem neuen Lebensgefühl und -rhythmus geprägt.

Alles spricht dafür, dass es über diesen Weg auch wiederum leichter fällt, in das Reich der inneren Bilder, Träume und Fantasien zu entschweben, aber auch in meditative und mythische Welten einzutauchen. Bei Kindern könnte es ein Indiz dafür sein, dass sie besser ein- und durchschlafen. Eine Erfahrung aus der Medizin aber besagt: Wer besser einschläft, schläft auch generell besser und tiefer. Wer aber in der Nacht tiefere Ruhe findet, kann an tiefere Schichten seiner Seelenbilderwelten herankommen. Seine allnächtliche Psychotherapie wird mehr bringen und seine Seele – im wahrsten Sinne des Wortes – im Schlaf genesen. Sich gesund zu schlafen, ist ein alter Traum, der auf diese sanfte Weise noch eine ganz neue Dimension bekommt.

Daraus folgt andererseits, dass ein schwingendes Bett nicht

nur die Nacht revolutionieren kann, sondern auch für Psychotherapien ideal ist, aber natürlich auch für alle Ausflüge in innere Welten, etwa im Rahmen von besonders intensiven Musik-
erfahrungen oder geführten Meditationen.

Auch für Ruhepausen und während Regenerationsphasen ist
das lebendige Bett eine Wohltat und vermittelt besonders leichte Erfahrungen von Regeneration und Entspannung. Insofern
beziehen sich die Einsatzmöglichkeiten neben dem allnächtli-
chen und therapeutischen Bereich vor allem auf den der Regeneration. Schlaf ist natürlich immer Regression – warum dann
also nicht gleich richtig tiefe Rückkehr anstreben in die schwingende Welt des Mutterleibes?

Durch die vier Scheiben, die eine gewisse Ähnlichkeit mit
fliegenden Untertassen nicht verleugnen können, wird so aus
jeder Liege ein besonderes Regenerationsbett, das den eigenen
Träumen Flügel und dem Leben die Leichtigkeit des Schwebens verleihen kann. Von daher würde das System auch gut in
Wellness-Oasen passen, aber auch in die Ruheräume moderner
Saunalandschaften und überhaupt in alle Regenerationsräu-
me und überall dorthin, wo längere Wartezeiten anfallen, wie
etwa in Lounges von Flughäfen. Vor dem Abheben im Flugzeug wäre es naheliegend, noch in eigener Regie und ungleich
leichter, entspannter und ruhiger, etwa auf den Schwingen eines
beruhigenden Klangteppichs einen federleichten Ausflug in die
Welt des Schwebens zu erleben und die Freiheit der Gedanken
und manchmal vielleicht sogar reinen Seins zu genießen.

Solch ein schon ausgesprochen subtiles Regenerations- und
Wiegebett lässt sich noch weiter ausbauen, etwa durch Instal-
lation von Lautsprecherboxen darunter oder in die Matratze integriert, sodass die Musik subjektiv in den eigenen Rücken ein-
strömt. Das kann eigenartig beschwingende Effekte auslösen,
vor allem wenn man eine tief gehende Musik, wie etwa »Music
for Meditation«[49] oder »Trance«[50] verwendet. Diese Klangteppi-

49 Lex van Someren, *Music for Meditation*
50 Bruce Werber, Claudia Fried: *Trance,* Rhythmus-Verlag, Johanniskirchen,

che, die längere Zeit schwingen, können zum idealen Einstieg in tranceähnliche Bewusstseinszustände werden. Dabei werden obertonreiche Stimmen zum Mittel der Tranceinduktion, ohne dass der Intellekt sich an bestimmten Rhythmen oder Melodien festhalten könnte. Es entfaltet sich gleichsam ein Sog auf das Bewusstsein, das so in immer tiefere Bereiche tauchen kann.

Von hier ist es nur noch ein kleiner Schritt zu den Klangliegen, die, unter dem Tisch mit Saiten bespannt, ein Erlebnis vermitteln, als schwebe man auf Tönen, wenn jemand in die Saiten greift und ihnen die obertonreichen Schwingungen entlockt. Wir haben solch ein Klangbett im Heil-Kunde-Zentrum in Johanniskirchen, das rund gearbeitet ist und das Gefühl vermittelt, in einem hohlen Baum zu liegen, der auf alle erdenkliche Arten und Weisen schwingt. Mit der Zeit verliert man geradezu das Unterscheidungsvermögen, ob die Töne draußen oder drinnen sind, und letztlich wird es einem gleichgültig. Solche Sitzungen bedeuten natürlich einen gewissen Aufwand, stellen aber oft unvergessliche Erlebnisse dar.

Eine andere Ergänzung für das Wiegebett könnte die besondere Matratze sein, die der Grazer Orthopäde Eduard Lanz[51] entwickelt hat und die anatomisch-physiologisch dem ruhenden Körper optimales Loslassen und Entspannen garantiert.

Nachdem wir den Tag in unserer Wertschätzung so meilenweit über die Nacht stellen und dieses Prinzip der Bevorzugung des archetypisch männlichen Pols der Wirklichkeit auch in allen anderen Bereichen unseres Lebens gnadenlos durchziehen und den archetypisch weiblichen Gegenpol damit vernachlässigen, wie zum Beispiel auch in unseren schulischen Ausbildungen, wo der überwiegende Teil der Zeit dem archetypisch männlichen Intellekt gewidmet ist, wäre es an der Zeit, einmal

---

51 Eduard Lanz, DKBS – System – dehnen, kräftigen, bewegen, schlafen; Eigenverlag Dr. Lanz, A-8010 Graz, Merangasse 63, Tel. 0043-316-382106, E-Mail: Dr.Lanz.Eduard@netway.at
Matratze Sembellamed (in Österreich) oder Schlaraffia-Matratze nach Dr. Lanz (in Deutschland)

etwas für unsere weibliche, archetypisch dem Mondprinzip zugeordnete Seite zu tun. Wie aber könnte das leichter geschehen
als schlafend und sanft genießend. Es würde sogar noch Zeit
sparen, da eine außergewöhnlich gute Schlafqualität Einspa-
rungen bei der Quantität ermöglicht.

Körper und Seele wenigstens in der Nacht zu geben, was wir
ihnen tagsüber ständig unbewusst vorenthalten, wäre eine gute
Entschädigung und ein erster Schritt in Richtung eines heilen
und heilenden Lebens. Wenn der Körper schwebt, kann die
Seele leichter entschweben und auf ihre Reisen gehen. Damit
kämen wir der östlichen Vorstellung von Yoga-Schlaf ein großes Stück näher. Dabei wird der Körper abends zur Ruhe gebettet und die Seele bleibt idealerweise die Nacht über bewusst
und widmet sich ihren Wachstumsaufgaben. Nach meinen bisherigen Erfahrungen, steigen auch die Chancen auf vermehrte
Flug- und sogar luzide Wachträume. Auch wenn zwei Menschen zusammen im Schwingbett schlafen, die sich mögen und
gern miteinander schwingen, ergeben sich positive Effekte wie
ein nächtliches Aufeinander-Einschwingen, die noch die Tage
befruchten.[52]

---

52 Adresse für Infos zu den Wiegebetten im Anhang

Geführte Meditationen

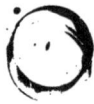

Diese einfache und inzwischen weit verbreitete Methode, um Entspannung zu vermitteln und Wohlgefühl, aber auch Einstiege in die Eigentherapie, bis hin zu meditativen Erfahrungen von tiefer Trance und sogar Einheitserfahrungen, lässt sich naturgemäß ideal mit dem gerade beschriebenen Schwingbett kombinieren. Geführte Meditationen sind gut im Liegen zu erleben, der Position, in der Entspannung immer noch am einfachsten ist und am besten beherrscht wird. Für Kranke ist das Liegen oft überhaupt die einzige infrage kommende Haltung und sie verbraucht mit Abstand am wenigsten Energie. Die Schulmedizin versetzt inzwischen Schwerstkranke in ein künstliches Koma, weil in fast absoluter Ruhigstellung die Heilungschancen am größten sind. Naturgemäß wird in tiefer Trance ebenfalls tiefe Ruhe erreicht und in der liegenden Position zusätzlich Energie gespart, die dann für Heilungs- und Regenerationszwecke zur Verfügung steht.

Geführte Meditationen haben in diesem Zusammenhang ein großes Kapitel verdient, aber wie beim verbundenen Atem und beim bewussten Fasten gibt es das ausführliche Buch[53] *Reisen nach Innen – geführte Meditationen auf dem Weg zu sich selbst*, das sich allem Grundsätzlichen zu diesem Thema widmet. Hier also vor allem praktische Hinweise und Tipps.

Wer gelernt hat, mit dieser einfachen Methode in Trance zu

---

53 Ruediger Dahlke: *Reisen nach Innen – geführte Meditationen auf dem Weg zu sich selbst*, München: Hugendubel, 1994 (2. Auflage)

gehen, kann viele der schon beschriebenen Erfahrungen damit noch vertiefen und Ausflüge in die inneren Bilderwelten unternehmen, wo immer er gerade ist. Auf den Schwingen seiner eigenen Gedankenbilder kann man sich ins Reich der Elemente aufmachen, etwa mit dem CD-Programm »Elemente-Rituale«[54] oder gezielt ins Wasserelement eintauchen und so die Wasserwelt doppelt nutzen. Wo Erfahrungen auf innerer und äußerer Ebene zugleich gemacht werden – etwa im körperwarmen Thermalwasser oder im Floatarium schwebend und meditierend –, ist ihre Wirkung erfahrungsgemäß mehr als doppelt so stark.

In den eigenen inneren Welten sind, wie die Träume zeigen, alle Erfahrungen, die in der äußeren Welt möglich sind, und darüber hinaus – noch viele mehr. Insofern ist Schweben hier wirklich eine »Leichtigkeit« und lediglich eine Frage des Einlassens auf die inneren Bilder. Walt Disney, der Begründer des gleichnamigen US-Imperiums von Disney World, sagte: »If you can dream it, you can do it.« (»Wenn du es träumen kannst, kannst du es auch tun.«)

Die Leichtigkeit des Seins ist jedenfalls leicht zu träumen. Mit einem CD-Programm wie dem zu diesem Buch gehörigen[55] ist es lediglich eine Frage der Übung. Auf alle Fälle sind solche »Reisen nach innen« wundervoll vertiefend mit anderen hier schon beschriebenen Übungen zu kombinieren. In einem *Samadhi-Tank*, im Wasser schwebend oder sogar bei einer Erfahrung auf der Kundalini-Wiege ergeben sich dafür die geeigneten inneren Räume. Ob der »Himmel auf Erden« in der Realität wirklich und auf Dauer zu verwirklichen ist, muss offen bleiben, in den weiten Räumen der eigenen inneren Seelenbilderwelten kann man ihm jedenfalls sehr nahekommen und mehr als nur einen Vorgeschmack davon bekommen.

Besonders verlockend für moderne Menschen mag dabei sein,

---

54 Ruediger Dahlke: *Elemente-Rituale*, CD, München: Goldmann Arkana, 2001

55 Ruediger Dahlke: *Die Leichtigkeit des Schwebens,* CD, München: Integral, 2002

dass man hier viele Fliegen mit einer Klappe erwischt. Jedes Krankheitsbild und einzelne Symptom kann zum Ausgangspunkt einer »Reisen nach Innen« werden, wie meine verschiedenen einschlägigen Meditationsprogramme in der Goldmann-Arkana-Reihe zeigen. Auch von einer Krankheit ausgehend, ist es auf diesem Weg möglich, zu tiefen und zugleich erhebenden Trance-Erfahrungen zu kommen. Nicht wenige haben so aus einer Not begonnen und sind anschließend auf diesem Weg bei verblüffenden, das Leben beträchtlich erweiternden Erfahrungen gelandet.

Vor kurzem traf ich einen Mann, der mir als sehr gut therapiert auffiel und sogar mit Schattenthemen kompetent umgehen konnte. Ich war mir sicher, er habe die entsprechenden vier Wochen im Heil-Kunde-Zentrum absolviert, und fragte ihn, bei wem er gewesen sei. Er berichtete, wie er bei einem meiner Vorträge den Entschluss gefasst hatte, bei mir Therapie zu machen. Zwei Probleme taten sich dabei auf: Zum einen hatte ich zu diesem Zeitpunkt – aus Zeitgründen – schon aufgehört, persönlich zu therapieren, zum anderen hatte er auch gar kein Geld. Zu meiner Verblüffung berichtete er, wie er es dennoch möglich gemacht habe. Er hatte sich eigentlich selbst, wenn auch mit meiner Stimme, mit vielen meiner CDs »therapiert« und war dabei jeweils so lange bei einer Reise geblieben, bis sie ihm wirklich in Fleisch und Blut übergegangen war und erst anschließend zur nächsten gewechselt. So hatte er zum Teil Wochen mit einer CD verbracht und sich eine Art Meditations-Agenda aufgebaut mit Hinweisen, was er später wiederholen oder noch weiter vertiefen wollte. Ich bat ihn um seine Aufzeichnungen und die eingeschlagene Reihenfolge und um die Erlaubnis, sie anderen zugänglich zu machen, was hier nun geschieht.

Reise-Stationen einer Eigentherapie mit geführten Meditationen

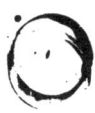

Er begann mit der CD »Tiefenentspannung« (G), um sich mit der Methode der geführten Meditationen anzufreunden und konnte dabei gleich noch in seinem Körperhaus nach dem Rechten sehen. Diese letzte Meditation wiederholte er in größeren Zeitabständen wieder im Sinn einer Selbstdiagnose. Das im Hinblick auf Entspannung und Trance Erreichte vertiefte er mit den Reisen der CD »Ganz entspannt« (G). Anschließend nutzte er die beiden CDs des Programms: »Eine Reise nach innen« (A), um sich innere Führung im Sinne eines Seelenbegleiters zu sichern. Später nutzte er noch die »Schutzengel Meditationen« (I), um diesen Aspekt zu vertiefen und sich weiterer Hilfe auf seinem Weg zu versichern. Auf dieser Basis bearbeitete er ein medizinisches Problem mit dem Programm »Angstfrei leben«(G), bis er merkliche Fortschritte erlebte.

Dann gönnte er sich zunehmend tiefer werdende Ausflüge in die Welt der Elemente mit den CDs »Die vier Elemente«(G) und der Doppel-CD »Elemente Rituale« (G) mit einem Schwerpunkt bei den Elementen, zu denen er vom Horoskop und von seiner Lebensgeschichte her weniger Zugang hatte. Nach all dem waren geführte Meditationen natürlich ein Heimspiel für ihn und er setzte die Reise auf dieser sicheren Basis fort mit einem gestiegenen Interesse für die Elemente und Urprinzipien, die sein Leben regierten. Diesbezüglich nutzte er die CD »7 Morgenmeditationen« (I) und begann jeden Tag mit der entsprechenden urprinzipiellen Einstimmung. Hin und wieder – je nach Zeit – wechselte er zu der ausführlicheren Meditation von »Den Tag beginnen« (G) und nutzte das dazugehörige Bewegungs- beziehungsweise Dehnungsprogramm von Franz Mühlbauer, um gut gedehnt auch körperlich noch besser in die Gänge zu kommen. Nach der Lektüre von »Schlaf – die bessere Hälfte des Lebens«[56] führte er einen Mittagsschlaf ein, beziehungsweise eine entsprechende Reise mit der CD »Erquickendes Abschalten morgens und abends« (I). So rettete er sich die Nachmittage energetisch und später auch die Abende, die ihrem Namen gerecht und zu Feierabenden wurden. Zum Schlafengehen gönnte er sich häufig die zum Buch gehörige CD »Schlaf – die bessere Hälfte des Lebens« (I), um auch noch die Nacht für Entwicklungs- und Wachstumsprozesse zu nutzen. So bekam jeder Tag ein meditatives Gerüst und wurde zunehmend zum Ritual. Nach Monaten wechselte er von den vorgegebenen Mittags- und Abendprogrammen zu anderen Reisen, die gerade dran waren.

Mit Reisen wie von den CDs »Schattenarbeit« (G), »Ärger und Wut« (G) und »Vom Stress zur Lebensfreude« und zum Ausgleich auch noch »Selbstliebe« (G) ging es weiter zur »Heilkraft des Verzeihens« (I), die einiges in ihm in Gang brachten und ihn so lange begleiteten, bis er innere Fortschritte spüren konnte. Besonders die letzte CD habe eine wundervolle Kraft in ihm freigesetzt, was verständlich ist und jedem widerfährt, der mit diesem Thema ernst macht, egal ob er sich selbst oder anderen verzeiht. Es hatte ihn Überwindung gekostet, lange genug bei so dunklen Themen wie den oberen drei zu bleiben, aber man merkte ihm an, dass es sich gelohnt hatte.

Angeregt durch das Ritual des Verzeihens schaffte er sich Zugang zur Welt der Rituale über CDs wie »Innerer Arzt« (G) und »Heilungs-Rituale« (G) und räumte mit »Lebenskrisen als Entwicklungschancen« (G) in seiner Vergangenheit auf, bezie-

---

56 Ruediger Dahlke, *Schlaf – die bessere Hälfte des Lebens«*, München: Ansata, o. J.

hungsweise machte sich klar, welche Entwicklungsschritte er dem Leben noch schuldig geblieben war.

Er hatte schon länger Fasten-Zeiten in Frühjahr und Herbst in sein Leben integriert, wie ich es auch seit 35 Jahren mache. Mit den CDs »Entgiften-entschlacken-Loslassen« (G) und neuerdings »Bewusst fasten« (G) unterstützte er sich dabei und nutzte die Chance, mit den Belastungen der jeweils letzten Zeit fertig zu werden. »Mandalas der Welt – Wege zur eigenen Mitte« (G) und »Naturmeditationen« (G) halfen, in der äußeren Natur der eigenen inneren und der Mitte näherzukommen.

Die CD »Partnerbeziehungen« (G) nutzte er, um diesem Thema, das er aufgegeben hatte, wieder näherzukommen, was immerhin zu einer vertieften Einsicht in die Fehler der Vergangenheit führte. Mit »Traumreisen – die eigene Seelenwelt erkunden« (G) und »Energie-Arbeit« (G) erschloss er sich weitere seelische und energetische Räume. Wenn ihn – was seltener wurde – Symptome plagten, stellte er sich mit der CD »Selbstheilung« (G) eine Diagnostik in Eigenregie und war gut damit gefahren. Mit der CD »Leichtigkeit des Schwebens« (I) belohnte er sich, wenn er eine weitere Barriere gemeistert hatte. Hin und wieder nahm er Ausblicke auf den vor ihm liegenden Weg mit »Visionen – den eigenen Weg finden« (G).

Er ermunterte mich zu weiteren CDs – etwa über die Lebensgesetze – und ich muss sagen, noch nie konnte mich jemand durch sein eigenes Beispiel so überzeugend motivieren. In Verbindung mit seiner eindrucksvollen Person und diesem Konzept bekam ich geradezu Lust, sein und mein System auf mich selbst anzuwenden. Und tatsächlich werden noch zusammen mit der Neubearbeitung dieses Buches 2009 die drei CDs »Polarität«, »Das Gesetz der Anziehung« und »Bewusstseinsfelder«, mit deren Hilfe die Gesetze des Lebens erlern- und erlebbar sind, erscheinen.

Das ist sicher ein aufwendiges, intensives und sich über Jahre ziehendes Programm, aber immer noch milde im Vergleich zur vierwöchigen Psychotherapie. Im Übrigen könnte ich mir vorstellen, wie diese erst in Kombination damit fruchten würde. In das sich so ergebende Gerüst könnten dann natürlich schwerpunktmäßig Reisen zu speziellen Krankheitsbildern eingebaut werden. Im Fall schwerer Krankheit darf ruhig auch öfter meditiert werden. Gesunde sollten bei mehr als drei Meditationen pro Tag darauf achten, dass sie nicht zu sensibel und empfindsam werden. In solchen Fällen empfiehlt es sich, einerseits die Zahl der Meditationen zu verringern oder andererseits die körperlichen Aktivitäten zu steigern, um für Erdung zu sorgen. Hinweise dazu finden sich in dem entsprechenden Kapitel im Taschenbuch »Lebenskrisen als Entwicklungschancen«[57]. Alle angegebenen CDs sind über www.dahlke.at und die entsprechenden Links zu bestellen. Mit (G) ist das Gros der bei Goldmann-Arkana-Audio erschienenen gekennzeichnet, mit (I) diejenigen bei Intergral und (A) steht für Ariston.

57 Ruediger Dahlke, *Lebenskrisen als Entwicklungschancen,* München: Bertelsmann, o. J.

Luzides Träumen

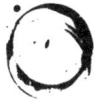

Eine sich an die »Reisen nach Innen« zwanglos anschließende Art, in die Leichtigkeit des Seins einzutauchen, ist das so genannte luzide Träumen. Leider kann man auf dieses Geschenk fast nur warten und wenig dafür tun, dass es einem gewährt wird. Wenn man träumend merkt, dass man träumt, ohne dabei aufzuwachen, ist es so weit. Jetzt kann man bewusst die Traumebene aufrechterhalten und weiterträumen. Besonders gut scheint es aus Flugträumen heraus zu gehen, da man frei fliegend oft realisiert, dass das ja eigentlich ohne Hilfsmittel nicht möglich wäre. Wenn man jetzt weiterträumt ohne aufzuwachen, kann einem dieses große Geschenk aus den inneren Seelenbilderwelten zuteil werden. In diesem Fall erlebt man die Leichtigkeit der Seele, die beschwingter als ein Vogel über alles, auch alle Hindernisse hinwegfliegen kann, die so leicht und zauberhaft fein ist, dass sie völlig problemlos und frei durch Wände und Türen geht. Die beiden Täuscher, wie die Inder sie nennen, Raum und Zeit, haben in diesem Zustand keine Macht über die Seele, sodass sie sich beliebig über diese Begrenzungen unseres normalen Lebens hinwegsetzen kann.

Die im wahrsten Sinne des Wortes beflügelnde Erfahrung des eigenen Seelenvogels und seiner plötzlich quasi unbegrenzten Möglichkeiten ist in der Regel mit so einem Hochgefühl verbunden, dass man sie im Gegensatz zu normalen Träumen nie mehr vergisst. Die Seele erkennt sofort, dass diese Leichtigkeit des Erlebens und des Seins ihre eigentliche Bestimmung ist.

Darüber hinaus kann man in diesem Bewusstseinszustand spannende Erfahrungen machen, etwa weit entfernt lebende Freunde im Handumdrehen besuchen oder gar durch die Zeiten reisen. Die Geschwindigkeit der Gedanken ist in diesem Reich das Bestimmende, und so vergeht zwischen einem Wunsch und seiner Realisierung keine Zeit. Man erlebt, was für eine Illusion die Zeit ist und immer war. Sobald man erwacht, ist der Zauber vorbei und man spürt geradezu die Rückkehr der Erdenschwere. Der eigene Körper erscheint plötzlich wie ein Hemmnis. Warum habe ich nicht noch …?, ist dann ein typischer Gedanke.

Leider ist diese Bewusstseinsebene nicht leicht mit Absicht wiederherzustellen. Man kann sich allerdings vor dem Einschlafen immer wieder vornehmen, im Traum aufzuwachen, ohne ganz aufzuwachen. Ich selbst habe leider nur zweimal solche Träume geschenkt bekommen und war danach sehr bemüht, mir diese Möglichkeit neuerlich zu verschaffen. Doch leider hat das bei mir wenig gebracht. Ein Engländer hat sogar einmal ein aufwendiges elektronisches Gerät konstruiert, das über eine nachts zu tragende ziemlich unbequeme Brillenkonstruktion die Rem- oder Traum-Phasen registrieren konnte und einem wenig später einen bestimmten Code aus Lichtsignalen auf die geschlossenen Lider gab. Leider hat auch diese aufwendige und teure Maschine bei mir und meinen Bekannten eigentlich nur den Schlaf gestört, zum Teil so nachhaltig, dass wir die Versuche abgebrochen haben. Da ich niemanden kenne, der auf diese Weise luzides Träumen gelernt hätte, kann ich diesen teuren Weg auch gar nicht empfehlen.

Das im Augenblick Erfolg versprechendste Konzept wäre die Unterstützung durch das Wiegebett mit dem Sleepy-System, das einerseits den Schlaf vertieft, andererseits die Träume und Bilder anregen und fördern kann und luzide Träume so näherbringen könnte. Auch häufige Erfahrungen mit geführten Meditationen scheinen hilfreich zu sein. Allerdings sind all das keine sicheren Wege zu diesem ersehnten Ziel.

Es scheint so zu sein, dass man sich das Geschenk des luziden Träumens nicht selbst machen kann, umso mehr sollte man jederzeit bereit dafür sein. Wenn es einem geschieht, ist es ein sehr großer Vorteil, sogleich zu wissen, was da abläuft, und die Chance auch zu nützen. Man weiß nämlich nicht, ob es eine zweite gibt.

Von der Quantität zur Qualität – der Weg zu schwebender Leichtigkeit

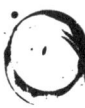

Der leichte Lauf der Dinge

Heute gibt es in der modernen Welt, wohl als Reaktion auf den generellen Bewegungsmangel der meisten ihrer Mitglieder, eine wahre Laufwelle, neudeutsch: einen »Jogging-Boom«. Wenn man die Läufer befragt, geht es ihnen dabei natürlich um Gesundheit und Fitness, um Ausgleich und Regeneration. Wenn man sie aber beobachtet, traut man seinen Augen kaum. Da wird gerannt, was das Zeug hält. Untersuchungen an Managern, die ihre Mittagspause opferten, um fit zu werden oder zu bleiben, ergaben, dass 90 Prozent im Überforderungsbereich liefen, sich also gesundheitlich schadeten und Raubbau an ihrem Körper trieben. Wir sind so tief in Leistungsideale verstrickt, dass wir zum Teil schon gar nicht mehr merken, wenn wir uns überfordern. Auf der anderen Seite trifft man in der Praxis auf übergewichtige, stoffwechselträge Menschen, die sich viel zu wenig bewegen und daran körperlich und in der Folge auch seelisch leiden. Vielleicht gehen sie ab und zu spazieren oder spielen

Golf, aber das reicht keineswegs, um die wesentlichen körperlichen Systeme zu fordern und zu fördern. Man braucht nur den Hund als Begleiter dieser Spaziergänge im Hinblick auf seine Figur zu betrachten, um zu sehen, was los ist beziehungsweise was nicht.

Beide, der gestresste Manager mit eigenem Schwimmreifen um die Hüften und die dickliche Hausfrau, sind nicht im »Fluss«, könnte man nach Csikszentmihalyi sagen. Glück war nur im mittleren Fließbereich zu erwarten, und das gilt ganz analog für Gesundheit. Wer sich zum Laufen entschlossen hat, kann leicht prüfen, was bei ihm persönlich im Mittelpunkt steht. Wenn er seinen Erfolg an der Entfernung misst und zum Beispiel versucht, immer weiter und länger zu laufen, oder wenn er ihn an der Geschwindigkeit misst und sich bemüht, dieselbe Strecke in immer kürzerer Zeit zurückzulegen, steht der Leistungsgedanke im Vordergrund. Gesundheit und leider auch Glück und natürlich erst recht die schwebende Leichtigkeit des Seins bleiben völlig außer Reichweite.

Aber auch wer sein einmal »erreichtes« Pensum täglich brav herunterspult und zum Beispiel jeden Tag dieselbe Strecke in der ziemlich gleichen Zeit läuft, ist noch leistungsorientiert und von daher bleiben Gefühle von schwebender Leichtigkeit ein schwer einzuholender Traum für ihn.

Der entscheidende Schritt, der alles verändern könnte, wäre der von der Quantität zur Qualität. Die Länge der Strecke, Geschwindigkeit, Zeit oder gar Konkurrenz zu Mitläufern sind äußere Ziele und quantitative Aspekte. Sie führen bezüglich Gesundheit und Lebensgefühl eher ins Abseits und stehen unserem Ziel, der schwebenden Leichtigkeit des Seins, im Wege.

Unser Augenmerk könnte ebenso gut von den äußeren auf die inneren Ziele wechseln. Die Chance, selbst rund und leicht zu werden, ließe sich natürlich viel eher verwirklichen, wenn man rund und leicht liefe, statt angestrengt und von äußeren Zielen gehetzt. Der Druck, den man sich selbst macht, müsste zuerst durchschaut und dann abgelegt werden. Es ist so egal, wie weit man in der äußeren Welt laufend kommt im Vergleich zu der Frage: »Wo bin ich innerlich mit mir hingekommen?« Selbst die Frage »Wie weit bin ich innerlich gekommen?« ist problematisch, könnte sie doch auf ein Ehrgeizprogramm bezüglich der inneren Entwicklung schließen lassen.

Ich könnte also statt auf die äußeren Dinge auf innere Erfahrungen achten. Wie fühlt sich mein Laufen an? Wie rund empfinde ich meinen Bewegungsablauf? Wie harmonisch fühle ich mich dabei? Ist mein Laufstil – von außen betrachtet – schön anzuschauen, ist schon wieder eine gefährliche Frage, zielt sie doch auf die Tribüne, auf der in der Regel sowieso keine Zuschauer sitzen. Wichtiger wäre zu fragen: Wie ist mir beim Laufen zu Mute? Und wie danach? Habe ich gute Gedanken, die mich weiterbringen, oder verliere ich mich im Alltagsstress?

Der Schwerpunkt könnte mit der Zeit von der Leistung zur Meditation wechseln, denn natürlich kann Laufen auch als Bewegungsmeditation begriffen werden. Bei einer Meditation geht es aber primär um innere Entwicklung, die äußere Haltung ist vergleichsweise unwichtig oder, wie Thaddäus Golas sagte, »der Erleuchtung ist es egal, wie du sie erlangst«. Das ließe sich auf unser Thema ausweiten: Der schwebenden Leichtigkeit des Seins ist es egal, bei welcher Gelegenheit sie uns beglückt.

Ein einfacher Test für die eigene Situation läge etwa in der Beachtung des eigenen Gesichtsausdrucks. Ist dieser von Anstrengung geprägt oder von einem inneren Lächeln, das Wohlfühlen und den Genuss an der Bewegung spiegelt? Auch der Laufstil kann unser inneres Programm verraten. Ist er leicht und federnd oder schwer und mühsam?

Das heißt nun nicht, dass man ab sofort locker und leicht auf den Zehenspitzen tänzelnd herumstolpern und dazu breit grinsen sollte, wie es immer wieder geschieht und sogar propagiert wird. Vielmehr ginge es darum, seine innere Einstellung so zu ändern, dass sie nach außen jene Leichtigkeit spiegelt, die innen erlebt wird. Es macht selten Sinn, Veränderungen am Spiegel vorzunehmen. Wenn das eigene Gesicht am Morgen im Spiegel schrecklich anzusehen ist, würden nur sehr Dumme den Spiegel schminken. Geschickter, aber auch noch nicht sehr schlau wäre es, das eigene Gesicht zu schminken. Am besten ist es offensichtlich, die innere Einstellung so zu ändern, dass das Gesicht von innen heraus einen glücklichen Ausdruck bekommt, der sich dann natürlich auch im Spiegel und anschließend in den Gesichtern anderer Menschen widerspiegeln wird.

Es ginge also darum, nachdem der erste Schritt geschafft ist, man den inneren Schweinehund überwunden hat und regelmäßig läuft, nun noch die Betonung auf einen runden Lauf zu legen. Im übertragenen Sinne spricht man davon, dass jemand einen »guten Lauf« habe, wenn ihm die Dinge gut von der Hand gehen und seine Aktivitäten »rund« und »wie geschmiert« »laufen«. Unsere Gelenke, die Laufen und alle anderen Bewegungen erst ermöglichen, haben runde, spiegelglatte Gelenkflächen, die gut geschmiert werden müssen mit der extra zu diesem Zweck in der Gelenkkapsel produzierten Gelenkschmiere oder Synovialflüssigkeit. Wenn wir uns »laufend« überfordern, verbrauchen wir mehr Gelenkschmiere, als sie bilden können, und so schädigen wir erst sie und dann uns. Wo wir dagegen milde Reize setzen und sanft und im Sauerstoffgleichgewicht[58] unterwegs sind, reicht die Schmiere, und ihre Nachproduktion wird auf sinnvolle Weise angeregt. Alles läuft wie geschmiert und wir sind rund und geschmeidig unterwegs (im Leben). Wie ein geölter Blitz, sagt der Volksmund.

Bei einem runden harmonischen Bewegungsablauf nutzen wir am besten unser ganzes Fußgewölbe und rollen den Fuß von der Ferse bis zu den Zehen ab. Im letzten Moment des Bodenkontaktes geben wir ihm mit dem Vorfuß noch einen zusätzlichen Schub, einen Absprungimpuls, und erheben uns dadurch federnd wieder in die Luft. Der Bodenkontakt und die Flugphase gehen möglichst fließend ineinander über. Der Oberkörper ist

---

58 Näheres dazu in: Ruediger Dahlke, Baldur Preiml, Franz Mühlbauer, *Säulen der Gesundheit*, München: Goldmann, 2001

nach vorn geneigt, wir fallen sozusagen oder besser noch fliegen nach vorne, um dann wieder weich zu landen. Der Mund
ist entspannt und leicht geschlossen, die Atmung erfolgt durch
die Nase und ist rund und verbunden mit einer gewissen Betonung des Ausatmens. Die Tendenz zur Mundatmung ist meist
ein Hinweis, dass man mehr Sauerstoff verbraucht, als man aufnimmt, was wiederum ein Zeichen für ein Laufen und Leben
auf Pump und das Verlassen des Sauerstoffgleichgewichts wäre.
Es empfiehlt sich dann, einen Gang zurückzuschalten, sodass
wieder genug Luft bequem durch die Nase einströmen kann.
Im Gegensatz zum verbundenen Atem liegt die Betonung beim
Ausdauersport immer auf dem Ausatmen, das eher aktiv gefördert wird, während das Einatmen hier passiv geschehen sollte.

Wer so läuft und dabei innerlich bewusst bleibt, hat alle
Chancen, mit der Zeit zu einem leichten und geradezu beflügelnden Laufstil zu finden. Wer mehr Sauerstoff hereinlässt,
als er verbraucht, bleibt in einem Energieüberfluss, der seine
Bewegungsabläufe auf der körperlichen wie geistigen Ebene
fördert. Viele wissen aus Erfahrung, wie beflügelnd auch die
Gedanken sein können, die sich »laufend« einstellen.

Diese geistige Energie zu nutzen, um spirituelle Erfahrungen
zu machen, kann den entscheidenden Schritt vom Sport zum
Exerzitium bedeuten. Wer die Kraft der Bäume einatmet, die
seinen (Wald-)Weg säumen, wird sie nach einer halben Stunde
in sich spüren und mit in die Zeit danach nehmen. Hildegard
von Bingen nannte diese grüne Kraft *Viriditas* oder Grünkraft
und wusste bereits, wie entscheidend sie für unser Wohlergehen
ist.

Wer die Energie, die einatmend wie von selbst hereinströmt,
innerlich freudig und lächelnd begrüßt, wird nach seinem Lauf
voller Freude und Lächeln sein. Es ist nur eine Frage des Aus-
probierens und Durchhaltens. Es reicht natürlich nicht, einmal
kurz daran zu denken und dann wieder seinen üblichen Gedan-
kenschleifen nachzuhängen.

In entsprechender Weise kann man »laufend« auf seine Energiesituation Einfluss nehmen. Wer erschöpft und ausgepumpt ist, sollte natürlich langsam laufen und könnte sich dabei den Einatemstrom mit der Farbe Rot verbunden vorstellen. Wird das den ganzen Lauf über durchgehalten, sind die Effekte unübersehbar. Das energetisierende Rot wird sich im System bemerkbar machen. Wer dagegen überdreht von einem heißen Tag zu seinem Abendlauf startet, könnte Blau einatmen, sich auf diese einfache Weise abkühlen und so »laufend« zur Ruhe finden.

Mit der Zeit wird die physische Kondition besser werden und wenn man es darauf anlegt, auch die geistig-seelische. Wer dann bewusst an der Rundheit seines Laufes feilt und sein Augenmerk immer wieder auf die Harmonie der Bewegungsmuster lenkt, wird wie von selbst leichter und beflügelter laufen. Unsere inneren Lungenflügel erlauben uns tatsächlich, auf ihnen zu fliegen und sogar zu schweben, wir müssen sie nur in Form halten und richtig nutzen. Die Leichtigkeit des Laufens ist allerdings eine, die man sich gut verdienen muss, denn zuerst muss die körperliche Ebene in Ordnung gebracht werden und immer muss man die Energie selbst produzieren, bevor man sie genießen kann. Mit der Zeit aber wird es passieren, dass »es wie von selbst läuft« und dass sich leichte schwebende Gefühle einstellen, die einen beflügeln und erheben zu immer neuen Höhen des seelischen Empfindens.

Spirituelle Bergtouren

Von der ganzen Symbolik ist Bergwandern eine noch bessere Möglichkeit, mit sich ins Reine zu kommen und in leichte und lichte Höhen aufzusteigen. Auch hier darf es dann aber nicht darum gehen, in möglichst kurzer Zeit möglichst weit und hoch hinaus zu kommen und die angegebene Laufzeit zu unterbieten. Es geht vielmehr darum, den Moment zu genießen. Der Weg muss zum Ziel werden und der wiegende Schritt zu einer Bewegungsmeditation. Wer je schweigend vor Sonnenaufgang aufgestiegen ist, um den neuen Tag und die Sonne auf dem Gipfel zu begrüßen, weiß um die Kraft, die in solchem Tun und den entsprechenden Momenten liegt. Er mag auch die schwebende Leichtigkeit des Seins am Gipfel erlebt haben, nach der Abraham Maslow, der Vater der humanistischen Psychologie, seine *peak-experiences* benannt hat. Wenn alles Schwere von einem abfällt und man über den Dingen ist und frei, über sich nur den Himmel und Gott.

Dann kann in besonderen Augenblicken die ganze Last der Existenz von einem abfallen und die Seele kann ihre eigentliche Bestimmung erfahren. Der Himmel ist plötzlich weit und offen und hier auf Erden. Symbolisch ist jeder Berg – von oben, aus Gottes Sicht – ein Mandala, in dessen Mitte man angekommen ist, wenn man den Gipfel erreicht hat. Insofern ist Bergwandern eine wundervolle Möglichkeit, absichtslos zur eigenen Mitte zu finden. In der Mitte aber ist die schwebende Leichtigkeit des Seins zu Hause.

Das Rad leicht drehen

Im Prinzip gilt vieles des gerade über das Laufen Gesagten ganz oder ähnlich auch fürs Fahrradfahren. Der Vorteil dabei ist, dass wir aufgrund der Radmechanik viel schneller an viel mehr Energie herankommen, aber immer noch müssen wir sie erst selbst aufwenden, bevor wir sie dann feiern können. Wer die quantitativen Themen »Wie weit? Wie schnell? Wie lange?« hinter sich hat und bereit ist, zu Fragen der Qualität zu wechseln, kann das runde Fahren ins Auge fassen.

Ein diesbezügliches Vorbild und einen ästhetischen Genuss gleichermaßen bietet ein Rennfahrer wie der Amerikaner Lance Armstrong, der in seinem fließenden Wiegetritt die Berge mehr hochschwimmt als tritt. Seine Füße machen die Bewegungen von Schwimmflossen und die Räder werden zum Symbol des ewigen Kreisens. Es geht nicht mehr darum, nach unten zu treten und nach oben zu buckeln, sondern das Rad in einem Fluss zu drehen. Durch die Klickverschlüsse haben die Rennfahrer die Pedale fest mit ihrem Schuh verbunden und ziehen auf der einen Seite nach oben, während sie auf der anderen nach unten treten. Die beiden Seiten des Körpers geben in Gestalt der Beine ein Lehrstück in Sachen Polarität. Die zehnte Tarotkarte mit dem Rad des Schicksals taucht wie von selbst auf. Der Abstieg der einen Seite ist immer der Aufstieg der anderen. Nirgendwo lässt sich das so gut sehen und üben wie auf dem Rad.

Hier ist die Rundheit in den Mandalas der vielen Räder, die das ganze Rad ausmachen, so deutlich, dass es naheliegt, diese Rundheit zum Thema einer Meditation zu machen, um auf dem Rad selbst rund zu werden. Da sind die beiden Räder, auf denen man rollt, aber auch das Rad, an dem die Pedalen gegensinnig, also polar angebracht sind. Das gilt es als Erstes zu drehen, von hier aus werden die Drehimpulse über die verschiedenen Zahnräder, die sogenannten Ritzel der Schaltung, auf das hintere Rad übertragen. Das hintere ist immer das aktive Rad, das vordere läuft nur passiv mit. So wie man immer über das hintere Rad Schwung gibt, muss man auch immer zuerst das hintere bremsen, sonst schlägt man nämlich leicht ein Rad, indem man über den Lenker geht.

Wer seinen runden Tritt findet, wird auch im übertragenen Sinne besser Tritt fassen, vor allem, wenn er den Ritualcharakter des Ganzen erkennt und seine Bewusstheit bewahrt. Wer dagegen unrund und rein mechanisch nach unten tritt und sich plagt, während er zu einem Job fährt, den er nicht mag, kann sich Jahrzehnte »abstrampeln«, ohne auch nur einen Anflug von schwebender Leichtigkeit zu erleben.

Wer sich dem Gedanken ans Schweben öffnet, wird schon bald entdecken, wie Landschaften an ihm vorbeifliegen und er an den Landschaften, die ihrerseits anfangen, seine Seele zu nähren und ihm Kraft zu geben. Er wird auf Abfahrten erleben, wie leicht er wird und wie das Rad von selbst gleitet als Belohnung für einen vorherigen Anstieg aus eigener Kraft. Er wird sich wiegen können bergauf im anstrengenden schweißtreibenden Kreisen um die Mitte und erleben, dass auch das harmonisch und damit leicht sein kann und ihn zugleich fordert, so wie die Abfahrt beflügelt.

Wenn ein Partner dazukommt, wird man erkennen, wie viel leichter es ist, jemandem zu folgen, als selbst eine neue Spur zu legen, und beides hat seinen Reiz und kann einen fordern und beschwingt fühlen und fahren lassen. In der Gruppe wird das noch deutlicher. Hier können die eigenen Kräfte unheimlich zunehmen, bis man wirklich über sich hinauswächst. Das Feld der Gruppe kann einen so beflügeln, dass sogar die Gefahr der Überforderung besteht. Beim Spinning, einer modernen Form des Radfahrens im Fitnessstudio, wird das Ganze noch mit Musik unterstützt und man kommt noch leichter ins Mitschwingen. Hier fehlen andererseits die Natur und der erfrischende Fahrtwind.

In ähnlichem Sinn könnte man all die Bewegungs- und Sportarten deuten, bei denen man Energie erst durch eigene Anstrengung bereitstellen muss, bevor man sie dann genussvoll abfeiern kann. Durch diesen Arbeitsaspekt, man muss sich das Vergnügen sozusagen erst hart erarbeiten, ist der Bezug zur Leichtigkeit insgesamt geringer, aber immer noch möglich.

Auf dem Wasser tanzen

Bei Sportarten wie dem Wellensurfen treten die messbaren Leistungsaspekte von vornherein zurück, es lässt sich nicht objektivieren und war immer eher das Terrain der »Beachboys« und »Beachgirls«, denen es mehr um Spaß und Lebensfreude als um Medaillen und Geld ging. Surfen gehört zu den Sportarten, für die man die Energie nicht erst aufbringen muss, sie ist in Gestalt der Wellen bereits vorhanden. Surfer nutzen lediglich die Gunst des richtigen Augenblicks, um auf den rollenden Wellen ins Tal zu gleiten.

Wer über die nötige Technik und Balance verfügt, kann so ausgesprochen beschwingte Ritte und schwebende Balanceakte erleben und sich offenbar so leicht und frei fühlen, dass diese Bewegungsform schnell eine Art Kultstatus unter jungen Menschen gewann, denen ihre persönliche Freiheit und Unabhängigkeit über alles geht. Sie begeben sich bei ihrem Kult nicht nur auf die Welle, sondern gern auch in sie hinein, würden sie doch am liebsten auf der Innenseite eines sich überschlagenden Brechers reiten. Damit sind sie gleichsam im Inneren eines Mandalas in rasanter Fahrt auf einer Spur unterwegs, die letztlich nirgendwohin führt, weil sie so lange im Wellenkreis bleibt, bis sie sich schließlich im Sande verläuft. Das ist eine sehr stimmige Symbolik für diese introvertierte Sportart, die eigentlich mehr ein Lebensgefühl als einen Sport meint. Es ist auch weniger ein Tanz auf den Wellen als im Inneren des Mandalas und eben in der Welle. Dass dabei nichts herauskommt außer einem freien Gefühl des Gleitens und Reitens, ist mehr als passend.

Besonders spannend wird dieses Spiel mit der Kraft der Wellen, wenn die Surfer im Inneren riesiger, sich überschlagender Wellen wie in einem Tunnel aus Wasser dahingleiten, immer einen Tick vor dem Ort des Überschlags und ständig in Gefahr, überrollt zu werden. Sie haben dann noch zusätzlich den Nervenkitzel des Freistil-Kletterers und wohl auch einen ähnlichen Adrenalinspiegel, der durchaus sein Scherflein zu einer Art Surfsucht beitragen kann.

Sich völlig bewusst der Gefahr in den großen Wellen zu stellen und in ihren mächtigen Kreis einzutreten, aus keinem anderen Grund, als sich diesen Tanz der Energie zu schenken, ist an sich schon ein Bewusstwerdungsritual. Dass so eine gelungene Fahrt beschwingt und beflügelt, kann sich auch der Zuschauer vorstellen, ja beinahe fühlen. Das Lebensgefühl der Surfer, das sich ja auch in ihrem lockeren Strandleben widerspiegelt, spricht ebenfalls dafür.

Hier stellt sich natürlich trotzdem die Frage, ob man wirklich das ganze Leben auf der Suche nach der richtigen Welle zubringen soll. Dass nicht wenige sich dafür entscheiden, spricht für die Faszination dieses Ursymbol eines immer bewegten, sich ständig neu formenden und wieder verlaufenden Mandalas. Das *Tao-Te-King* legt nahe, die wirbelnde Peripherie des äußeren (Lebens-)Kreises zu verlassen und sich nach innen in die Nabe des Rades, die Mitte, zu begeben, wo einzig Ruhe und Stille herrscht. Wellenreiter versuchen unausgesetzt, in genau diese Mitte einzudringen und möglichst lange darin zu bleiben.

Würden sie ihr Hobby in ein bewusstes Ritual wandeln, wären sie auf einem spirituellen Weg, der in ganz besonderer Weise die Leichtigkeit des Seins und das beschwingende Gefühl der Freiheit ins Spiel des Lebens bringt. Man braucht das Leben und sich selbst nur leichtzunehmen. Alles andere bietet die Schöpfung, zum Beispiel die Wellen, die immer schon da sind und auf ihre runde spielerische Weise mitspielen. Oftmals scheinen sie die Oberhand zu gewinnen und die Surfer zu verschlingen, wenn sie über ihnen zusammenschlagen, aber sie speien sie immer wieder aus und geben ihnen eine neue Chance.

Schweben – so leicht wie Luft

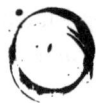

Der Tanz mit dem Wind

Das Surfen vor dem Wind entspricht in vielem dem in den Wellen, wobei Windsurfen fast überall ausgeübt werden kann, vom kleinsten Baggersee bis zum Meer, und damit zu einem Massensport geworden ist. Dennoch hat es sich eine Art Kultstatus bewahrt. Beim Windsurfen ist die Energie durch den Wind vorgegeben, der als Kind des Luftreichs den Aspekt der Leichtigkeit noch offensichtlicher und deutlicher ins Spiel bringt. Die allermeisten Windsurfer beginnen zwar auf dem Wasser, wollen aber höher hinaus und rasch hinüber ins Luftreich gleiten. Je stärker der Wind, desto besser, desto größer die (Luft-)Energie, mit der sie spielen können, und irgendwann auch die Luftsprünge. Das kleinste Ziel ist, ins Gleiten zu kommen und jenen Zustand zu erreichen, wo das Board sich aus dem Wasser hebt und es kaum noch berührt, ja fast darüber hinwegfliegt. Wenn er ins Gleiten kommt, ist der Surfer mit sich und der Welt zufrieden, die Schwere weicht von ihm, der Wind nimmt sie ihm ab und hebt ihn leicht auf seine Flügel. Er aber hat seinerseits das Gefühl, den Wind, das himmlische Kind, in den Händen zu halten und mit ihm spielen zu können.

Würden wir durchs Leben gleiten, statt zu stampfen, zu kämpfen, zu schieben, zu boxen und zu strampeln, würden wir uns ebenfalls leichter tun und fühlen. Das Freiheitsgefühl des

Segelns wird beim Windsurfen auf die Spitze getrieben. Der bewegliche Mast – ein Albtraum für Segler, für die das einem Mastbruch gleichkäme und dem Ende aller Träume – wird zum Symbol einer noch viel größeren Beweglichkeit und Freiheit. Natürlich kommt die Idee aus Kalifornien, dem »Golden State«, in dem die Leichtigkeit ein Zuhause hat und von wo aus sie immer wieder auszieht, um die Welt auf ihre ebenso lockere wie friedliche Art zu beglücken.

Für ihre Beweglichkeit verzichten die Windsurfer auf Sicherheit und Halt, Gemütlichkeit und Beschaulichkeit, im fortgeschrittenen Stadium ihrer Kunst sogar auf das sichere Manöver der Wende, um dem fliegenden Wechsel der Halse zu frönen. Mit voller Fahrt und Kraft voraus wird die Powerhalse zu einem Muss und vermittelt das Gefühl, Herr der Winde zu sein und auf seinen Flügeln zu entschweben.

So wird langsam alles möglich, sogar fliegen, der letzte Traum der Leichtigkeit. Wellen werden zu Sprungchancen und Saltos zu Demonstrationen der Unabhängigkeit und der spielerischen Lust, sich von der Schwerkraft zu lösen. Auf was für orgiastische Gipfelerlebnisse hier gezielt wird, zeigt der anzügliche Spruch »Windsurfer machen es stehend«.

Inzwischen ist »surfen« ein neudeutsches Wort für die lockere, leichte Art, sich nicht nur durch die Welt des Wasserelementes, sondern auch durch die der Informationsflut im Internet zu bewegen. Auf den Datenautobahnen surfen Millionen und würden dieses Lebensgefühl nur zu gern auf die deutschen Bundesautobahnen übertragen, wo der Stau leider zu einem Dauerphänomen wird, und damit zu einem recht treffenden Spiegel der deutschen Lebenssituation.

Das Wort »surfen« kommt vom *ocean surf*, der Brandung des Meeres, und vermittelt deren Frische und den Nimbus der stetig rollenden, immer neuen und nie erlahmenden Meeresrhythmen. Auch die Snowboarder surfen – in der anderen Hälfte des Jahres – durch ihre Welt des lockeren, tiefen Schnees und lassen im Idealfall Schneefahnen hinter sich wehen, zum Zeichen, dass auch sie mit dem Luftelement im Bunde und leicht und schwebend unterwegs sind.

Surfer werden so zu den neuen Überfliegern, die sich auf dem Kamm der jeweils letzten Welle reitend, auf beschwingte Art in die Zukunft tragen lassen. Sie stampfen und kämpfen sich nicht durchs Leben, sondern gleiten schwebend schwerelos dahin, Widerstand ist nicht ihr Thema, sie tun sich leicht und haben es leicht mit sich und der modernen Welt, die ihnen weitgehend entgegenkommt und oft genug geradezu zufliegt.

Sich und die Welt leichtzunehmen, hatte die längste Zeit eine Aura von Verantwortungslosigkeit und Desinteresse, zumal die Welt in einem recht beklagenswerten Zustand ist. Das ist keinesfalls zu übersehen und ich habe diesem Thema auch ein dickes Buch[59] gewidmet. Aber Klagen und erst recht Gejammer verändern die Welt keineswegs, sondern schaffen im Gegenteil ein Feld, das herabzieht, beschwert und die Misere zementiert. Man kann die Wirklichkeit sehr wohl wahr- und wichtig nehmen und sich dennoch ein Gefühl der Leichtigkeit bewahren. Aus dieser Stimmung heraus wären alle Wandlungen sogar bedeutend leichter in die Wege zu leiten. So gesehen könnte »surfen« als Bewegungsart zum Zauberwort der Zukunft werden. Ihm liegen »lösen«, »schweben« und »erleichtern« viel näher als der alte Versuch, sich Problemen hart arbeitend in den Weg zu stellen und sich sorgenvoll gegen ungute Trends zu stemmen.

Surfen hat etwas Spielerisches und das Leben als Spiel zu begreifen, ist wieder eine uralte Idee, die nur in neuem Gewand daherkommt. Lila, das kosmische Spiel, ist nach östlicher Auffassung nie aus den Augen zu verlieren. Es gilt, bewusst mitzuspielen, aber es auch nicht todernst zu nehmen. Eine spielerische Distanz ist immer angemessen. Der Surfer erfüllt viele dieser Forderungen: Er ist hellwach und sehr bewusst, sonst stürzt er ab von seinem Board oder Keyboard. Er ist hoch motiviert und fliegt doch spielerisch und leicht über die Tasten oder die Wellen.

---

59 Ruediger Dahlke: *Woran krankt die Welt?*, München: Goldmann, 2003

Auf die Verkehrssituation übertragen, bevorzugt er das italienische Modell eines frei fließenden Chaos gegenüber dem deutschen des strikt geregelten hupenden und schimpfenden Totalstaus. Surfer gehen lockerer mit den Regeln um und erfinden sich zur Not neue, die besser zu ihnen und der Situation passen. Es ist so kein Wunder, dass die Surfer von Kalifornien aus die Welt erobern und hierzulande nur in den Urlaubs- und Freizeitrevieren punkten. In der Berufswelt meiden sie die deutschen Reviere und Gewässer weitgehend, denn die sind mit strikten Regeln vermint und geben dem freien Spiel der Kräfte keine Chancen. Im Gegenteil, sie legen ihm bürokratische Hindernisse in den Weg, die von Leuten verwaltet werden, die nicht einmal wissen, was das ist, durchs Leben zu surfen.

Computerfreaks auf ihren Keyboards sind deutschen Verwaltungsbeamten um Lichtjahre voraus, weil sie surfen, während jene ackern. Das eine hinterlässt in seiner Leichtigkeit nicht einmal Spuren, das andere pflügt tiefe Furchen in die Matrix der Wirklichkeit, die schon bald im Wege sein werden. Surfer, die ihr Hobby zum Beruf gemacht haben, neigen kaum je zu den Klassenkampf-Attitüden der Arbeiterschaft aus anderen Zeiten. Sie denken nicht einmal daran, sich gewerkschaftlich zu organisieren, sondern wollen sich auf ihre lockere Art entfalten und die Gunst der jeweiligen Stunde nutzen. An keinerlei Grenzen gebunden, agieren sie auf ihren (Key-)Boards längst weltweit.

Der Weg ins Luftreich

Die konsequente Weiterentwicklung des Windsurfens und der neueste Hit ist Kiten, das auf dem Surfboard und dem Wasser beginnt, bei dem man aber statt des Segels einen Flugdrachen in Händen hält, mit dem sich die Spezialisten zu buchstäblichen »Ausflügen« in die Lüfte schwingen. Sie haben den Spruch »nur fliegen ist schöner« verinnerlicht und spielen mit den Elementen

Wasser und Luft in einer wohl ebenso berauschenden wie beflügelnden Art und Weise. Das Wasser wird für die Könner unter
ihnen nur mehr zur Start- und Landebahn. Das eigentliche Ziel
ist das Luftreich.

Es war eine geniale und nun schon in die Jahrtausende ge-
kommene Idee, den Wind in Segeln einzufangen und sich auf
dem Wasser von ihm treiben zu lassen. Mit der Zeit hat man die
Takelagen verändert, sodass man die Winde immer besser in
die Segel holen und nutzen konnte. Die Boote wurden schnit-
tiger, wendiger und schneller. Den Mast, das Herzstück des
Segelbootes, in Bewegung zu bringen, war eine ebenso kühne
wie geniale Idee aus der Surferszene, die sich bei den Wind-
fans wie im Fluge durchsetzte. Den Mastbaum nun ganz vom
Boot, das längst nur noch ein immer kleiner werdendes Board
oder Brett ist, zu trennen beziehungsweise ganz einzusparen,
war der konsequente nächste Schritt auf dem Weg zu Ikarus,
der sich auf den Schwingen seiner Federflügel den Vögeln und
Engeln gleich ins Luftreich erhob. Die Kunst des Gleitens ging
von den Wellensurfern auf die Windsurfer über. Deren Tendenz
zum Abheben werden die Kiter zu immer weiteren Höhenflügen
nutzen und so der alten Sehnsucht der menschlichen Seele nach
Leichtigkeit und Schweben Flügel verleihen.

Bei all den Tänzen mit den Partnern Wasser und Wind tritt der
Leistungsaspekt ganz von selbst zurück, sich gehen und sich fliegen lassen kommen hier zusammen und Loslassen von den be-
harrenden weiblichen Kräften der Erde und des Wassers wird zur
Herausforderung, die schon immer die Menschen und natürlich
besonders die Lebenskünstler und Aussteiger faszinierte.

Man braucht kein Prophet zu sein, um dem Kiten eine große
Zukunft vorherzusagen, liegt es doch voll im Trend des Abhe-
bens. Ganz konkret von der Wasseroberfläche abzuheben, ist
dabei aber ungleich gesünder, als im alltäglichen Leben den
Boden unter den Füßen zu verlieren und immer abgehobeneren
Ansprüchen und Gedankenfluchten nachzuhängen. Obendrein
gibt das Kiten seinen Anhängern die Möglichkeit, die Richtung

ihres Fluges selbst zu bestimmen und jederzeit in der Hand zu behalten. Wer sich bisher im Fallschirm hinter einem Motorboot in größere Höhen erhob, hing doch recht hilflos an der Nabelschnur, die ihn mit dem Boot verband. Die Kiter haben sich davon bereits abgenabelt, ihnen gehört die Zukunft, sind doch ihre Möglichkeiten, was Bewegungsfreiheit und Leichtigkeit angeht, noch ungleich größer und spannender. Der Surfer ist vor allem dem Wasser verbunden, der Windsurfer kommt dem Luftelement schon sehr nahe, wer aber einen Flugdrachen mit eigenen Händen meistert, wird tendenziell selbst zum Luftwesen, welches das weiche Wasser nur noch zum Abheben und Landen nutzt.

Der Kampf mit dem Drachen ist ein uraltes Motiv. Dabei musste der Held gegen die Kräfte des Luftreiches und oft auch noch gegen die des Feuerreiches in Gestalt Feuer speiender Drachen antreten. Der Sonnenheld Siegfried hatte den Drachen ebenso zu meistern wie der Zauberer Merlin in der Gralslegende um das sagenhafte Schwert Excalibur. Dabei hat es in der Regel zunächst Niederlagen, schwere Rückschläge und Abstürze gehagelt. Aber irgendwann haben die wahren Helden den Kampf gewonnen, ihre Angst niedergerungen, die irdischen und wässrigen Schattenwelten überwunden und sich das Reich der Luft, des Feuers, der Winde und des Himmels erobert.

So kann auch der moderne Flugdrachen in den Händen des Kiters zum zähmbaren Gefährten werden, der einen auf seinen luftigen Schwingen fast beliebig weit trägt. Die alten großen Flugdrachen tibetischer Klöster, von denen schon Lama Anagarika Govinda in »Der Weg der weißen Wolken«[60] berichtete, mögen uns da in den Sinn kommen. Sie waren so gewaltig, dass sie die Mönche mit ins Luftreich tragen konnten. Auch unsere Kinder, die so gern ihre harmlosen leichten Drachen steigen lassen, üben wohl bereits für die großen unausweichlichen Drachenkämpfe der Seele, die ihnen noch bevorstehen.

---

60 Anagarika Govinda: *Der Weg der weißen Wolken*, München: Scherz, 1975

Fliegen – so leicht wie ein (Seelen-)Vogel

Wir haben Flügel wie die Engel und die Vögel – nur eben innen in Form unserer Lungenflügel. Auf diesen Schwingen können wir uns zu erstaunlichen Höhenflügen emporschwingen, wie die Erfahrungen mit dem verbundenen Atem zeigen. Im übertragenen Sinne gehen wir auf den Schwingen unserer Gedanken und Träume auf »Reisen nach Innen«, aber auch ganz konkret wollen wir uns über die Niederungen der Polarität erheben, sogar über die Spitzen der Berge hinaus, um frei zu werden. Letztlich und umfassend ist das natürlich nur in der spirituellen Dimension möglich.

Auf der weiblichen Mutter Erde kann man hart, gediegen und sicher liegen. Das urweibliche Wasser ist schon anpassungsfähiger. Hier wird weiches Schweben zu einer Möglichkeit, wie sich im Thermalwasser zeigte. Die inneren Wellen des männlichen Feuers können einen erheben, mitreißen und auf ihre energetische Art zum Fliegen bringen, wie die Kundalini-Wiege zeigte. Doch erst das Luftelement lässt uns so leicht werden, dass wir wie auf Wolken gebettet schweben können. Es ist am anpassungsfähigsten und leichtesten und kann diese Leichtigkeit auch vermitteln.

Technisch ist der Luftraum längst erobert und der Traum vom Fliegen insofern ein alter Hut. Dennoch zeugen Bücher wie die von Antoine de Saint-Exupéry[61] oder Richard Bach[62] davon, dass auch das Fliegen im Rahmen unserer technischen Möglichkeiten eine die seelischen Bereiche berührende Faszination

---

61 Antoine de Saint-Exupéry: *Nachtflug,* Frankfurt: Fischer TB, 1997 (8. Auflage) und *Der kleine Prinz,* Zürich: Arche, 1983

62 Richard Bach: *Illusionen,* Berlin: Ullstein TB, 1989 und *Brücke über die Zeit,* Berlin: Ullstein TB, 1998 (9. Auflage)

ausübt. »Die Möwe Jonathan«[63] ist ein modernes Märchen, das den Traum von der Leichtigkeit des Luftreiches bis in spirituelle Dimensionen träumt und viele Suchende auf seine leichte Art beflügelt, manche wohl auch erst zu Suchenden gemacht und auf den Weg gebracht hat.

Die Möwe fasziniert uns wohl auch deshalb so besonders, weil sie aus eigener Kraft fliegt und immer leichter wird, bis sie schließlich – durchscheinend geworden – in andere Dimensionen entschwebt. Auch wir wollen tief in unserer Seele leichter werden und dem Seelenvogel gleich in höhere Welten entschweben, so wie der italienische Pater Pio, von dem verbürgt ist, dass er mehrfach in spiritueller Begeisterung abhob und mitsamt seinem physischen Körper zum Altar flog.

Unsere Flugträume sind notgedrungen noch viel schwerfälliger, wobei die Tendenz zum Leichten auch bei uns anklingt. Eine ganze Reihe Berufspiloten, die der Traum vom Fliegen in gewaltige, viele Tonnen schwere Metallungetüme führte, wählen Segelfliegen als Hobby, um hier die Ruhe und die sanftere Tragfähigkeit der Luft zu genießen, die ihnen fehlt, wenn sie mit Düsenschub durch die Lüfte pflügen und sich das Luftelement gleichsam unterwerfen. Der Segelflieger muss sich der Luft und ihren Spielarten anpassen und einfühlsamer und bewusster mit ihr umgehen. Seine Belohnung ist das Gleiten, das Gefühl, Luft unter den Flügeln zu haben und von warmen Aufwinden gehoben und getragen zu werden. Das sei wirkliches Fliegen, sagte mir einmal ein Flugkapitän, der beruflich einen Elefanten durch die Lüfte lenkt. In einem Jumbo gäbe es kein wirkliches Fluggefühl wie in einem leichten Segelflugzeug ohne Motor, das ganz den Kräften der Luft hingegeben ist.

Noch unmittelbarer erleben Drachenflieger das Luftelement, haben sie doch das Gesicht direkt im Wind. Für sie dürfte auch der Absprung von einem Berggipfel oder Felsplateau ein ziemliches Exerzitium des Loslassens sein. Letzteres wird bei den

---

63 Richard Bach: *Die Möwe Jonathan*, Berlin: Ullstein, 1987

Paraglidern oder Gleitschirmfliegern eine ähnliche Rolle spielen, geht es doch auch ihnen ums Fliegen und Gleiten und um das ultimative Überwinden der Schwere und des Widerstandes.

Bei den Fallschirmspringern dürfte der Absprung und das unwiderrufliche Ausliefern an das Luftreich noch mehr im Vordergrund stehen. Der freie Fall gibt vielen Fallschirmfreunden ein Gefühl von unbeschwerter Freiheit, obwohl man hier auch die großen Kräfte und sogar die Härte des Luftelementes zu spüren bekommt. Fallschirmspringen ist in seiner zweiten Phase mehr Fliegen als Springen. Nach dem primären Erlebnis des Loslassens im Flugzeug ergibt sich ein freies, wenn auch enorm dynamisches Fliegen, das dann in die längste Phase, das Schweben, übergeht, bevor man wieder auf Mutter Erde landet. Die Bedeutung dieser drei Phasen, vor allem auch im übertragenen Sinne, machen das Fallschirmspringen zunehmend zu einem beliebten Element des Psychotrainings. Einen Tandem-Sprung wenigstens – aus großer Höhe – würde ich jedem raten und möchte meinen sicher nicht missen.

Bei den Anhängern des Paraglidings steht naturgemäß das sanfte Schweben im Vordergrund und die Möglichkeit, das eigene Gewicht luftig leicht werden zu lassen, um aus der Vogel- und ursprünglichen Seelenperspektive Abstand zur kleinen Welt in der Tiefe zu gewinnen. Sich ihr langsam, von der Luft getragen und dabei ganz bewusst zu nähern, kann ein wundervolles Ritual des Ankommens der Seele hier auf dieser Welt werden.

All diese luftigen Sportarten zielen mehr auf das Erlebnis als auf messbare Leistung und sind von daher besonders geeignet, in leichte schwebende Erfahrungsräume zu führen. Als Leistungssportarten spielen sie nur eine geringe Rolle. Bei Wettkämpfen wie etwa den Olympischen Spielen kommen sie gar nicht vor. Wenn man nicht nur den Körper abheben oder abspringen lässt, sondern auch der Seele Freiheit gibt, wird sie sich bereitwillig bedienen, ihre Flügel ausbreiten und uns schweben lassen. Sie ist noch viel leichter als all die Ultraleicht-

flugzeuge, die Drachen und Segler, die Paraglider und die Anhänger des freien Falls unter den Fallschirmjägern.

Der Tanz um die Mitte

Beim Tanzen, abgesehen vom sportlichen Wettkampftanzen,
steht Leistung naturgemäß selten im Vordergrund, wenn auch
eine ganze Menge Anspannung über das Partnerthema dabei
entstehen und die Leichtigkeit des Schwebens über das Parkett
infrage stellen kann. Für die meisten Tänzer aber steht wohl
das Miteinander-Schwingen und Sich-in-einem-gemeinsamen-
Rhythmus-Finden im Vordergrund. Sie wiegen sich zur Musik
und genießen das Einswerden im Augenblick. Wenn ein feuri-
ger Rhythmus dazukommt, können sie sich nicht nur eins, sondern auch leicht und beschwingt fühlen und werden das über
alle Maßen genießen, was ursprünglich nichts anderes sagen
will, als dass es nicht messbar ist. Im Nachklang der 68er-Re-
volution trennten sich die Tänzer tendenziell voneinander und
versuchten, sich einzeln und für sich in Ekstase zu tanzen. Dabei waren sie auf den Spuren archaischer Kulturen, die immer
zu einfachen einzelnen Tanzfiguren neigten.

Tänze gibt es in fast allen Kulturen der Welt und fast immer
haben sie sich aus dem kultischen Bereich heraus entwickelt.
Ursprünglich ging es bei vielen Mandala-Tänzen, deren Reste
bis heute in den verschiedenen Formen des Reigens überdau-
ert haben, darum, die Einheit und die Mitte zu finden, so wie
noch heute beim wirbelnden Zhikr der Derwische. Im profanen
Bereich ist der Walzer der heute populärste Mandala-Tanz der
Welt. Wie beim Zhikr der Derwische ist es dabei wichtig, ruhig
in seiner Mitte zu bleiben, während draußen alles in wirbeln-
der Bewegung ist. Nicht umsonst ist dieser Modetanz zu einem
Dauerbrenner geworden, bringt er doch deutlicher als andere
Tänze die wesentlichen Themen aufs Parkett: sich zusammen-

finden und im gleichen Muster den Lebenskreis wirbelnd und zugleich ruhig, aber immer im Rhythmus zu bewältigen, sich mitdrehen, während man innerlich die Ruhe bewahrt und die Geschwindigkeit genießend leichter wird in der Geborgenheit des Mandalamusters und der eigenen Mitte. Gute Walzertänzer erleben schwebende Gefühle von geteilter Leichtigkeit, wenn sie über das Parkett wirbeln.

Als die Verhandlungen während des Wiener Kongresses zur Neuregelung der politischen Verhältnisse in Europa irgendwie ins Stocken kamen, ließ man aus der Hauptstadt des Walzers verlauten, der Kongress tanze. Das wäre auch heute bestimmt nicht das Schlechteste, um gemeinsam zur Mitte zu finden und sich aufeinander einzuschwingen. Tanzende Politiker wären sicher die besseren Verhandlungspartner als streitende oder gar projizierende.

Man stelle sich nur einmal vor, die neue Friedensordnung im Nahen Osten würde von den Herren Politikern weit entfernt vom Kriegsschauplatz im Beisein ihrer Damen verhandelt und allabendlich träfe man sich beim Walzertanzen. Sicher würden sich auf diese Weise leichter Gemeinsamkeiten und Lösungen finden lassen. Wo eine vertrauensvolle Basis besteht und sich ein Miteinander-Schwingen ergibt, stimmt die Chemie eher, und harte Widerstände werden leichter überwunden. Jeder Tanz schafft ein gemeinsames Feld. Vom Tanz auf dem gesellschaftlichen Parkett sind wir zunehmend zum Tanz auf dem Vulkan übergegangen. Das ist kein Fortschritt. So eine Utopie kann uns deutlich machen, wie weit wir uns inzwischen vom Verständnis des Schwingens entfernt haben.

Wer gemeinsam durchs Leben tanzen muss, wie Israelis und Palästinenser, oder will, wie Mann und Frau, könnte beim ganz konkreten gemeinsamen Tanzen die schwebende Leichtigkeit des Seins entdecken und auch in andere Lebensbereiche einfließen lassen. Wenn man sich gegenseitig in den Arm nimmt und miteinander schwingt, kommt man sich nicht nur näher, man tritt auch in das gleiche Feld ein und wird Resonanzen entwickeln.

Beim Tanzen wird der östliche Satz »der Weg ist das Ziel« auch bei uns fast zur Selbstverständlichkeit, es sei denn, man benutzt den Tanz zur Anbahnung einer Beziehung, nach dem Motto: »Darf ich bitten, oder wollen Sie vorher tanzen?« Tanzend will man weder weite Strecken zurücklegen noch schnell irgendwo ankommen. Man dreht sich im Moment, überall wo Platz ist ohne konkreteres Ziel, als sich schwingend nah zu sein und den Augenblick zu genießen. In so einer Stimmung kann man sich gut leicht fühlen und darüber alles andere vergessen. Wo aber kein Ziel mehr ist, wird auch der Widerstand abnehmen. Und wo der Widerstand vergeht oder sogar ganz verschwindet, kann sich die Erfahrung der Einheit einstellen.

Die fließenden Bewegungen des Ostens

Bei den inzwischen auch im Westen überaus populären Tai-Chi- und Qi-Gong-Übungen steht wie bei fast allen östlichen Bewegungsformen das meditative Element im Vordergrund. Hier geht es ganz ursprünglich um die Leichtigkeit des Seins und darum, das Fließen der Chi-Energie zu spüren und auszudrücken. Insofern handelt es sich hier um die höchste Form von Bewegungsübungen. Wer die fließenden Bewegungen der Chi-Energie in seinem eigenen Körper spürt und erlebt, wie die Luft greifbar wird unter seinen langsam wie von Geisterhand geführten Händen, wird offen für die feinstofflicheren Wahrnehmungen, und die schwebende Qualität eines neuen Lebensgefühls kann sich ausbreiten.

Bei diesen Übungen geht es offensichtlich weder um Muskelzuwachs noch um Herz-Kreislauf-Fitness. Zu Anfang haben sie sich wohl vor allem durchgesetzt, weil sie Heilungsprozesse merklich fördern und das Körpergefühl spürbar verbessern. Mit der Zeit aber kommen auch immer mehr westliche Menschen hinter ihr eigentliches Geheimnis: Sie schlagen eine Brücke zum Erlebnis frei fließender Energie und schwebender Leichtigkeit des Seins.

Über Erotik und Sexualität
in den siebten Himmel schweben

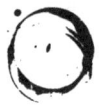

SCHATTEN UND LICHT
WECHSELNDE PFADE
ALLES IST GNADE
FÜRCHTE DICH NICHT

Inschrift unter der Sonnenuhr im
verlassenen Kloster Boppard

Liebe als Weg zur schwebenden
Leichtigkeit des Seins

Verliebte können offenbar von sehr leichter Kost leben, das Sprichwort spricht von Luft und Liebe. Sie wollen Gott und die Welt umarmen und fühlen sich so offen und leicht, wie man nur sein kann, wenn man alle Grenzen überwunden hat. Ihr Geheimnis ist das der Resonanz. Sie werden eins mit ihrem Partner, geben ihre Grenzen zu diesem einen Menschen auf und verschmelzen mit ihm. Ihr Ego ist bezüglich der oder des Geliebten zurückgetreten und stellt seine Interessen des Besonders- und Andersseins zurück. Gemessen an einer großen Liebe, die wirklich den ganzen Partner mitsamt seinem Schatten integriert, ist die gemeinsame egofreie Zone bei Verliebten natürlich schmal. Sie werden vor allem eins mit ihren positiven Projektionen bezüglich des Partners, aber auch das fühlt sich ausgesprochen wundervoll an. Wenn sich das Ego dann zurückmeldet, was leider immer mehr oder weniger bald geschieht, verliert die himmlische Liebe ihre Macht über die beiden, der Alltag mit seinen Grenzen holt sie ein und zieht sie wieder in seinen Bann. Das Alltägliche und Begrenzende gewinnt erneut die Oberhand über das Außergewöhnliche und Freie. Jetzt lassen die beschwingten Gefühle schwebender Leichtigkeit allmählich nach und geraten im schlechtesten Fall mit der Zeit in Vergessenheit.

Solange sie sich »freien«, wie das antiquierte Wort noch wusste, schenken sie sich ekstatische Gefühle beschwingenden und erhebenden Seins und befreien sich aus den Fängen des Banalen und von den Zwängen der Erdenschwere. Jedes Aufgeben der Egogrenzen vermittelt dieses wundervolle Gefühl der Weite und Freiheit. Man kann dann alles loslassen und hat doch alles, was man braucht. Die Liebe und auch das Verlieben zeigen uns dieses Prinzip jederzeit und überall auf der Welt. Es ist ein Gefühl, das der Leichtigkeit des Seins, der Wahrnehmung der befreiten Seele entspricht. Das lässt den Schluss zu, dass die Seele in der Liebe zu ihrer eigentlichen Bestimmung findet oder ihr zumindest sehr viel näherkommt und dass das Verlieben einen Vorgeschmack davon gibt. Dass dieses letzte Ziel der Seele mit Empfindungen von Weite und Freiheit verbunden ist, haben wir nun schon oft erlebt. Abschottende Grenzen sind der Seele wie der Liebe fremd und folglich ist das Ego des Menschen sein Problem, denn es lebt von Grenzen. Es muss also immer in den Hintergrund treten, wenn die Liebe und die Leichtigkeit des Seins eine Chance bekommen sollen. In Zeiten des Verliebtseins erleben wir folglich auch eine gute Entsprechung dessen, was der Osten Satori nennt, eine kurzzeitige Erleuchtungserfahrung. Die Liebe entspräche analog dazu dem *Samadhi*, der dauerhaften Befreiung.

Wo immer man es schafft, seine Grenzen aufzulösen oder sich darüber zu erheben, ist die Seele in ihrem eigentlichen Element und das schwebende Gefühl der Leichtigkeit kann sich ausbreiten. Vielleicht könnte man im Verlieben auch ein zeitweiliges Sich-Erheben über die Grenzen sehen und in der Liebe ihr wirkliches Auflösen. Wo die Grenzen ganz fallen, wird uns die Leichtigkeit geradezu überwältigen, wo sie lediglich durchlässiger werden, wird sie uns immer noch beflügeln und erheben. Wenn man auf dem Gipfel eines Berges angekommen ist und eins mit sich und der Welt wird, ist man reif für ein Gipfelerlebnis. Gleichzeitig wird man ein Gefühl der Liebe zur Schöpfung empfinden, die einem zu Füßen liegt. Die Nähe von Liebe und Einheitserfahrung ist offensichtlich und Liebe wird so zum Königsweg zur Einheit.

Damit entpuppt sich die Liebe zum quasi sicheren Weg ins Reich unserer eigentlichen Bestimmung. Leider kann man sich nicht nach »Belieben« verlieben, es ist eher wie beim luziden Träumen: Wir können auf das Geschenk hoffen und uns darauf freuen, uns auch innerlich dafür bereit machen, aber wir können es keinesfalls »machen« oder gar erzwingen.

Aber andererseits kann man natürlich bewusst daran gehen, seine Grenzen zu öffnen und weiter zu werden, und auch das wird sich tendenziell immer leichter und freier anfühlen, je weiter man damit geht. Meditation und Psychotherapie wären gleichwertige Wege, um die Grenzen des Ich zu erweitern und tendenziell aufzulösen, vorausgesetzt, das Ich ist gut darauf vorbereitet, weil sonst die Gefahr droht, sich im wahrsten Sinne des Wortes zu verlieren.

Ein Leben in Liebe ist durchaus möglich und es gibt wundervolle Beispiele dafür. Ein Leben in ewigem Verliebtsein ist nicht möglich und wäre auch nicht erstrebenswert. Es würde die Gefahr beinhalten, auf rosaroten Wolken schwebend, die Tiefe des Lebens zu verpassen. Dazu müsste die Liebe auch an Kontinuität gewinnen und durch die Niederungen des Lebens hindurch halten. Einem Playboy, der von einer Verliebtheit zur nächsten wechselt, einem Schmetterling nicht unähnlich, fehlt offenbar neben der Tiefe auch die Kontinuität. Diese aber kastriert in der mythologischen Gestalt des Saturn den Himmel, Uranos, der voller Geigen hängt. Aus diesem Akt der Kastration entsteht die Liebe, Venus, wenn die Macht des Himmelsgottes, sein abgeschlagenes Gemächte, ins weibliche Meer, das Reich Neptuns, stürzt. Diesen mythologischen Verwicklungen um die Liebe wird noch weiter nachzugehen sein.

Die Liebe zeigt auch gleich noch den entscheidenden Punkt auf dem Weg zu ihr und zum Schweben. Je mehr wir in Resonanz gehen, das heißt mit anderen Menschen und Wesen mitschwingen, desto beschwingter und leichter wird unser Leben. Sexualwissenschaftler haben festgestellt, dass im Moment eines gemeinsamen Orgasmus die Gehirnwellen, die Herz- und die Atemfrequenz beider Liebenden eine verblüffende Synchronizität aufweisen, was nur eine andere Darstellung von Resonanz ist. In solchen Momenten berückender Resonanz wird es dann sogar möglich, das erotische Geschehen zu transzendieren und einen Moment oder mehr reinen Seins zu erfahren. Ganz ähnlich, wie jede Mantra-Meditation oder Atemreise über sich hinaus auf Transzendenz zielt, will auch Liebe über Erotik hinauswachsen und zur Agape werden, jener umfassenden Liebe einer anderen Ebene. Um in Resonanz zu kommen, müssen wir jedoch unsere Grenzen öffnen, und so schließt sich der Kreis der Liebe und des Mitschwingens.

Entwicklung der Liebe
im Spiegel des Mythos

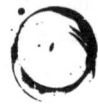

Schließlich tut sich beim Thema Liebe neben solchen eher theo-retischen Gedankengängen auch noch ein sehr praktischer Weg in die schwebende Leichtigkeit des Seins auf: der Weg der Ero-tik und der Sexualität. Er untersteht dem Urprinzip der Venus-Aphrodite, der Göttin der Liebe, die darüber hinaus für Schön-heit, Harmonie und Frieden zuständig ist. Ihre Herkunft und Geschichte enthüllen einiges über ihr Anliegen und die Wege, auf denen sie es unter den Menschen verbreiten will.

Sie wird geboren, als Chronos-Saturn seinen Vater Uranos, den Himmelsgott, mit der Steinsichel entmannt und dessen Gemächte unter letztem Aufschäumen ins Meer stürzt. Der ur-männliche Himmelsgott Uranos befruchtet so mit seinem letz-ten Samen das urweibliche Meer und Venus ist ein Kind der beiden. Als Schaumgeborene trägt sie das leichte luftige Erbe ihres himmlischen Vaters in sich und das fließende wässrige ih-rer Meeresmutter. Und was wäre leichter und geeigneter, diese Verbindung zu symbolisieren als Schaum, eine Mischung aus Luft und Wasser, den beiden Elementen, die wir so eng verbun-den mit dem Schweben erlebt haben. Hier zeigen sich Tiefe und Genialität des Mythos: das letzte Aufschäumen von Seiten des Vaters und damit sein Vermächtnis mischt sich mit dem Auf-schäumen ihrer Mutter, des Meeres und damit des neptunischen Reiches, zu dem auch die Gnade und das Opfer gehören. Wäh-rend Uranos, der Himmel, mit Gaia, der weiblichen Erde, recht zweifelhafte und sogar missratene Kinder zeugt, gelingt dem

schwer Verletzten mit der Befruchtung des weiblichen Meeres
doch noch der große Wurf und die Liebe in Gestalt der wunder-
schönen Venus-Aphrodite. Sie hat viel himmlisch Leichtes von
ihm und viel wässrig Gefühlvolles von ihrer Mutter, dem Meer.

Den Schaum als Symbol des leichten Luftigen und gefühlvoll
Wässrigen hat sie von beiden Elternteilen mitbekommen, und
dessen schwebende Leichtigkeit beflügelt all ihre Schritte und
Vorhaben im Himmel und auf Erden. Wenn wir Menschen uns
mit der Liebe oft so entsetzlich schwer tun, sind wir also durchaus auf dem Holzweg und nicht mit dem Luftigen und Wässrigen
im Sinne der Venus im Bunde. Allerdings sollten wir auch nicht
vergessen, dass Aphrodite eine der wenigen Gottheiten ist, die
nicht aus Liebe gezeugt wurde, sondern ein Kind der Auflehnung
und des Aufstandes ist. Daher kann sie auch für viel Chaos und
Wirbel sorgen.

Die Liebesgöttin ist von väterlicher Seite her dazu auserse-
hen, den Menschen die himmlische Liebe zu vermitteln, die
sich so wunderbar leicht und schwebend anfühlt und die einen
plötzlich und unerwartet aus heiterem Himmel und wie ein
Blitz treffen kann. Auf der anderen Seite hat sie die fließende
Weichheit und die Gefühlstiefe ihres mütterlichen Erbes weiter-
zugeben, vermittelt eine besondere Gnade und ist zu fast jedem
Opfer bereit. Luft und Wasser sind beide auch einzeln prädestiniert, Erfahrungen von weicher, schwebender Leichtigkeit zu
machen. Wenn sie sich, wie im Schaum, auch noch verbinden,
müsste das leichteste und schönste Schweben möglich werden
– wie auf jenen rosa Wolken eben, von denen Verliebte so oft
berichten. Sie sind weich, zart, gefühlvoll und himmlisch zugleich. Allerdings braucht diese Liebe auch die Kontinuität des
Saturn, der die Zeugung der (wirklichen) tiefen Liebe erst durch
seinen herben kastrierenden Akt möglich macht. Verliebtsein
kann in den Himmel erheben, aber nicht durch den Alltag tragen. Dazu müsste die himmlische Leichtigkeit auch wieder be-
schnitten beziehungsweise kastriert werden, was durch Saturn
geschehen kann, der symbolisch für die Institution Ehe steht.

Oft genug beendet die Eheschließung denn auch die Phase der schwebenden Leichtigkeit des Seins. Die Chance läge darin, sie auf einer höheren Ebene in Form einer tiefen Liebe wiederzufinden, welche die Schattenseiten beider Partner einbezieht.

Wenn zu dieser brisanten Mischung noch das Feuerelement hinzukäme, wären alle drei Elementarreiche vereinigt, die mit unserem Thema, der Leichtigkeit des Seins, verbunden sind. Und das Feuerelement kommt mit Eros ins Spiel, denn er ist nicht nur ein Kind der Liebesgöttin Venus-Aphrodite, sondern auch des Kriegsgottes Mars-Ares, der für das erste und stärkste Feuer steht. Mit dieser Trinität von Feuer, Wasser und Luft, die mit ihm und seinem Thema ins Spiel des Lebens kommt, ist alles für außergewöhnliche, wundervolle Erlebnisse von beglückender Leichtigkeit und schwebender Seligkeit getan.

Allerdings sollte man immer darauf achten, nicht den Boden unter den Füßen zu verlieren, denn das Erdelement ist definitiv nicht Eros' Thema. Es müsste von dazu Berufenen mitgebracht werden. Leicht kann diese Mischung einen mit- und auch umreißen und selig, wer sich dem Strudel der erotischen Liebe ergibt. In solchen Momenten und Zeiten ist der Berufene fast ganz von der Schwere der Erde befreit und spürt nur noch das Feuer heißer Begierde in den verzehrenden Flammen der Liebe, das Fließen ihres reißenden Gefühlsstromes und das leichte lichte und schwebende Seelenwesen in sich. Er vergisst dann nur zu leicht und zu gern, dass er durch seinen Körper auch irdisch ist. Wenn der sich auch mit seinem brennenden Herzen entflammt, sich gehen lässt in den wässrigen Wogen aufwühlender Liebesgefühle und sogar mit ins himmlische Luftreich abhebt, muss er doch irgendwann in sein Reich zurückkehren, auf die Erde.

Das wissen alle Drachen- und Segelflieger, alle Gleit- und Fallschirmspringer und sogar die Sternenflieger der Nasa: Abheben ist leicht, aber die Landung auf der harten Mutter Erde will gelernt sein. Auch das Loslassen im Wasserreich erleben wir als leicht und beschwingend, danach wieder Grund zu finden, braucht jedoch Zeit.

Eros hat von beiden Eltern sein gerechtes Erbteil mitbekommen, von der Mutter die himmlische Liebe, vom Vater die feurige Kraft. Beides zusammen *schießt* er mit den Waffen des Vaters, Pfeil und Bogen, in die Herzen der Menschen, und manchmal stößt er auch die Brandfackel der Liebe hinein. An dieser martialischen Wortwahl wird schon deutlich, dass er mit seinen »väterlichen« Waffen auch tiefe Wunden und lang andauernde Schmerzen bereiten kann, besonders wenn er seine Pfeile vorher noch in Galle taucht, was vorkommen soll. Auf alle Fälle bringt er eine gehörige Portion Feuerkraft mit, die einen völlig entflammen und ein ganzes Leben in Brand setzen kann, ähnlich wie die Kundalini-Energie in unserem Rücken, wenn sie unvermittelt nach oben *schießt* und unsere Weltachse durchglüht.

Eros als Repräsentant der körperlichen Liebe hatte vor allem aus diesen Gründen schon in der Antike keinen leichten Stand. Ursprünglich einer der ganz großen Götter des griechischen Pantheons, musste er noch in athenischer Zeit einen herben Verfall seines Ansehens erleiden. Dieser Abstieg verlief parallel mit dem von Hera und dem Matriarchat und mit dem Aufstieg von Zeus und dem Patriarchat. In einer weiblichen Welt war er noch ein König unter den Göttern, in männlichen Zeiten verlor er zuerst an Achtung und wurde später sogar zum Gespött. In der männlichen Militärkultur Roms verkam er zu einem kleinen dicken Kerlchen, das aus dem Hinterhalt seine Pfeile abfeuerte und nicht mehr ernst genommen wurde. Parallel verlor sich natürlich auch die Kultur der Liebe, die in den Aphrodite-Tempeln zu einer hohen Kunst entwickelt worden war. In Rom begann der Abstieg dieser Liebestempel, die allmählich immer mehr zu Orten käuflicher und bald auch billiger Lust verkamen.

Der Abstieg ist mit einer gewissen Ambivalenz bis in die Gegenwart weitergegangen, wie ja auch das Patriarchat die Zeit immer mehr und immer einseitiger in seinen Würgegriff nahm. Zwar treibt Eros bis heute alle Menschen um, hat es dabei aber immer schwer, wirklich geachtet und geschätzt zu werden. Das heutige Eroscenter verkörpert nur noch seinen Schatten. Letztlich klang diese Thematik schon ganz zu Anfang seines Lebens an, entstammt er doch einem illegalen, weil unehelichen Verhältnis zwischen Venus und Mars.

Die griechischen Bezeichnungen für die beiden Formen der Liebe, die in Konkurrenz zu Eros traten, sind *Philia* für die freundschaftliche Liebe und *Agape* für die göttliche oder platonische Liebe. Der große Plato hat neben so viel tiefem Wissen über die nach ihm benannte erhabene Liebe auch deren Schatten, nämlich eine gehörige Portion Körperfeindlichkeit in den Schoß unserer Kultur geschmuggelt. Philia und Agape waren jedenfalls in allen kommenden Zeiten bis in die Gegenwart besser angesehen, interessierten das Gros der Menschen aber gar nicht wirklich. Eros dagegen interessiert bis heute so ziemlich alle, aber kaum jemand steht zu ihm.

Dabei könnte er uns so sehr unterstützen auf dem Weg zu Glück und schwebender Leichtigkeit. In der bürgerlichen Welt stellt Erotik eine der letzten Möglichkeiten dar, zu Rausch, Ekstase und Gefühlen von Erfüllung und Glückseligkeit zu finden, wenn man mal vom alkoholischen Vollrausch absieht. Diese Chance auszulassen, ist nicht nur gefährlich, weil dadurch viele junge Menschen in die Drogenszene getrieben werden, sondern auch höchst ungeschickt im Hinblick auf den eigenen Lebensgenuss. Die Drogensucht wurzelt letztlich in der Sehnsucht nach Ekstase und der schwebenden Leichtigkeit des Seins, weshalb wir sie schon in der Einleitung als einen der großen Schatten unseres Themas kennengelernt haben. Niemand kann auf die Dauer auf Erfahrungen von Leichtigkeit und Glück verzichten, ohne Schaden an seiner Seele zu nehmen. Mit anderen Worten, die Seele braucht immer wieder Erinnerungen an ihre eigentliche Seinsform, an ihre Bestimmung, um sich weiterhin lebendig und in ihrem Körperhaus wohlzufühlen.

In verschiedenen östlichen Kulturen hat sich – wohl deshalb – eine Kultur der Liebe entwickelt, die durchaus von der körperlich erotischen Liebe ausging, von dort allerdings auf höhere

Ebenen der seelisch-geistigen Liebe zielte. Auch in der Früh-zeit der Antike gab es noch solche Ansätze. In den Tempeln der Aphrodite wurden die jungen Männer von Venuspriesterinnen in die Liebe eingeweiht. Diese Stellvertreterinnen der Venus waren hoch angesehen und hatten ihr Leben ganz der Liebes-göttin geweiht. Ihre Lebensziele bestanden nicht darin, Kinder zu bekommen und eine Familie zu gründen, sondern der Liebe, ihrer Bestimmung, zu immer neuen Höhepunkten und Höhen-flügen zu verhelfen. Bis heute kann man die Reste des großen Aphrodite-Tempels auf Zypern besichtigen. Diese Insel gehörte der Göttin und war ihr heilig, weil die Schaumgeborene hier zuerst an Land gestiegen war.

Heute ist die Insel bezeichnenderweise ein Ort des Hasses und immer wieder auch des Krieges zwischen Griechen und Türken. Man kann sagen, dass die Liebe hier von ihrem Gegen-pol und Schatten eingeholt wurde, so wie es Venus oft erging. Sie kam, wie übrigens auch alle Sterblichen, nie ganz los von ihrem Gegenpol Mars. Wenn sie sich freiwillig auf ihn einließ, brachte sie wundervolle Kinder wie Harmonia, die Göttin des Gleichgewichts, und Eros, den Gott der körperlichen Liebe, hervor. Wenn sie den Gegenpol aber verweigerte wie so viele Sterbliche, wurde er auch ihr, der Göttin, zum Schatten. Das Er-gebnis waren dann Kinder wie Phobos, die Angst, und Daimos, der Schrecken, die sie ebenfalls mit dem Kriegsgott zeugte.

Wenn wir sehen wollen, wie wir heute mit der Liebe und ih-ren Möglichkeiten umgehen, brauchen wir nur zu schauen, wie unsere Zeit zu den sie bestimmenden Urprinzipien oder Arche-typen steht. Mars, den Partner und gleichzeitig Gegenpol der Liebe, haben wir heute konsequent aus unserem Leben ver-drängt. Daher beschert er uns so viele Schattenthemen wie die äußeren Kriege überall auf der Welt, aber auch die inneren, die in den Körpern so vieler Menschen toben, zum Beispiel in all denen, die allergische Abwehrschlachten gegen an sich harmlo-se Stoffe schlagen. Aber auch Venus erweisen wir schon lange nicht mehr die ihr gebührende Ehre, und so verkommt auch ihr wundervolles Thema zum Schatten, der uns in einer ausufernden Pornoindustrie und ebenso dümmlichen wie peinlichen einschlägigen Privatfernsehbeiträgen begegnet. Eros ist heute weitgehend in die Eroscenter verbannt und damit längst aus der erhabenen Position, die ihm eigentlich zusteht, in die Unterwelt abgedrängt worden. Seine Dienerinnen hängen heute in den Netzen des organisierten Verbrechens und sind oft nicht mehr als Sklavinnen. Sie gelten inzwischen als Abschaum der Gesellschaft, was schon vom Wort her den Abstieg der Schaumgeborenen entlarvt. Liebesdienerinnen hatten und haben eigentlich immer noch der himmlischen Liebe zu dienen, nicht nur der primitiven Lust und schon gar nicht dem organisierten Verbrechen. Von der obersten Welt, dem Himmel des Vaters Uranos, ist die Schaumgeborene in den Abgrund der Halbwelt und oft genug sogar der Unterwelt abgedrängt worden. Schade um sie und uns!

Der Verfall der Liebeskultur begann schon in der griechischen Antike mit dem Aufstieg der patriarchalischen olympischen Götter, feierte im alten Rom erste abstoßende Triumphe und geht bis heute ungebremst weiter. Der immer kindischer und noch später sogar als etwas blöde dargestellte Amor ist ein deutlicher Beweis dafür. Gegenbewegungen gab es selten und Bedeutung gewannen sie kaum.

Einen neuerlichen Höhepunkt erlebte die Liebeskultur in unseren Breiten erst über ein Jahrtausend später mit der Minnebewegung, obwohl diese den körperlichen Aspekt der Liebe ausdrücklich ausklammerte. Die Troubadoure schmachteten ihre geliebten Damen hingebungsvoll an, wollten und sollten sie aber keinesfalls physisch berühren. Das wäre damals bereits als Entweihung betrachtet worden. Sie liebten sie mit Worten, Versen und Melodien und riefen damit nicht wirklich eine Renaissance der umfassenden Liebeskultur ins Leben.

Wieder mehrere hundert Jahre später gab es dann in Italien, wo die Liebeskultur in der Antike ihren Tiefpunkt erreicht hatte, einen kleinen Wiederbelebungsversuch, der sich gegen die indische, chinesische oder japanische Liebeskultur allerdings recht bescheiden ausnahm und letztlich nie über ein sektiererisches Niveau hinauskam. Die italienische Karezza-Bewegung versuchte im 19. Jahrhundert ausgehend von der körperlichen Liebe eine fast tantrische Liebeskunst zum Leben zu erwecken, fiel aber letztlich in einem von der katholischen Kirche und ihrer ebenso engen wie ängstlichen Sexualmoral beherrschten Land auf keinen fruchtbaren Boden. Außerdem brachten die relativ strengen Regeln ihrerseits wieder viel Stress in die Liebesbeziehungen und raubten ihnen damit genau jene Leichtigkeit und Freiheit, um die es gerade geht.

Moderne Liebe

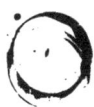

Die Gegenwart ist bezüglich der Liebe und ihrer Möglichkeiten eine Zeit des Umbruchs, in der Licht und Schatten gleichermaßen vorhanden sind. Offenbar erlebt die Erotik in den letzten Jahrzehnten eine Renaissance, auch wenn diese sich vorerst vor allem in den Niederungen der Halbwelt bemerkbar macht, in die sie lange gedrängt war. Das Dilemma der modernen Liebe ist im Endeffekt dasselbe wie das so vieler anderer Bereiche unserer heutigen Welt. Der männliche Pol dominiert und bestimmt alles auf so gnadenlose Weise, dass sein weibliches Pendant dabei zu kurz kommt oder ganz untergeht. Die Welten der Wissenschaft und Wirtschaft sind inzwischen völlig frei von archetypisch weiblichen Anteilen. Gefühle und Emotionen werden aus der Wissenschaft sorgfältig ausgefiltert oder in der Psychologie in geradezu lächerlicher Weise mit Methoden und Werkzeugen des männlichen Pols wie Statistik und Mathematik beschrieben und mit behavioristischen Ansätzen im archetypisch männlichen Sinne zu verändern gesucht. Hauptziel all dessen ist, die Arbeits- und Liebesfähigkeit wieder »herzustellen«. In der spätkapitalistischen Wirtschaft hat Gefühl schon lange keinen Platz mehr und Emotionen nur im Schattenbereich, etwa dann, wenn sie für Turbulenzen an der Börse sorgen. Dabei sind Emotionen und Stimmungen für fast alle überraschenden und unerklärlichen Kursbewegungen und -zusammenbrüche verantwortlich und bestimmen insofern die Gesamtstimmung der kapitalistischen Welt. Offiziell aber zählen nur Zahlen und was man für diese verantwortlich macht, also vor allem Leistung.

Selbst in der Welt von Venus und Eros setzten sich die Ideale des männlichen Pols durch, werden hier aber rasch zu ihrer eigenen Karikatur. Das »Je schneller, desto besser« aus der Wirtschaft feierte eigenartige Triumphe im Reich der Archetypen der Liebe. Aber natürlich kann sich kein gesellschaftlicher Bereich dem generellen Trend entziehen, und so geht auch hier alles immer schneller. Höhepunkte, die eigentlich schon längst keine mehr sind, werden von Männern in Rekordzeiten erreicht, und Frauen, die so schnell nicht nach-»kommen«, verzichten und verlegen sich auf schauspielerische Einlagen oder protestieren im Zuge eines wachsenden weiblichen Selbstbewusstseins milde und ergebnislos.

Das ganze Dilemma sorgte lange Zeit für stillen ehelichen Kummer, für Unzufriedenheit und Frustration. »Er« hatte in der Regel wenig Einsicht, denn er hatte ja seinen Orgasmus beziehungsweise Samenerguss gehabt und wenn sie immer so lang brauchte, war das ihr Problem. Sie klagte dann möglicherweise schon einmal in der Praxis ihr Leid, nach dem Motto: »Herr Doktor, ich habe ein Orgasmusproblem.« Wenn man nachfragte, wie sie darauf komme, kam nicht selten eine Gegenfrage wie: »Herr Doktor, könnte man meinen Mann nicht ein wenig beruhigen, er will immerzu und es geht immer so schnell, dass ich nichts davon habe.« Dazu konnten wir als Berater auch nicht viel sagen, außer vielleicht, dass wir aus dem Geschilderten gar nicht wüssten, ob sie ein Orgasmusproblem habe, lediglich, dass er eines habe, stehe außer Frage. Das aber nützte wenig, denn er hatte ja die eigenartigste Definition von Orgasmus auf seiner Seite, die je eine Gesellschaft erfunden hat. Sie besagt, dass beim Mann ein Samenerguss schon als Orgasmus gilt. Die alte Definition, nach der ein Orgasmus eine Einheitserfahrung darstellt, verbunden mit dem Gefühl fließender Energie, soll nur für die Frauen weiter gelten. Man wusste als Berater auch nie so recht, ob man die entsprechenden Männer bedauern sollte, weil sie keine Orgasmen hatten, oder beglückwünschen, weil sie das nie merkten und damit auch keinen Leidensdruck entwickeln konnten. Der landete ganz einseitig bei ihren Partnerinnen.

Heute hat sich alles noch weiter zugespitzt, weil viele Männer auch bei sexuellen Kurzeinsätzen passen müssen. Viagra als erfolgreichstes Medikament aller Zeiten spricht eine deutliche Sprache. Die Situation des Versagens hat sich wesentlich geändert. Schon über die Hälfte der jungen amerikanischen Männer soll inzwischen zeugungsunfähig sein, und damit wird – rein biologisch gesehen – Sex für sie sinnlos. Auch wenn es uns nicht gefällt, sind wir doch noch sehr biologisch geprägt und verlieren mit den befruchtungsfähigen Samen offenbar auch allmählich die Fähigkeit, sie an die Frau zu bringen. Die Lust scheint – gemeinerweise – am längsten durchzuhalten. Die Reihenfolge ist wohl diese: Zuerst verschwinden die vitalen Samen, dann wird das Blut für die Erektion eingespart und ganz zum Schluss geht auch noch die Lust flöten.

Inzwischen sind große Teile der männlichen Bevölkerung zwischen Stufe zwei und drei angelangt und hätten damit immer noch die Chance, aus der übrig gebliebenen Lust etwas zu machen in Richtung unseres Themas. Wenn man aber in den Schwierigkeiten des Versagens steckt, mag einem die Aussicht auf Ekstase und Gefühle schwebender Leichtigkeit geradezu utopisch vorkommen. Aufgrund der enormen Energie, die in diesem Thema steckt, ist es dennoch möglich, sich zu ungeahnten, leichten und gleichermaßen lichten Höhen aufzuschwingen. Besonders wenn man das Thema Erotik und Sexualität von all dem ideologischen Ballast befreit, mit dem Kirchen, Familienpolitiker und neuerdings auch Psychologen und Therapeuten es belastet haben.

Praktische Wege

Bei der enormen Faszination, die Eros heute auch wieder in aller Öffentlichkeit erfährt, wäre es naheliegend, sich an den Hochkulturen des Ostens bezüglich ihrer Liebeskunst zu orientieren, um ihm auch bei uns wieder zu seinem ureigenen Recht zu verhelfen. Sobald wir uns, und das meint hier vor allem die Männer, erstens von der zwar nett gemeinten, aber lächerlichen Definition des Orgasmus lösen und diesen zweitens weniger als kurzfristiges Ziel denn als einen Seinszustand erkennen, den es möglichst lange zu halten gilt, haben wir gute Chancen, in der Erotik den Schlüssel zu einer ganz besonderen Kunst des Schwebens zu finden.

Sexualwissenschaftler haben die Erregungskurven von Männern und Frauen erforscht und sind zu dem Ergebnis gekommen, dass die beiden Kurven in der Regel wenig Gemeinsamkeiten aufweisen. Das ist an sich erschreckend, denn Sexualität lebt als das Spiel der Polarität nun einmal ganz entschieden von beiden Seiten und ihrem gemeinsamen Erleben. Die Kurven, die nicht gegensätzlicher sein könnten, seien hier kurz und vereinfacht wiedergegeben. Grafische Darstellungen heranzuziehen, um tiefer in die Geheimnisse der erotischen Liebe einzudringen, ist zwar wieder eine typisch männliche Idee, aber sie soll hier auch nur kurz die eklatante Diskrepanz beleuchten, aus der wir herausmüssen, wenn Sexualität zu einem Mittel des Schwebens werden soll.

308

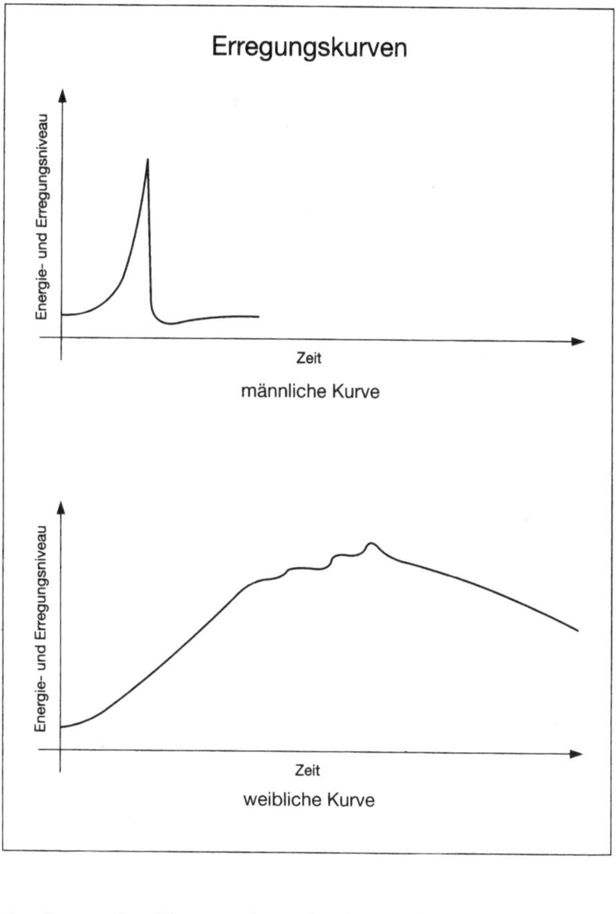

Erregungskurven

Energie- und Erregungsniveau

Zeit

männliche Kurve

Energie- und Erregungsniveau

Zeit

weibliche Kurve

Auch von der Signatur her tritt das archetypisch Männliche und Weibliche in beiden Kurven deutlich hervor. Die männliche Erregungskurve steigt schnell an, endet abrupt und dramatisch, wobei sie eine scharfe Spitze formt, um dann wieder steil abzustürzen. Je älter oder erschöpfter der entsprechende Mann ist, desto tiefer wird das Erregungsniveau absinken, unter Umständen auch deutlich unter den Ausgangswert. Das entspricht dann der Situation der Müdigkeit und des Energiemangels, über die viele Männer, deren Erleben dieser Kurve folgen, kurz nach dem Samenerguss klagen. Einige versuchen dann essend, andere und wohl die meisten schlafend, das Energiedefizit wieder aufzufüllen. Frauen, die diesen Mangelzustand missdeuten und auf sich beziehen, nehmen beides leicht übel und sind gekränkt.

Die weibliche Kurve hat statt der männlichen Spitze, die an einen Speer erinnert, einen allmählichen Anstieg und insgesamt einen von Form und Inhalt her weicheren Verlauf. Sie erreicht ein Hochplateau, das einem Hochgefühl entspricht und auf dem der Orgasmus oder auch die Orgasmen höchstens noch kleine, weniger dramatische Erhebungen darstellen. Auf diesem hohen Energieniveau können viele Frauen durchaus mehrere Höhepunkte hintereinander haben. Die Kurve fällt zum Ende der Liebeserfahrung allmählich ab und bleibt unter Umständen über dem Ausgangsniveau. Deshalb ist es für Frauen, deren sexuelles Erleben ausgeprägt dieser Kurve folgt, kein Problem, das erotische Feuer recht schnell danach neuerlich zu entfachen.

In eine analoge Bildersprache übersetzt, entspricht der männliche Orgasmus etwa dem Matterhorn, das aus relativ geringer Ausgangshöhe beeindruckend steil und schroff in den Himmel aufragt, enorm hoch wirkt und viel hermacht. Die weiblichen Kurven entsprechen den von einem hohen Ausgangsniveau ausgehenden Gipfeln des Himalaja, die alle sehr hoch sind, aber gar nicht so viel eindrucksvoller wirken als das Matterhorn, weil es so viele sind und sie schon auf einem Niveau beginnen, das höher ist als das Matterhorn insgesamt.

Die männliche Kurve mit ihrem steilen Aufstieg und ebenso drastischen Absturz verrät, wie schnell das Feuer wieder erlischt. Aufgrund der Tiefe des Sturzes ist es dann auch erst mal nicht wieder neu zu entfachen. Das ist von der Natur durchaus sinnvoll eingerichtet, denn wenn der Mann sein Pulver beziehungsweise seinen Samen verschossen hat, wäre weitere Lust biologisch sinnlos.

Im Westen ist die sexuelle Liebe über diese natürliche Ebene kaum jemals hinausgekommen. Kultur geht aber immer über Natur hinaus, und neben der Biologik gibt es auch noch andere Logiken. Der Osten ist diesen gefolgt und hat verschiedene Strömungen der Liebeskunst hervorgebracht, die hier nicht weiter beschrieben werden können. Es gibt jedoch genügend Bücher zu diesem Thema. Diese Sichtweise zu integrieren, wäre naheliegend, ohne dabei die eine oder andere Kurve in den Himmel heben oder verteufeln zu wollen. Wenn beide Geschlechter auch die jeweils andere Seite erleben könnten, wäre ihr (Geschlechts-)Leben mit Sicherheit reicher.

Eine wesentliche Gemeinsamkeit von buddhistisch-tantrischen Ansätzen, taoistischen, wie sie etwa von Mantak Chia im Westen vertreten werden, und japanischen, die durch die Geishakultur einen gewissen Bekanntheitsgrad erreichten, ist die allmähliche Umformung des archetypisch männlichen Erregungsmusters in ein eher weibliches auch beim Mann, damit die beiden Kurven besser zur Deckung kommen. Was wie ein einseitiges männliches Zugehen auf die Frau aussieht, ist in Wirklichkeit im Interesse beider Geschlechter. Auch der Mann wird die wirklichen Geheimnisse und Genüsse von Venus und Eros erst entdecken und sich die schwebenden Ebenen seliger Leichtigkeit erst erschließen, wenn er sich Zeit dafür nimmt. Nur so kann er seiner und ihrer Lust wirklich gerecht werden. Diese Umwandlung ist eher ein Zugeständnis an unser Menschsein, das uns auch in diesem Bereich deutlich von den Tieren abheben könnte.

Die natürliche Variante der Sexualität kommt dagegen ohne langes Vorspiel recht schnell zur Sache, was sich auch bei vielen Tieren gut beobachten lässt. Sie halten sich instinktiv an bestimmte Brunft- oder Fruchtbarkeitszeiten, in denen sich die Befruchtung abspielt. Im Vordergrund steht hier weder das Erleben noch so etwas wie Kultur, sondern lediglich die Erhaltung der Art auf effizientestem Wege. Die Natur bedient sich dazu der kurzen Lust beziehungsweise des Triebes, um ihr Interesse im Sinne der Evolution durchzusetzen.

Für moderne Menschen, die sich von ihren natürlichen Instinkten weitgehend gelöst haben, ist die Erhaltung der Art schon längst nicht mehr das vorrangige Ziel. Sexualität spielt sich zu allen Zeiten des Jahres und Tages ab und es gibt viele Indizien dafür, dass sich das ganze menschliche Leben sexualisiert und damit auch potenziell erotisiert hat. Das mag an den weiblichen Brüsten deutlich werden, die eine wesentliche Rolle als sekundäre Geschlechtsorgane spielen und ab der Pubertät die ganze Zeit über in ihrer vollen Rundheit erhalten bleiben, während sie sich bei den »anderen« Säugetieren jeweils nur zum Zweck der Kinderaufzucht bilden und von den männlichen Tieren weitgehend ignoriert werden, während bei uns Menschenmännern der Weg zur Frau fast immer über ihre Brüste führt.

Östliche Anleihen für eine Kultur der Liebe

Wenn die Kultur den natürlich vorgegebenen Weg zu differenzierter Erotik und Sexualität noch intensiviert, werden ganz andere Schwerpunkte gesetzt und eine richtiggehende Liebeskunst kann sich entwickeln, wie es in den verschiedenen östlichen Kulturen geschehen ist. Die schon angesprochene Zeit, die für den weiblichen Weg in der Sexualität erforderlich ist, bildet natürlich nur die Grundlage, auf der sich vieles entwickeln kann. Dass das Vorspiel beim Sex wichtig ist und betont werden sollte, ist ja inzwischen auch bei uns in jeder Illustrierten nachzulesen. Die Devise »Der Weg ist das Ziel« ließe sich auch hier wunderbar ins Spiel bringen. Auf das Vorspiel sollte das Liebesspiel folgen und das Ganze sollte wirklich ein Spiel bleiben. Sanfte Zärtlichkeit, die sich langsam immer weiter intensiviert, macht es uns möglich, viel höhere Ebenen der Lust und der Liebe zu erklimmen, und das ohne jede Anstrengung, ganz aus einer spielerischen Leichtigkeit heraus.

Der entscheidende Punkt ist der männliche Verzicht auf einen herkömmlichen Orgasmus im Sinne des Samenergusses. Zumindest müsste dieser sehr lange hinausgezögert werden. Es ist nicht leicht, aus einem über lange Zeit eingefahrenen Muster herauszukommen und den so oft beschrittenen Weg zu verlassen, aber es ist möglich, vor allem wenn die Partnerin ganz dabei ist und das Spiel mitspielt. Zusammen werden beide die Grenze erforschen, jenseits derer es kein Zurück mehr gibt, und lernen, sich immer länger und mit immer mehr Genuss in ihrer Nähe aufzuhalten, ohne sie zu überschreiten.

Eine andere Betrachtungsweise, die letztlich auf dasselbe hinausläuft, wäre folgende: Der Mann stellt seine Lust anfangs absichtlich ganz zurück und die der Partnerin ganz in den Mittelpunkt. Dann wird er bald merken: Je mehr Lust er ihr vermittelt, desto mehr wird er selbst erleben, und diese Lust wird sich über einen viel längeren Zeitraum erstrecken und dadurch langsamer an Intensität zunehmen, aber sie wird mit der Zeit immer größere Höhen erreichen.

Wichtig ist, dass bei all dem kein Leistungsdruck entsteht. Das Risiko ist allerdings gering, denn im ungünstigsten Fall endet das Ganze wie bisher in einer männlichen Explosion mit nachfolgendem Absturz. Beide Seiten können also gar nicht verlieren, wohl aber auf wundervolle Weise gewinnen. Schon auf dem Weg zu einer leichteren spielerischeren Sexualität wird man reichlich beschenkt mit neuen Empfindungen und (Lust-)Gefühlen.

Mit zunehmender Erfahrung wird für beide Seiten angenehm deutlich, dass Energie wirklich etwas Spürbares und Steuerbares ist. Solange man sie nicht abstürzen lässt, und hier ist vor allem er gemeint, steht sie beiden zur Verfügung und wächst immer noch weiter. Allmählich wird sich ein Gefühl entwickeln, als sei sie geradezu unerschöpflich. Auch stundenlange Liebesfeste können sie nicht erschöpfen, sondern bauen sie immer weiter auf. Aus diesem Überfluss an Energie heraus kann sich dann auch jenes Empfinden schwebender Leichtigkeit ergeben, das Flügel zu verleihen scheint. Es ist dem Empfinden im Zustand des Verliebtseins sehr ähnlich, wobei es zunimmt, während die Energiewellen des Liebesfestes höher schlagen, und wieder abebben, wenn sie sich legen. Da das Gefühl des Energieüberflusses aber so unvergleichlich erhebend ist, werden beide es wieder und wieder suchen und so insgesamt ihr Energieniveau anheben. Der große Vorteil gegenüber dem Verliebtsein ist, dass sich dieser Zustand, der eben eher ein Fließen als ein Zustand ist, fast jederzeit vorsätzlich herstellen lässt, während das Verlieben ein Geschenk bleibt, auf dessen Gewährung wir nur wenig Einfluss haben. Wahrscheinlich ist die Energiesituation bei beiden Erfahrungen eine ganz ähnliche, und in der Tat kann man sich leicht in diese Form von ausgedehnter sinnlicher Liebe verlieben.

Dass die Sexualkraft die stärkste unserer Energien ist, behaupten einige östliche Traditionen, und wenn man so mit ihr umgeht, bekommt man ein gutes Gefühl dafür, was sie damit meinen. Es kann passieren, dass man sich wie unter Strom fühlt, und tatsächlich steht man unter dem Einfluss des Kundalini- oder Chi-Stroms, der zwar von den Genitalien ausgeht, aber keineswegs auf diese beschränkt bleibt, so wie ja auch ein Orgasmus, der diese Bezeichnung verdient, sich nicht allein auf die Genitalien bezieht, sondern den ganzen Menschen mit Leib und Seele erfasst. Auch wenn es, jedenfalls auf seiner Seite, keinen Orgasmus im alten Sinne gibt, ist er doch so nah an diesem Punkt des Überfließens der Energie, dass dieses Gefühl mit der Zeit genussvoller erlebt wird als der kurze Höhepunkt der Vergangenheit. Sie darf ruhig »kommen«, vor allem wenn sie sich daran gewöhnt hat, es immer wieder zulassen zu können. Aber viele Frauen genießen ebenfalls das Gefühl, nicht »kommen zu müssen«, sondern in der Nähe dieses Punktes zu spielen und die gemeinsame vibrierende Sinnlichkeit zu genießen. Alles wird einem so leichter von der Hand gehen und beide werden erleben, dass feinste Berührungen genauso ihren Reiz haben und ebenso große Energien freisetzen können wie kräftige und starke Bewegungen.

Man könnte auch das Luftelement noch dazu einladen und damit die Leichtigkeit noch weiter erhöhen, etwa mit all den erotisch-sinnlichen Fantasien, die man je gehabt hat und denen man bisher vielleicht keinen Raum geben konnte, weil die gemeinsame Energie sie nicht getragen hätte. Und man könnte gemeinsam noch all jene Fantasien zusammentragen, die beiden Lust und zusätzliche Energie schenken. Im Zustand des Energieüberflusses geht vieles leicht, was vorher blockiert war und was beide sich weder eingestanden noch zugestanden haben. So könnten sie fast beliebig lange Zeit ineinander und miteinander verbringen, die körperlich spürbaren Energien durch leichte Bewegungen ineinander anregend und ihn »bei der Stange« haltend, die geistig-seelischen Kräfte durch Gedankenspiele und fantasievolle sinnliche Visionen herausfordernd. Auf den Schwingen dieser Fantasien sind wundervolle Höhenflüge möglich und sie unterstützen die physischen Energien, wie diese umgekehrt die seelischen unterstützen. Ein Gefühl wie auf Wolken kann sich daraus ergeben und in die schwebende Leichtigkeit des Seins münden.

Auch die Erfahrung des »Danach« ist beim zeitlich sehr weit hinausgezögerten oder ganz weggelassenen Orgasmus unvergleichlich angenehmer und steht in krassem Gegensatz zu dem Mangel an Energie, der sonst leicht die Stimmung danach vermiest. Stattdessen herrscht wohlige Entspannung und ein prickelndes Gefühl von Lebendigkeit. Der starke Energiestrom klingt ab, aber sein Nachhall ist noch überall im Körper und in der Seele spürbar. Dieses Gefühl werden beide genießen.

All diese ans Wunderbare grenzenden Möglichkeiten könnten diese Art von ausgedehntem Sex wie ein Allheilmittel erscheinen lassen. Darum kann es hier keinesfalls gehen. Er soll auch nicht als Rettung für angeschlagene Beziehungen angepriesen werden. Es geht in diesem Zusammenhang einzig und allein darum, lustvolle Zustände schwebender Leichtigkeit zu erfahren. Mit wem und zu welchem Zweck, steht auf einem ganz anderen Blatt und wäre Thema eines anderen Buches.

Natürlich gehen die Möglichkeiten spiritueller Sexualität unendlich viel weiter, wie man an der Philosophie des tantrischen Buddhismus sehen kann, die sich nur am Rande mit Sexualität beschäftigt und auf jeden Fall weit über sie hinauszielt. Hier geht es lediglich um einen Einstieg ins Umdenken. Eine schöne Möglichkeit, seinen erotisch-sexuellen Horizont zu erweitern, liefert zum Beispiel das Buch *Das Tao der Liebe* von Jolan Chang[64].

Schwebende Leichtigkeit
in dauerhaften Beziehungen

Eine gute Chance, die Möglichkeit sinnlicher Energiezustände zu genießen, obwohl man schon lange in einer Beziehung lebt, aus der die Leidenschaft allmählich verschwunden ist, wären Rituale. Vorab sei bemerkt, dass damit nicht die Beziehung an sich infrage gestellt werden soll. Im Gegenteil, nach meinen gut zwanzigjährigen Erfahrungen in der Beratung halte ich es für völlig normal, dass die Leidenschaft mit der Zeit nachlässt. Es kommt dann leicht zu der Situation, die im Zusammenhang mit der Partner-Schwebe-Meditation beschrieben wurde, wo man sich für selbstverständlich nimmt und Berührungen allen Reiz verloren haben.

Die Anweisungen, sich wie beim ersten Mal zu berühren und so weiter, die man in fast allen Ratgebern zum Thema Partnerschaft findet, sind sicher nett gemeint, aber auf diese banale Art kaum realistisch umzusetzen. Tatsächlich ist die Idee genial. Wenn man sich wie beim allerersten Mal berühren könnte, wären Spannung und Energie wieder da und auch die Lust, sinnliche Erfahrungen miteinander zu machen. Nur ist das nicht so einfach zu bewerkstelligen. Dahinter steckt offenbar ein Bewusstseinsproblem.

---

64 Jolan Chang, *Das Tao der Liebe*, Reinbek: Rowohlt TB, 2001

Eine Seminarsituation hat mir das über die Maßen deutlich gemacht. In einem Fortgeschrittenenkurs einer zusammenhängenden Ausbildungsreihe kam es zu folgendem »Zwischenfall«: Einer der Tage war dem Urprinzip Venus gewidmet und es gab am Abend eine Art Tanzveranstaltung mit sanfter Musik. Das Ungewöhnliche daran war, dass es im Saal allmählich immer dunkler wurde, bis es schließlich stockdunkel war. Alles Restlicht hatten wir akribisch eliminiert. Jetzt konnte man, abgeschnitten von jeder optischen Wahrnehmung, seine anderen Sinnesorgane üben und besonders der Haut jene Sinnlichkeit erlauben, die sie sich vielleicht schon seit langem wünschte. Jedes Erkennen hatten wir schon dadurch erschwert, dass wir vorher angeregt hatten, Parfüms und Rasierwasser untereinander auszutauschen, sodass niemand in dieser Nacht mit seinem typischen Duft unterwegs war. Den Teilnehmern und Teilnehmerinnen war zugesichert worden, dass das Licht ein paar Stunden lang ausbleiben würde und sie ihren oder den Bedürfnissen ihrer Haut nach Sinnlichkeit beliebig nachgehen könnten. Obwohl es lange vor der Aidszeit war, machten wir sehr deutlich, dass es nicht um Sex oder gar um Geschlechtsverkehr ginge, sondern nur um Sinnlichkeit. Die Teilnehmer begannen nach einer Überraschungsphase, eng und immer enger miteinander zu tanzen und allmählich auch zu schmusen. Die Wahl neuer Partner verlief tastend, hin und wieder stolperte man über Kleindungsstücke, und die Anspannung des Anfangs wich immer mehr einer sinnlich-erotischen Atmosphäre. Nach vielleicht zwei Stunden gab es an einer Stelle des dunklen Raumes plötzlich einen Schrei und dann offensichtlich ein Problem. Ich tastete mich zu dem »Unruheherd« und landete mitten in einer fulminanten Auseinandersetzung zwischen einer defensiv agierenden Frau und einem sehr offensiven Mann. Nur mit Mühe konnte ich den Herrn so weit beruhigen, dass wir zu dritt tastend zum Ausgang und hinausgelangen konnten.

Was war geschehen? Die beiden waren sich im Dunkeln begegnet, hatten sinnlich-erotischen Gefallen aneinander gefunden und zu schmusen begonnen, was immer mehr an Intensität gewann. Schließlich hatten sie sogar sehr zärtlich miteinander geschlafen und – wie sie betonte – eine neue Welt der Sexualität dabei entdeckt. Erst als sie schon einige Zeit miteinander verkehrten, merkte zuerst sie und gleich darauf auch er, dass sie sich schon seit Jahren kannten und verheiratet waren.

Zu dem Tumult kam es, weil er außer sich darüber war, dass sie sich mit einem wildfremden Mann so weit eingelassen hätte. Sie war fast euphorisch darüber, dass sie ihren ersten und einzigen und so überwältigenden Seitensprung ausgerechnet mit ihrem Mann erlebt hatte. Während er mich als Kursleiter ziemlich wüst der unverantwortlichen Kuppelei bezichtigte, war sie ganz hin und weg über die Möglichkeiten und Perspektiven, die sie plötzlich wieder in ihrer Beziehung auftauchen sah. Er dachte und sprach von Scheidung, sie von einem Neuanfang.

Hier war es also geschehen: Zwei Menschen, die sich lange kannten, hatten miteinander geschmust und geschlafen, als wäre es das erste Mal. Und es war sogar noch viel schöner gewesen als damals, wie auch er nach einiger Zeit widerstrebend zugeben musste. Es war im Rahmen eines ihnen nicht durchschaubaren Rituals passiert. Hier läge natürlich eine Chance, denn Rituale lassen sich auch ganz bewusst inszenieren. Es gibt sogar ein Buch zu diesem Thema mit dem Titel »Das Tantra der Liebe«[65].

Eine andere Möglichkeit liegt in der Fantasie, die sich nutzen ließe, um gemeinsam in einen ganz anderen und dadurch neuen Rahmen einzusteigen, in dem man sich natürlich auch immer zum ersten Mal, weil in ganz neuen Situationen, begegnen könnte. Wenn beide einigermaßen gut mit ihren inneren Bildern umgehen können, lassen sich die Szenen, die sie elektrisieren, auch auf gemeinsamen »Reisen nach Innen«[66] zusammen-

65 Ashley Thirleby: *Das Tantra der Liebe*, München: Scherz, 1998

66 Siehe hierzu: Ruediger Dahlke: *Reisen nach Innen – geführte Meditationen auf dem Weg zu sich selbst*, München: Hugendubel, 1994

träumen. Wenn sie sich dann ganz in diese Bilderwelt begeben, könnten sie diese auch so weit in die Realität herüberholen, dass sie konkrete Formen annehmen. Dieser Ansatz ließe sich auch gut mit der Ritualidee verbinden und sie könnten gemeinsam erotische Rituale in Szene setzen und genießen.

Eine zusätzliche Möglichkeit der Intensivierung wäre der vorherige Einsatz der Kundalini-Wiege bei beiden Partnern, was dem erotischen Fest von Anfang an eine besondere Energiekomponente verleihen würde. Eros' fliegender Pfeil und sein zielsicherer Treffer in die Mitte der Herzen ist damit natürlich noch nicht ersetzt, aber fließende Energie hat etwas ungemein Anziehendes und Ansteckendes, und sie kann sogar manche Wunder. Warum sollten Venus und ihr Sohn Eros nicht Gefallen finden an Ritualen zu ihrer Ehre und sich dazugesellen? Wenn *sie* aber Eros in ihrem Partner begegnet und *er* Venus, sind dem Wunder der schwebenden Leichtigkeit und der Seligkeit des Seins Tür und Tor geöffnet.

Wo so viel Lust und Freude möglich sind, ist natürlich auch der Schatten nicht weit. All die tantrischen Ideen können sehr bereichernd sein, aber auch Enge transportieren, wenn sie als Konzepte übertrieben werden. Erwartungen und Konzepte sind einem so uranischen Thema wie der Liebe an sich fremd und können, wenn sie zum Selbstzweck werden, dem venusischen Genuss den Garaus machen. Die angestrebte Leichtigkeit und Spontaneität vertragen wenig Gängelung durch Programmpunkte und Vorsätze. Wer sich aber von der schwebenden Leichtigkeit des Seins leiten lässt, wird auf den Schwingen der Liebe auch über diese Hürden hinwegsegeln.

Einstieg in die schwebende
Leichtigkeit des Seins

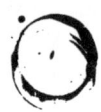

... *für Faule*

Eigentlich lassen die verschiedenen Traditionen keinen Zweifel daran, dass man sich die Befreiung der Seele durch ein entsprechendes Leben verdienen muss. Meditation und Exerzitien seien notwendig, um aus dem wirbelnden Rad des Lebens in die Ruhe inmitten der Nabe zu finden, wo die innere Stille und die schwebende Leichtigkeit des Seins zu genießen sind. Nun hat unsere Zeit immer weniger Zeit, und schon gar nicht für solche Übungen und Exerzitien. Eines der Hauptargumente gegen nachhaltiges Gesunden vonseiten unserer Patienten, die sicher nicht zu den völlig unbewussten Zeitgenossen gehören, sind Zeit- und Disziplinmangel. »So viel Zeit hab ich wirklich nicht« oder »Das halte ich nie durch« sind typische Aussagen. Daher suchen wir gemeinsam mit ihnen ständig nach Möglichkeiten, die wenig Zeit kosten und kaum Anstrengung und nur geringe Disziplin erfordern.

Wer aber nicht mit Schweißtropfen bezahlen will, muss das dann notgedrungen mit Geld tun, das er vorher mit Schweißtropfen im konkreten oder übertragenen Sinn verdient hat. In der Tat fällt das vielen leichter, vor allem, wenn sie für ihr Geld etwas Konkretes bekommen, etwas, das sie besitzen oder wenigstens schlucken können. Schwerer wird es bei Investitionen in immaterielle Güter wie geistig-seelische Gesundheit oder spirituelle Erfahrungen. Dabei würden Investitionen in die eigene gesundheitliche und spirituelle Entwicklung eine hohe und absolut sichere Rendite bringen, und das mit einem Nullrisiko, was sie deutlich und angenehm von den allermeisten anderen Investitionen unterscheidet. Dennoch ist es in einer so materiellen Zeit üblich, dass Menschen, die ein Auto für 30 000 Euro fahren, Probleme darin sehen, auch nur ein Zehntel davon in eine Psychotherapie zu investieren, die zu ihrer seelischen Gesundung beitragen könnte.

Der Faule muss also auf anderen Ebenen bezahlen und hat insofern auch wieder Glück, als in einer sehr materiell orientierten Zeit vieles käuflich ist – sogar in diesem Bereich. Er kann sich zum Beispiel sowohl eine Kundalini-Wiege als auch ein Schüttelgerät besorgen und morgens, mittags und abends auf Knopfdruck einen Ausflug in die schwebende Leichtigkeit des Seins unternehmen, der ihn keinerlei Mühe kostet und sich obendrein noch ohne Eigenanstrengung durchschütteln und auflockern lassen. Er muss sich wirklich nur hinlegen, alle viere von sich strecken und kann die Erfahrungen danach genießen, mit der Zeit sogar die etwa zehn Minuten des Schwingens selbst. Er spart sich auf diese Weise Mühe, Weg und Geld, die entsprechende Massagen kosten würden und die viele aktive Übungen wie etwa die Kundalini-Meditation mit sich brächten, abgesehen davon, dass Letztere zusätzlich viel mehr Zeit und Anstrengung erfordern würde. Wenn er auf seinem Vibrations- oder Schüttelgerät steht, wo er ja sowieso im Bad stehen muss, kann er sich das Leben für wenig Geld gesünder und lockerer gestalten lassen.

In der Nähe eines Thermalbads wohnend, könnte er das Wasserschweben nutzen, das wirklich auf ein Ausruhen im warmen Wasser hinausläuft. All die zusätzlichen positiven Effekte kommen dann noch wie von selbst und ohne sein Dazutun hinzu. Anders, aber ebenso beeindruckend sind die Möglichkeiten des *Samadhi-Tanks* oder Floatariums, der ebenfalls keinerlei Anstrengung oder sonst wie gearteten Einsatz vonseiten des Benutzers erfordert und damit etwas fauleren Zeitgenossen sehr entgegenkommt.

Die Partnerübungen im warmen Wasser bis hin zum Untertauchen in die Wasserwelt der Delfine lassen sich leicht in die kompetenten Hände einer erfahrenen Betreuerin legen und können so die jeweilige Tageshälfte auf leichte und völlig anstrengungsfreie Art verzaubern.

Es sich auf der Schwebeliege bequem zu machen und obendrein eine geführte Meditation zu genießen, der man nur passiv zu folgen braucht, erfordert ebenfalls keinerlei Anstrengung und kann ein wundervolles Erlebnis werden. Es ist die reine Erholung, die man sowieso irgendwann braucht, und alles andere wird zum zusätzlichen Geschenk. Selbst ein Nickerchen auf der Schwingliege kann schöne Erfahrungen von schwebender Leichtigkeit in den Traumwelten mit sich bringen und die Mittagspause verschönern, wenn nicht gar verzaubern.

Allerdings mag bei besonders Faulen auch auf der körperlichen Ebene einiges im Argen liegen und wahren Genuss verhindern, wenn die Voraussetzungen für Gefühle von schwebender Leichtigkeit gar nicht mehr gegeben sind. Aber selbst da ließe sich noch vieles auf anstrengungslose Art bessern. Wer die notwendigen Waldläufe einfach nicht schafft, könnte sich wenigstens ordentlich durchschütteln lassen und dazu mit Sauerstoff angereichertes Wasser trinken. Natürlich kann ein halber Liter prickelndes Sauerstoffwasser einen Waldlauf nicht ersetzen, denn auf der Herz-Kreislauf-Ebene und für die Muskeln wird das Wasser keinerlei vergleichbare Effekte haben. Was aber die Sauerstoffversorgung des Gewebes und der Zellen angeht, bringt es durchaus einiges an vibrierender Vitalität zusätzlich ins Spiel des Lebens. Es kann durch die zusätzliche Energie, die das Lebenselixier Sauerstoff mit sich bringt, auch Regenerationsprozesse wirksam unterstützen.

Ein bequemer Zeitgenosse könnte auch über ansteigende Fußbäder einiges an Vitalität zurückgewinnen, indem er unmerklich und ohne eine aktiv vergossene Schweißperle seinen

Kreislauf aktiviert. Das so genannte Kreislaufgerät, eine einfache aber technisch gut durchdachte Fußbadewanne, kann ihm hier alles an Anstrengung abnehmen. Allerdings sind natürlich auch hier regelmäßige Waldläufe überlegen. Aber sogar Patienten, denen Waldläufe aus gesundheitlichen Gründen gar nicht mehr möglich sind, haben mit den Fußbädern noch eine ans Wunderbare grenzende Verbesserung ihrer Durchblutung erlebt. Zusätzlich kann der Benutzer über seine Fußsohlen und deren Reflexzonen auch die Durchblutung in allen Organen und Körperregionen anregen. Mit einer einmonatigen Kur lassen sich ebenso beachtliche wie entspannende Ergebnisse erzielen, für die ganz Bequemen sogar vor dem Fernseher. Wobei natürlich nichts dagegen spräche, während des Fußbades eine geführte Meditation zu erleben wie *Entgiften – Entschlacken – Loslassen*[67]. Ansteigende Fußbäder, die all diese Effekte haben, lassen sich praktisch nur mit dem Kreislaufgerät[68] bewältigen, das für richtig Faule ohnehin die einzige Art ist, Feuer unter die Fußsohlen zu bekommen. In Eigenregie ist es nicht möglich, die Temperatur langsam und in der richtigen Geschwindigkeit ansteigen zu lassen, außerdem kommt bei Eigenbau-Lösungen das Wasser meist nicht von unten an die Reflexzonen der Füße und so weiter. Das Gerät kostet mit einer Leihgebühr von einem Euro pro Tag nur wenige Schweißtropfen.

In der Bäderabteilung wäre in diesem Zusammenhang auch an eine weitere, ausgesprochen faule und genussvolle Variante zu denken: Vollbäder zur Entsäuerung. Natürlich ist Laufen beziehungsweise Bewegung im Sauerstoffgleichgewicht auch hier wieder vorzuziehen und die beste Möglichkeit zur Entsäuerung[69], aber bei sehr Bequemen bewährt sich das Vollbad mit

67 Ruediger Dahlke: *Entgiften – Entschlacken – Loslassen CD,* Reihe Heilmeditationen, München: Goldmann, o.J.
68 Schiele-Arzneibäderfabrik, D-25454 Reilingen, Postfach 1342 • Tel.: 0049 (0) 4101-3 42 39, Fax: -33468
69 Siehe hierzu: Ruediger Dahlke, Baldur Preiml, Franz Mühlbauer: *Säulen der Gesundheit,* Goldmann München 2001

dem entsäuernden Salz von Orgon[70] naturgemäß besser. Dazu braucht man wirklich nur Wasser einzulassen, das Salz hineinzustreuen, in die Wanne zu steigen und die Augen genüsslich zu schließen. Nach dieser faulen Stunde im warmen Wasser, die man träumend, meditierend oder auch lesend verbringen kann, wird sich die Haut auf eine verblüffende Weise samtig weich anfühlen und das ganze Körpergefühl wird wohlig entspannt sein. Der deutliche Effekt der Entsäuerung über die Haut ist weit unproblematischer als entsprechende Versuche mit Basenpulvern zum Schlucken und auf jeden Fall ungleich angenehmer.

In der Nacht, die sie ja sowieso im Bett verbringen müssen, könnten die Faulen und natürlich auch alle anderen dafür sorgen, dass die Zeit in gesundheitlicher Hinsicht für sie arbeitet. Viel frische Luft, eine stimmige Stellung und Ausrichtung des Bettes sowie gute, natürliche Materialien könnten helfen, eine gute Basis für geistig-seelische Höhenflüge bereitzustellen.

Schließlich können die Faulen auch noch den morgendlichen Löffel Take-me bewältigen und so wenigstens die Basis für Wohlbefinden schaffen. Auch eine gesunde und das heißt vollwertige Ernährung ist wichtig, um sich leicht und beschwingt zu fühlen. Die typgerechte Vollwerternährung[71] ist zwar ein recht aufwändiges, aber auch sehr lohnendes Unterfangen. Mit dem Buch »Vom Essen, Trinken und Leben« ist die Zubereitung typgerechter vollwertiger Kost auf einem hohen Geschmacksniveau jedenfalls so leicht wie irgend möglich.

Besonders Faule könnten aber auch zeitweise ganz aufhören zu essen und sich so vieles ersparen: einkaufen, kochen, essen und vor allem verdauen. Fasten hat nicht nur besonders günstige Auswirkungen auf die Gesundheit und deren Regeneration, es kann auch für sich allein in unserem Sinne wirksam wer-

---

70 Bezugsadresse im Anhang
71 Siehe dazu: Ruediger Dahlke, Baldur Preiml, Franz Mühlbauer; *Säulen der Gesundheit,* München: Goldmann, 2001

den und auf jeden Fall all die anderen Maßnahmen sinnvoll und spürbar unterstützen. Als Geschenk bekommen die Fastenden, wenn sie reif dafür sind, das heißt wenn ihr Organismus schon im weitesten Sinne gesund ist, obendrein ein solches Plus an Energie, dass ihnen Erfahrungen mit der schwebenden Leichtigkeit des Seins manchmal einfach zufallen wie reife Früchte im Herbst.

Auf diese Weise könnten die Faulpelze nicht nur angenehm prickelnde Gesundheit gewinnen, sondern auch noch ungewohnte Lebenskraft in ihren Organismus und in ihr Leben bringen. Allerdings riskieren sie, dass sich ihre Bequemlichkeit bald tendenziell in Wohlgefallen auflöst und sie mit der Zeit sogar zu aktiveren Schritten tendieren.

... für Gestresste

Die Gestressten mögen auf den ersten Blick in komplettem Gegensatz zu den Faulpelzen stehen. Auf den zweiten Blick zeigt sich häufig, dass sie zwar beruflich bis an den Rand des Erträglichen gestresst sind, im Privatleben aber ausgesprochen faul herumhängen. Sie bringen oft einfach nicht mehr die Kraft auf, sich auch noch für Themen wie Gesundheit oder gar die schwebende Leichtigkeit des Seins zu engagieren.

Für sie sind eigentlich alle in diesem Buch angeführten Möglichkeiten gedacht, führen sie doch zunächst einmal in die Entspannung, bevor sie sich der schwebenden Leichtigkeit annähern. Wundervollerweise fördern Einheitserfahrungen oder einheitsnahe Zustände ihrerseits die Entspannung.

Ein Gestresster wird natürlich von all den Loslassübungen im Wasser profitieren, aber auch von Vollbädern zur Entsäuerung, von einfacher, gesunder Ernährung und geführten Meditationen auf der Schwingliege. Wiegemeditationen auf der Kundalini-Wiege wären besonders naheliegend, da sie per Knopfdruck zu haben sind und von daher genau in das Denkmuster der meisten Gestressten passen. Zusätzlich scheint es über sie möglich zu sein, den mit Stress so ungenau beschriebenen Zustand der Überlastung und vor allem die Probleme, die er auf körperlicher Ebene hinterlässt, aus dem System zu schütteln.

Um die Früchte der erotischen Liebe zu genießen, ist im Allgemeinen kaum jemand zu gestresst und auch nur sehr selten zu faul. Allerdings können Vorbedingungen wie genügend Zeit und Achtsamkeit gegenüber dem Partner die Messlatte für den Anfang schon zu hoch legen. Dann wäre zum Beispiel mithilfe der Kundalini-Wiege leicht und entspannend an den Vorbedingungen zu »arbeiten«.

Das Wichtigste für die Gestressten aber wäre, sich anhand des Kapitels über den »Fluss des Glücks« wieder ins richtige Fahrwasser zu bringen und ihre Überlastung zu durchschauen und zu beenden. Die beste Lösung läge in der Erhöhung der eigenen Fähigkeiten. Die andere Alternative bestünde in der Herabsetzung der Anforderungen. Allerdings führt Ersteres zu Glück auf einem höheren Niveau, was sich deutlich besser anfühlt und von daher auch als Ausgangssituation für die schwebende Leichtigkeit des Seins besser geeignet ist. Die Erhöhung der eigenen Fähigkeiten kann dann zum Beispiel dazu führen, dass man lernt, zwischen Existenziellem, Wichtigem und weniger Wichtigem oder gar Unwichtigem zu unterscheiden, und die Fähigkeit erwirbt, gezielt zu delegieren.

Da sich der Stress meist mehr oder weniger direkt um Geld dreht, wäre es naheliegend, mit dem kleinen Büchlein »Die Psychologie des Geldes – Erfolgreicher und glücklicher mithilfe der Lebensgesetze« nebst CD[72] für ein besseres Verständnis in diesem Bereich zu sorgen und sich so einerseits Stress zu ersparen und andererseits herauszufinden, was mit dem Geld als Sinnvolles und Schönes zu erleben wäre.

72 Ruediger Dahlke: *Die Psychologie des Geldes – Erfolgreicher und glücklicher mithilfe der Lebensgesetze* (Buch und CD), München: Nymphenburger, 2008

Wer dann wieder in den Fluss zurückgekehrt ist, hat die notwendige Grundlage für Erfahrungen im Reich der schwebenden Leichtigkeit des Seins geschaffen. Andererseits können gerade die in diesem Buch vorgestellten Übungen für so viel innere Ruhe sorgen, dass ein gestresster Zeitgenosse in die Lage versetzt wird, sein Lebensschiff zurück in den Flow-Bereich zu manövrieren.

Wer solcherart zurückgefunden hat in den Fluss, wo Glück überhaupt erst möglich wird, kann dann auch mit Gewinn Entspannung und ein Gegengewicht zu seinem beruflichen Stress in all den beflügelnden Sportarten finden, die den Gestressten von seinem Naturell her ansprechen, weil sie ihn fordern: Laufen, Bergsteigen, Drachenfliegen, Paragliding oder die verschiedenen Spielarten des Surfens. Allerdings sind sie gerade deshalb als direkter Gegenpol zu der überfordernden Stresssituation ungeeignet und könnten das Dilemma sogar noch steigern, dann nämlich, wenn sie zum zusätzlichen Stressfaktor werden.

»Alles zu seiner Zeit und mit Zeit« ist das erste Thema, das der Gestresste für sich auf die Reihe bekommen muss. Das wird ihm leichter fallen, wenn er sich gut entspannt und sich gut durchschütteln lässt und danach in die schwebende Leichtigkeit des Seins driften kann.

... für Sportler und andere »Leistungsträger«

Ob Leistungssportler oder -träger, beide sind in vieler Hinsicht gestresst, das Gegenteil von Faulpelzen und folglich auch am Gegenpol anzutreffen. Dennoch können sie mit ganz ähnlichen Programmen ihr Wohlbefinden fördern und zusätzlich ihre Ziele unterstützen. Während die Übungen die Faulpelze in ihrem übertriebenen Bestreben nach Ruhe unterstützen und bei ihrem Problem abholen, liefern sie den ebenso dringend benötigten

Gegenpol für die Sportler und Leistungsträger, die zur Überforderung auf dem männlichen Pol neigen. Sie haben in der Regel ein Defizit an Entspannung beziehungsweise in mancher Hinsicht auch an Faulheit.

Bei Leistungssportlern ist selten mangelndes Training oder fehlender Einsatz das Problem, sondern Einseitigkeit, die etwa zu Verkürzungen und Verhärtungen der Muskeln führt, zu Übersäuerung und zu Ermüdung, im Extrem bis zu Ermüdungsbrüchen. Aber auch der ganze Mensch kann ermüden und seelisch sauer werden. Beides geht bei Sportlern oft Hand in Hand. Vor und nach allen Trainingseinheiten wäre ihnen zu Wiegemeditationen zu raten, um die Gewebe zu lockern und den notwendigen Freiraum für den Energiefluss zu schaffen. Das Wort Meditation könnte man in diesem Zusammenhang einfach durch einen neudeutschen Terminus wie *recreation* oder *harmonisation* ersetzen. So wäre eine ideale Brücke zwischen passivem Dehnungsprogramm und aktiver Trainings- oder Wettkampfleistung geschaffen.

Natürlich könnten sie und andere Leistungsträger vor allem mental enorm von der beschwingenden Erfahrung der schwebenden Leichtigkeit des Seins profitieren, wobei die zahlreichen Wege dorthin alle empfehlenswert sind. Lediglich Übungen im körperwarmen Wasser sollten Leistungssportler vor einem Kampfgeist fordernden Einsatz unterlassen, ebenso wie im wahrsten Sinne des Wortes auslaugende Entsäuerungsbäder. Das weibliche Wasser führt bei diesen Übungen so weit und tief in sein Reich, dass männlicher Ehrgeiz und beispielsweise im Wettkampf oder bei einer sonstigen »Performance« geforderte Durchsetzungs- und Kampfkraft zeitweilig unterminiert werden.

Beides wäre aber zur Regeneration nach dem Wettkampf wieder empfehlenswert und wird als Entmüdungsbad ja auch angewandt. Dieses Entmüden bezieht sich bei Sportlern nach dem Wettkampf allerdings vor allem auf die Muskulatur, die damit weniger zu Muskelkater neigt. Orgon-Vollbäder haben in solchen Fällen noch ungleich bessere Effekte. Sowohl Wärme als vor allem auch der Abbau der Milchsäure (Laktat) tut den Muskeln gut.

Unser eigentliches Thema, die schwebende Leichtigkeit des Seins, kann natürlich nicht erzwungen werden, auch wenn das im Interesse von Funktionären und Trainern der Sportler oder aller vergleichbar Geforderten läge. Wo sie einem zufällt, kann sie alles ändern. Wer seinen Rhythmus findet, wird auch im übertragenen Sinne einen guten Lauf haben. Sportler spüren das sofort und sehr befreiend – alles geht dann leichter, wie geschmiert und von selbst. Generell kann Leistung auf Dauer nur erbringen, wer auch regenerierende Momente tiefer Entspannung dazwischen erlebt. Die schwebende Leichtigkeit des Seins ist ein Geschenk, das einem als Sportler oder Hochleistungsakrobat in anderen Bereichen und Berufen vor allem dann zufällt, wenn man einmal völlig abläßt von all den Ansprüchen, Vorsätzen und ehrgeizigen Plänen.

Nach vielen Jahren intensiven alpinen Skifahrens, als ich noch völlig trainiert war, aber alle Ansprüche an Siege in Rennen aufgegeben hatte, erlebte ich allein mit mir im tiefen Schnee einen überaus beglückenden Seinszustand. Im ersten Moment hielt ich ihn für einen Orgasmus, der aber erstaunlich lange anhielt und mich schon insofern veränderte, als ich dieses Lebensgefühl nie mehr vergessen habe.

... für Urlauber

Hier ergeben sich naturgemäß viele Überschneidungen mit gerade schon Erwähntem, denn viele Urlauber sind gestresst, andere suchen ihr Heil im Sport und alle sollten eigentlich faul sein. Es wäre ja zumindest eine gute Idee, in den Ferien einmal so richtig auszuspannen, sich gehen zu lassen und nur noch zu tun, was Freude macht und Entspannung bringt. »Wenn ich die

Kraft hätte, würde ich gar nichts tun« steht auf einem T-Shirt. Das ist ein nicht eben leichtes Urlaubsprogramm. Ernsthafte Menschen tun sich erfahrungsgemäß schwer mit dem Nichtstun und damit auch mit der Leichtigkeit und mit der schwebenden besonders. Nichtstun will gelernt sein, sagte einmal ein Manager, der am Gegenpol der Arbeit alles bestens im Griff hatte.

Hier können praktisch alle Übungen dieses Buches zu Chancen werden, denn sie helfen, das »Fast-nichts-Tun« und die Erholungszeit zu organisieren. Was auf den ersten Blick wie ein Widerspruch klingen mag, ist doch ein guter Einstieg. Wer gut durchgewiegt ist, wird sich dabei erholen und kann sich besser auf einen Ferientag einschwingen. All diese Übungen machen Spaß und können von daher herrliche Urlaubsprogramme abgeben. Ein Urlaub in einem Thermalbad oder in einem Solebad, wo das Schweben im Wasser noch leichter ist, kann zu einem tiefen Erlebnis werden, wenn man in den Wasserwelten seine eigenen Seelentiefen erlebt und sich die vollkommene Entspannung und Schwerelosigkeit regelmäßig gönnt. Nach einigen bewussten Stunden im und vor allem unter Wasser wird man sich wie ein Fisch in seinem Element fühlen. Aber auch ein Tauch- oder Surfurlaub kann zur reinen Freude werden und nebenbei ein ebenso entlastendes wie entspannendes Regenerationsprogramm beinhalten. Er wäre leicht mit entsprechenden Meditationen und Übungen aufzulockern und zu vertiefen.

Andererseits kann so ein Surfurlaub auch zu einem, vom männlichen Pol mit eiserner Hand beherrschten, kräftezehrenden Verfolgungsrennen auf der verzweifelten Jagd nach dem richtigen Wind werden. Die schönsten Urlaubstage im Tiefschnee können durch Ehrgeizprogramme zu einer Art Amoklauf werden und von Anspannung, Stress und nicht eingestandener Angst geprägt sein, wenn man sich in Hänge wagt, wo Lawinengefahr besteht, nur weil man sich Tiefschneeerlebnisse vorgenommen hatte. Unter solchen Bedingungen riskiert man sein Leben, aber sicher nicht, Befreiung zu finden oder die Leichtigkeit des Schwebens zu erleben.

Gerade wenn die Gefahr besteht, zu sehr vom Ehrgeiz gepackt zu werden, sind die angeführten Übungen ideale Unterbrecher und Stresslöser zugleich. Ehrgeiz und das typische Schaulaufen des Ego verhindern wundervolle Erfahrungen sicherer als alles andere. Sich solche Programme abzuschminken, kann allein schon enorm entspannend sein. Gerade in Momenten, in denen man so einen Wahnsinnsanspruch bewusst zusammenbrechen lässt, sind die Chancen groß, schwebende Leichtigkeit zu erfahren.

Aber auch schon ganz einfache Entspannungsprogramme mit fließenden östlichen Bewegungsübungen, wie Tai Chi und Qi Gong, mit geführten Reisen in die eigene Innenwelt und meditativen Bergtouren, Waldläufen oder Radausflügen können mit etwas Bewusstheit in zauberhaft leichte, beschwingte Ferien münden, die wundervolle Erlebnisse schwebender Leichtigkeit möglich machen.

Ausblick

Eigentlich bieten all diese Übungen und Meditationen einen Einstieg ins Loslassen und Geschehenlassen und damit ins Nicht-Tun. Praktisch jede östliche Meditationstechnik zielt auf das Nichts oder Nirwana, auf die Leere, die alles enthält. Auch geführte Meditationen haben keinen anderen Sinn. Sie nehmen lediglich den Intellekt etwas wichtiger und erzählen ihm ausführliche Geschichten, damit er letztlich besser loslassen kann. Für westliche Menschen ist es einfach zu schwer, sich gleich auf das Nichts, die Leere, einzustellen. Also soll eine Geschichte dorthin führen oder ein Mantra, ein besonderer Klang wie die heilige Silbe Om. Natürlich geht es auch hier nicht um den Klang an sich, sondern darum, ihn zu transzendieren. Die Transzendentale Meditation nutzt das Mantra, um es letztlich zu überwinden beziehungsweise zu transzendieren und die stille Seligkeit dahinter zu finden. Das ist das gemeinsame Ziel aller Meditationen. In unserem Meditationsführer[73] haben wir die verschiedenen Übungen, Techniken, Exerzitien und Wege nach den menschlichen Archetypen der Sternzeichen zugeordnet, was sich sehr bewährt auf der Suche nach dem individuell richtigen Weg. So verschieden die einzelnen Ansätze auch sein mögen (und in der Tat sind sie so verschieden wie die Menschen, die sie praktizieren), sie haben dennoch alle dasselbe Ziel: die Einheit. Es geht immer darum, auf die transzendente Ebene dahinter zu gelangen. So gesehen könnte man alle in diesem Buch vorgestellten Maßnahmen auch als einschlägige Tricks verstehen, die uns in diesem Sinne leiten und verleiten, die Ebene zu wechseln.

Es ist die Verführung zum Nichtstun, um in diesem Loslassen alles zu finden, was wir je gesucht haben. Das mag für westliche Ohren verworren klingen, weshalb wir uns auch lieber wissenschaftliche Erklärungsmodelle anhören als östlichen Weisheitslehren zu lauschen. Allerdings zeigt sich mit etwas Abstand, dass die wissenschaftlichen Ansätze immer häufiger bei uralten Erkenntnissen landen. Etwa wenn Forscher herausfinden und aufwändig belegen, wie sinnvoll es ist, das Neugeborene bei der Mutter zu lassen und es zu stillen, zur Geburt ins Wasser zurückzukehren oder die Gebärmütter auch nach den Wechseljahren lieber im Körper zu belassen und den Wechsel nicht mit Hormonen zu unterdrücken, um nur einige der »neuesten« Errungenschaften der Gynäkologie zu erwähnen. Auch dass das aufwendige Senken des Cholesterinspiegels mit chemischen Mitteln nur die Lebenserwartung vermindert, und

---

73 Margit und Ruediger Dahlke: *Meditationsführer*, Darmstadt: Schirner, 2000

manchmal sogar sehr drastisch, bringen uns »neueste« Studien nahe, während andere belegen, wie leistungsfördernd sich der Mittagsschlaf auf den Nachmittag auswirkt. In der Ernährungswissenschaft zeichnet sich nun ab, dass einmal Fleisch pro Woche reichen würde, ganz wie es früher üblich war. Unter dem Strich lässt sich erkennen: Je weiter die medizinische Wissenschaft fortschreitet, desto öfter kommt sie uralten Erkenntnissen auf die Spur, die sie längst den verschiedenen Traditionen hätte entnehmen können. Das hätte uns viel Elend und lange Umwege erspart.

Aus dem, was in der Schulmedizin so schlecht klappt und jeweils langer wissenschaftlicher Umwege bedarf, könnten wir im Bereich der allgemeinen Lebensführung lernen. Wenn hier so uralte Wege wie Wassertherapien, Wiegerituale, Liebeskunst und Meditation empfohlen werden, kann uns das neudeutsch »abturnen« oder auch positiv inspirieren und einstimmen. Das sind Dinge, die sich über Jahrtausende bewährt haben. Alte und neue Wege zum Loslassen entpuppen sich bei näherem Hinsehen allesamt als alte Wege, aber deswegen noch lange nicht als alte Hüte. Die Kundalini-Wiege mag als Gerät neu sein und High-Tech-Teile nutzen, die Idee des Wiegens aber ist so alt wie die Menschheit. Wir können ihr mit Recht einiges zutrauen.

Wir müssen das Rad nicht ständig neu erfinden. Die Vorstellung, dass etwas nur dann wertvoll ist und zählt, wenn es von Wissenschaftlern mit weißer Hautfarbe an bestimmten westlichen Universitäten entdeckt wurde, ist an sich lächerlich, auch wenn unsere Gesellschaft ihr folgt. Die alten Medizintraditionen Chinas, Tibets und Indiens sind unseren neuesten westlichen Errungenschaften mindestens ebenbürtig. Vor allem aber müssen deren Medikamente nicht dauernd wegen Gefährdung von Leib und Leben vom Markt genommen werden. Sie haben ihren Wert in Jahrtausenden zweifelsfrei unter Beweis gestellt, ob westliche oder ausnahmsweise japanische Forscher, die ehrenhalber auch irgendwie als Weiße gelten, das nun belegen können oder nicht.

Wenn wir heute laut Untersuchung der WHO (Weltgesund-
heitsorganisation) die gesündesten Menschen auf der griechischen Insel Kreta finden und danach in anderen mediterranen
Ländern, während die deutschsprachigen Länder irgendwo
weit hinten rangieren, könnte uns das zu denken geben und
den berühmten Groschen fallen lassen. Statt nun den Rotwein
und das Olivenöl auf Krebs und Herzinfarkt verhindernde Substanzen zu untersuchen, sollten wir lieber oder wenigstens auch
den ganzen Zusammenhang sehen. Wer einem mediterranen
Menschen Rotweinpillen andrehen wollte, würde das Problem
sofort erkennen. Denn der würde sicherlich ablehnen und auf
den Genuss hinweisen, den er hat, wenn er seinen Rotwein am
Feierabend im Kreise seiner Mitmenschen trinkt. Auch wenn
die Kreter spätabends essen, viel Wein trinken, große Mengen
Fett in Form von Olivenöl zu sich nehmen, dazu noch ordentlich rauchen und verglichen etwa mit Nordgermanen ziemlich
laut sind, heißt das nicht, dass all diese Dinge an sich gesund
seien, im Gegenteil, sie sind von unserer Wissenschaft allesamt
als ungesund entlarvt worden.

Der entscheidende Unterschied zwischen Kreta und letztlich
dem ganzen mediterranen Süden und uns im höheren Norden ist
die Leichtigkeit des Seins, die Lebenseinstellung. Das hat nichts
mit den objektiven Lebensbedingungen zu tun. Sicherlich läuft
die Wirtschaft in Schweden besser als in Griechenland, aber
der Abend wird nicht in Schweden, sondern in Griechenland
gefeiert. Im Norden gibt es tendenziell gar keinen Feierabend
mehr, wenn auch der Begriff nach wie vor für jene Zeit verwendet wird, wo das Primärelend, die Arbeit, in das Sekundärelend,
den Fernsehabend, übergeht. Man ist unzufrieden mit viel zu
vielem, hat viel zu viel zu tun und besitzt viel zu viel, jedenfalls
viel mehr als die armen Schlucker im Süden. Aber die nehmen
ihren materiellen Mangel vergleichsweise leicht, bleiben locker
und feiern, was sie haben, was immer es gerade ist, und sei es
das Reifwerden der Kirschen oder Erdbeeren.

Es ist diese Stimmung, die uns Nordländer in alljährlichen

Völkerwanderungen von gigantischen Ausmaßen gen Süden pilgern lässt. Wir suchen die Leichtigkeit des Seins. Vom Schweben wagen die meisten dabei schon gar nicht mehr zu träumen. Das *dolce far niente*, das mediterranen Menschen so viel leichter fällt, wird anvisiert, der Gesundheit und der schwebenden Leichtigkeit des Seins zuliebe. Besser aber als der selbst inszenierten Tristesse alle Jahre wieder gen Süden zu entfliehen, wäre es, dort frei zu werden, wo man geboren wurde, wo man lebt und liebt und arbeitet. Wenn die Menschen des Südens ihrerseits auf der Suche nach Arbeit in den Norden pilgern, werden sie dort nicht selten als Ausländer oder Gastarbeiter verachtet. Keiner von unseren Politikern bezweifelt, dass es besser wäre, wenn diese Wirtschaftsflüchtlinge zu Hause bei sich ein Auskommen fänden und nicht gen Norden fliehen müssten, damit sie sich, d.h. ihren Körper ausreichend ernähren können. Wir fliehen aber umgekehrt gen Süden, um unsere Seele zu nähren. Auch für uns wäre es besser, wenn wir zu Hause unser seelisches Auskommen finden könnten.

Dafür müssten wir jedoch unsere Einstellung zum weiblichen Pol der Wirklichkeit ändern, müssten erkennen, dass Regeneration und Entspannung, innere Bilder und spirituelle Erlebnisse genauso zu einem erfüllten Leben gehören wie regelmäßige Arbeit, genügend Geld und ein beschäftigter Verstand. In dem fast gleichzeitig entstandenen Buch Woran krankt die Welt?[74] beschreibe ich, was passiert, wenn der männliche Pol die Alleinherrschaft übernimmt. Wir stehen kurz vor dieser Situation, die zu noch mehr seelischer Verelendung führen wird. Auch wie das geschieht, ist nicht schwer zu entschlüsseln, und schon erkennt man hinter den Phänomenen der Globalisierung, der Vermassung und Vereinsamung, der allgemeinen Beschleunigung und Konzentration dieselbe archetypisch männliche Grundkraft. Dem eine archetypisch weibliche Energie oder Bewegung zum Ausgleich gegenüberzustellen, wäre dringend notwendig.

---

74 Ruediger Dahlke, *Woran krankt die Welt?*, München: Goldmann, 2003

Dass das auch noch so viel Spaß und Lebensfreude mit sich bringt, können wir eigentlich nur dankbar genießen. Die Idee ist unglaublich simpel: Wir machen einfach bei uns Süden und alle gehen hin beziehungsweise bleiben hier und machen mit.

Die Möglichkeiten, so etwas umzusetzen, sind natürlich je nach Lebenssituation ziemlich eingeschränkt, weil der männliche Pol seit drei Jahrhunderten gierig versucht, jedes bisschen Zeit in den Griff zu bekommen und an sich zu raffen – ganz so, wie es Michael Ende in seinem zeitgenössischen Märchen *Momo* kommen sah. Die archetypisch männlichen Zeiträuber-Hits der letzten Jahrzehnte sind Fernseher und Telefon, Fernschreiber und Faxgerät, Computer und Laptop, Handy und GPS, und natürlich die Kombination von Laptop und Handy, die obendrein fotografieren, filmen und mitdenken kann. Damit den Zeitdieben auch kein Quäntchen der kostbaren Zeit mehr entgehen kann und wir in jeder Lebensminute wissen, was zu tun ist.

Wir müssen uns also schon ziemlich genau überlegen, wo wir den Süden unseres Lebens beginnen lassen können. Bei manchen wird sich fast nur noch der Urlaub anbieten, bei anderen vielleicht noch das Wochenende, bei den Glücklicheren auch der Feierabend und einige können es sich vielleicht sogar leisten, morgens, mittags und abends ihrer anderen Seite und dem Glück eine Chance zu geben. Die Nacht müssten aber alle noch frei haben und nutzen können, um sich wiegend einander und sich selbst wieder gewogener zu werden, zumal es durch so eine einfache Aktion wie das Unterlegen von vier Scheiben, die wie fliegende Untertassen aussehen, unter die Bettpfosten möglich ist.

So könnte jedenfalls ein erster Raum für die hier vorgestellten Übungen geschaffen werden, die nichts bringen als Entspannung und Glück. Wenn erst einmal eine kleine Bresche in den Schutzwall aus intellektuellen Argumenten gegen die schwebende Leichtigkeit des Seins und andere Formen des Glücks geschlagen ist, wird alles Folgende leichter. Jeder kennt das

Phänomen: Wenn der Damm erst einen kleinen Riss hat, wird daraus bald ein breiterer werden, und schließlich kommt es zum Dammbruch. Genau deswegen wird sich der schlaue und vernünftige männliche Pol mit allen ihm zur Verfügung stehenden Mitteln gegen so einen Riss schützen, nach dem Motto: Wehret den Anfängen. Im Urlaub und in der Nacht sind die Chancen am besten, denn da gehen ihm noch am ehesten die Argumente aus, ist doch noch in vielen Arbeitsverträgen nicht nur das Recht auf Erholung festgeschrieben, sondern sogar die Pflicht, sich und seine Kräfte zu regenerieren. Hier hätte eine nachhaltige Verlangsamung der Lebensgeschwindigkeit eine Chance.

Wenn erst einmal der Süden in unserem Leben Fuß gefasst hat, wird sich bald ein archetypisch weibliches Lebensgefühl dazugesellen, das sich langsam in unserem ganzen Leben breitmacht. Da wird dann, noch längst nicht immer, aber schon immer öfter ein Wochenende mit südlicher Stimmung infiziert und von dort aus kann die Entspannung allmählich in die Feierabende hineinwachsen. Glücksgefühle werden einsickern, zunächst vielleicht über entspannte Feierabende in die Nächte, und werden in unseren Träumen weiter gedeihen, oder sie wachsen über die wiegenden Nächte hinaus und knabbern die Arbeitstage vom Morgen aus an. Dann wird das Erwachen am nächsten Morgen deutlich genüsslicher ausfallen und das größere Erwachen vorbereiten, das schon den Geschmack der Befreiung haben mag. Und uns wird dämmern, dass wir bisher vielleicht einen wesentlichen Teil des Lebens ausgelassen und verschlafen haben. Aber das macht nichts, denn nun haben wir plötzlich Zeit und Gelegenheit. Und diese macht bekanntlich Diebe, die sich jetzt immer mehr Zeit zurückstehlen. Dadurch wird uns ein Licht aufgehen, in dessen Schein wir erkennen, was das Leben wirklich lebenswert machen könnte. Doch dieses Licht wird nur ein Vorbote jener Erleuchtung sein, der wir – irgendwann – auf keinen Fall entkommen werden.

Egal wo wir anfangen, wenn wir anfangen, wird in unserem Leben ein Feld der Leichtigkeit entstehen und die Dinge werden mit links gehen. Das wird andere anstecken und anregen zum Umdenken und so schon in die Nähe der Erfahrung schwebender Leichtigkeit des Seins führen. Statt in Konkurrenz mit ihnen zu gehen, könnten wir ihnen helfen, es sich und uns und letztlich allen leichter zu machen.

Adressen

1. Informationen über Seminare zur Leichtigkeit des Schwebens, zu Fasten, Wassertherapien und verbundenem Atem und darüber hinaus, sowie Ausbildungen von Ruediger Dahlke: Heil-Kunde-Institut Graz, A-8151 Hitzendorf, Oberberg 92; Tel.: 0043 (0) 316-7198885 Fax: -7198886, www.dahlke.at, E-Mail: info@dahlke.at

2. Informationen bezüglich Psychotherapien und Wochenendseminaren: Heil-Kunde-Zentrum
D-84381 Johanniskirchen
Tel: 0049 (0) 8564-819, Fax: -1429
www.dahlke.at, E-Mail: HKZ-dahlke@t-online.de

3. Informationen bezüglich Wassertherapien bei folgenden Adressen:
Deutschland: IAKA, D-79112 Freiburg, Christhahlenweg 27;
Tel.: 0049 (0) 7665-9423 10, Fax: -9423 11

Österreich: IAKA, A-8042 Graz, Prof. F. Spathring 27/24;
Tel: 0043-316-473077

Aqua-e-motion, Dorothea Neumayr
Sackengut 9, A-5020 Salzburg
www.dorothea-neumayr.com

Schweiz: IAKA, Peter Schröter, CH-3054 Schüpfen,
Postfach 92; Tel.: 031-8721818, Fax: -8791806
Weltweit: Waba, www.waba.edu
E-Mail: info@waba.edu; Tel.: 001-707987-3834,
Fax: -9638

4. Thermen Hotel Garden, in dem unsere Wasser-Seminare und -Ausbildungen stattfinden:
I-35036 Montegrotto Terme/Padova;
Tel.: 0039-049-8911699, Fax: -8910182
E-Mail: garden@gardenterme.it

5. Kundalini-Wiegen, Vibrations- und Schüttelgeräte:
Heil-Kunde-Institut Graz, A-8151 Hitzendorf,
Tel.: 0043-316-719888-5, Fax: -6;
www.heilkundeinstitut.at, E-Mail: info@dahlke.at

6. *Take-me* – Rohkost zur Hebung des Serotoninspiegels:
www.heilkundeinstitut.at

7. Orgon-Produkte
zu beziehen unter:
Jentschura Int. GmbH
Dülmener Straße 33
D-48163 Münster
Tel.: +49 (0) 25 36 - 33 10-0
Fax: +49 (0) 25 36 - 33 10-10
E-Mail: info@p-jentschura.de
www.p-jentschura.de

8. Holistic Pulsing: Holistic Pulsing Zentrum:
Eisenhüttelgasse 79, A-2380 Perchtolddorf;
Tel.: 0043-1-8651699
E-Mail: office@holistic-learning.at

9. Sleepy – schwingende Betten für Babys, Kinder und Erwachsene:
Inventure License AG
Fax: 0041-43-3554049; www.IL-AG.ch;
E-Mail: info@il-ag.ch

10. Kristallsalz-Floating:
www.kristallsalz-floating.de
Tel.: 08152-925650

Tanks in Deutschland:

www.floatbase.de
- Frankfurt

www.float.de
- München (3x)
- Regensburg
- Tübingen
- Hamburg
- Potsdam
- Zürich

www.samudra-cologne.de
- Köln
- Bad Dürrenberg – Sole-Spa Thalheim
- Bad Honnef – Ressler Vital
- Bad Oberdorf – Alpenlandhotel Hirsch
- Bad Oeynhausen – Eigenzeit
- Bad Reichenhall – Mountainfloat
- Bad Zwesten – Haus Ebersberg
- Bergisch Gladbach – Konzept Körper
- Berlin – Centrovital
- Berlin – Float Berlin
- Berlin – Float Store
- Berlin – Goldmuschel Floatarium
- Berlin – Liquidrom
- Berlin – Tranxx
- Binz – Hotel Ceres
- Bonn – Massagepraxis Becker

- Dortmund – Insight
- Dortmund – easy float
- Dresden – Schwebebad Dresden
- Ebertsheim – Samadhia
- Egglham – Wampendobler Paradies
- Elmau – Schloss Elmau
- Erfurt – Floatsensation
- Essen – diPura
- Frankfurt – floatbase
- Füssen – Hotel Bergruh
- Gerlingen – Institut Walker
- Gießen – Schwebebad Gießen
- Grünwald – Naturheilpraxis Herrmann & Saunders
- Haibach – Joachim Breid
- Hamburg – float and relax
- Hannover – Floating Hannover
- Holzkirchen – Ozeanien
- Immenstadt – Floating 2000
- Kolbermoor – Optymed
- Köln – Samudra
- Leipzig – Floatzone
- Leipzig – Sinneswandel
- Lübeck – Float Welle
- Lüneburg – Kurzentrum
- Madlitz – Gut Klostermühle
- Mainz – Anam Jost
- Massing – Wellness Insel
- Merching – Institut Soleil
- München – float (3x)
- München – Float Spa
- München – Naturheilpraxis Münzel
- München – Privatpraxis Dr. Inoka
- München – Zu Frieden
- Münster – Callalinia
- Nürnberg – Lotusbad

- Oberursel – Schwebebad Oberursel
- Ostseebad Zingst – Hotel Meerlust
- Passau – Erlebnisbad
- Potsdam – Wellnest
- Quedlinburg – Balnoleum
- Regensburg – float
- Rosenheim – Floatana
- Rügen – Hotel Zur Linde
- Saalfeld – co.med
- Schwenningen – Wellness Studio Elena
- Singen – Recreo
- Soest – Kristallsee
- Staufenberg – Samadhi-Bad-Kassel
- Tübingen – float
- Waren (Müritz) – Villa Margarete
- Weiterstadt – Fitness Relax Etage
- Wetzlar – Samadhitank
- Wörrstadt – Iris Klein

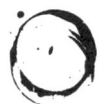

Veröffentlichungen von Ruediger Dahlke

Detaillierter zu finden auch unter www.dahlke.at

Krankheit als Sprache der Kinderseele,
(mit Vera Kaesemann), München: Bertelsmann, 2009, Goldmann TB,
2010
Schwebend die Leichtigkeit des Seins erleben, (erweiterte und neu
bearbeitete Auflage), Darmstadt: Schirner, 2009
Die Psychologie des Geldes, Buch und CD, München:
Nymphenburger, 2008, Goldmann TB, 2011
Das große Buch vom Fasten, München: Goldmann, 2008, TB 2010
Körper als Spiegel der Seele, München: GU, 2007, TB 2009

Krankheit als Symbol, (erweiterte und neu bearbeitete Auflage),
München: Bertelsmann, 2007

Depression, Wege aus der dunklen Nacht der Seele, München:
Goldmann, 2006, TB 2010

Die Notfallapotheke für die Seele, Heilende Wahrnehmungsübungen
und Meditationen, Buch und CD, München: Nymphenburger, 2007

Vom Essen, Trinken und Leben (mit Dorothea Neumayr),
Stuttgart: Haug, 2007

Das große Buch der ganzheitlichen Therapien,
München: Integral, 2007

Meine 50 besten Gesundheitstipps, München: Heyne, 2008

Richtig essen, Der ganzheitliche Weg zu gesunder Ernährung,
München: Knaur, 2006, TB, 2008, Darmstadt: Schirner, 2011
unter dem Titel: **Essens-Glück**

Schlaf – die bessere Hälfte des Lebens, München: Integral, 2005

Meditationsführer – Wege nach innen, Darmstadt: Schirner, 2005

Worte der Heilung, Darmstadt: Schirner, 2005

Von der Weisheit unseres Körpers, München: Droemer Knaur,
2004, TB 2007

Fasten Sie sich gesund, München: Hugendubel, 2004

Aggression als Chance, München: Bertelsmann, 2003, Goldmann
TB,2006

Entschlacken – Entgiften – Entspannen, München: Hugendubel, 2003

Woran krankt die Welt, München: Riemann (HC), 2001, Goldmann
(TB), 2003

Krankheit als Sprache der Seele – Be-Deutung und Chance der
Krankheitsbilder, München: Goldmann, 1992, TB 2008

Mandalas der Welt, München: Hugendubel, 1985

Arbeitsbuch zur Mandalatherapie, München: Hugendubel, 1999

Frauen-Heil-Kunde: Be-Deutung und Chance weiblicher
Krankheitsbilder (mit Margit Dahlke, Prof. Dr. Zahn) München:
Bertelsmann, (HC) 1999, Goldmann (TB), 2003

Lebenskrisen als Entwicklungschancen, München: Bertelsmann
(HC) 1995, Goldmann (TB), 1999

Der Weg ins Leben – Schwangerschaft und Geburt aus spiritueller Sicht (mit Margit Dahlke und Prof. Dr. Zahn), München: Bertelsmann, 2001, Goldmann TB, 2003

Krankheit als Weg – (mit Thorwald Dethlefsen), München: Bertelsmann, 1983, Goldmann TB, 1998

Reisen nach Innen – Geführte Meditationen auf dem Weg zu sich selbst, München: Heyne, 1998, Heyne TB 2003

Das senkrechte Weltbild, (mit Nicolaus Klein), München: Hugendubel (HC), 1986, Berlin: Ullstein (TB), 2005

Mandala-Malblock – München: Neptun Media, 1985

Die wunderbare Heilkraft des Atmens – (mit Andreas Neumann), München: Integral, 2001, Heyne TB 2009

Habakuck und Hibbelig – Das Märchen von der Welt – München: Heyne TB, 1987

Säulen der Gesundheit – (mit Baldur Preiml und Franz Mühlbauer), München: Irisiana, 2000

Wege der Reinigung, (mit Doris Ehrenberger), München: Hugendubel, 1999

Drei Mandala-Malblöcke, München: Hugendubel 1999

Hermetische Medizin – (Dahlke, Papus, Paracelsus), AAGW, D-76547 Sinzheim

Die Psychologie des blauen Dunstes – (mit Margit Dahlke), München: Droemer-Knaur, 2000

Gewichtsprobleme, München: Droemer-Knaur, 2000

Herz(ens)probleme, München: Droemer-Knaur, 2000

Verdauungsprobleme, (mit Robert Hößl), München: Droemer-Knaur, 2001

CDs

Das Gesetz der Polarität, München: Goldmann-Arkana-Audio), 2009

Das Gesetz der Anziehung, München: Goldmann-Arkana-Audio, 2009

Das Bewusstseinsfeld, München: Goldmann-Arkana-Audio, 2009

Geführte Meditationen auf CDs

Bei Goldmann-Arkana-Audio, Text und Sprache: Ruediger Dahlke, Musik: Claudia Fried und Bruce Werber,

Selbsthilfe-Programme (CD und Taschenbuch) zu den Themen: Angstfrei leben, Mein Idealgewicht, Rauchen, Entgiften – Entschlacken – Loslassen, Tinnitus und Ohrgeräusche.

Reihe »Heil-Meditationen" Goldmann Arkana Audio: Allergien, Angstfrei leben, Ärger und Wut, Bewusst fasten, Den Tag beginnen, Depression – Wege aus der dunklen Nacht der Seele, Der innere Arzt (Doppel-CD), Die 4 Elemente, Elemente Rituale (Doppel-CD), Energie-Arbeit, Entgiften-Entschlacken-Loslassen, Frauenprobleme, Ganz entspannt, Hautprobleme (Doppel-CD), Heilungsrituale (2 CDs), Herzensprobleme, Kopfschmerzen, Krebs, Lebenskrisen als Entwicklungschance, Leberprobleme, Mandalas, Mein Idealgewicht, Naturmeditation, Niedriger Blutdruck, Partnerbeziehung, Rauchen, Rückenprobleme, Schattenarbeit, Schlafprobleme, Schwangerschaft und Geburt, Selbstliebe, Selbstheilung, Sucht und Suche, Tiefenentspannung, Traumreisen, Verdauungsprobleme, Visionen, Vom Stress zur Lebensfreude.

Kindermeditation: Märchenland
CD bei Schirner: Ich bin mein Lieblingstier

CDs bei Integral: 7 Morgenmeditationen, Die Leichtigkeit des Schwebens, Erquickendes Abschalten mittags und abends, Schlaf – die bessere Hälfte des Lebens, Schutzengel-Meditationen, Die Heilkraft des Verzeihens

CDs bei LangenMüller: Die Psychologie des Geldes, Die Notfallapotheke für die Seele

Hörbuch-CD bei Hoffmann und Campe: Der Körper als Spiegel der Seele

Vorträge auf CD im Rhythmus-Verlag: Der innere Arzt, Gesetze des Lebens, Seelische Verletzungen, Visionen.

Rhytmus-Verlag, Hofmarktstraße 27, D-84381 Johanniskirchen, Tel.: 0049 (0) 8564-940747, Fax: -919145, E-Mail: info@rhythmusverlag.de

Vorträge/Tagesseminare auf CD, Video und DVD:
Bei Auditorium Netzwerk
Bernd Ulrich
Hebelstraße 47
D-79379 Müllheim-Baden
Tel. +49 (0)7631 - 93 869 0
Fax +49 (0)7631 - 93 869 29
Email: info@auditorium-netzwerk.de
Depression, Kopfschmerzen, Angst, Gewichtsprobleme
Vortragsvideos: Woran krankt die Welt?, Die Leichtigkeit
des Schwebens, Bedeutung der Rituale in Vergangenheit
und Gegenwart, Deutung und Be-deutung von Krankheitsbildern,
Reifungskrisen des Lebens, Moderne Reinkarnationstherapie,
Erfahrungen aus 20 Jahren

Weitere Informationen finden Sie unter:
http://www.dahlke.at/veroeffentlichungen/veroeffl.php

Dank

Meine Tochter Naomi hat mir die Chance geschenkt,
sie länger in den Schlaf zu wiegen als andere Kinder,
sie öfter auf meinen Schultern durchs Leben zu schaukeln,
als ich es mir erträumt hatte …

Mein Dank für Anregungen und Inspirationen gebührt
Eckhard Graf sowie den Mitarbeitern
im Heil-Kunde-Zentrum Johanniskirchen
Freda Jeske, Christa Maleri, Anja Schönfuss
und Claudia Fried.

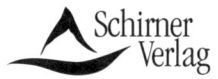

Ebenfalls vom Autor im Schirner Verlag erschienen

Ruediger Dahlke
Essens-Glück
Ernährung von der körperlichen
bis zur spirituellen Dimension
mit Rezepten von Dorothea Neumayr
408 Seiten, ISBN 978-3-8434-1001-4

»Essens-Glück« zeigt die Kunst, Ernährung und Lebensgenuss zusammenzubringen und auf diese Weise die Gesundheit zu stärken und eine positive Lebenseinstellung zu aktivieren. Ruediger Dahlke bündelt in diesem Buch seine auf über 30 Jahren als Arzt beruhende Erfahrung und zeigt anschaulich, was sich hinter Begriffen wie Ausgewogenheit, Vollwertig, Säure-Basen-Gleichgewicht und typgerechter Ernährung verbirgt. Das Buch bietet einen Überblick über verschiedene Ernährungsformen – von Trennkost über Vegetarismus bis hin zur Lichtnahrung –, analysiert unterschiedliche Diäten und beschreibt, wie einzelne Nahrungsmittel den Körper und das Wohlbefinden beeinflussen können.

Ruediger Dahlke
Arbeitsbuch zur Mandala-Therapie
30 Jahre im Kreis der Mandalas
Mit 166 Mandalas zum Ausmahlen
304 Seiten, ISBN 978-3-89767-682-4

Mit diesem Werk bekommt der Leser ein spirituelles Mal- und Meditationsbuch für Jung und Alt an die Hand – zum Finden der eigenen Mitte und zur Aussöhnung mit den grundlegenden Themen des Menschseins. Dieses Buch spiegelt die 30-jährige Erfahrung des Autors mit der Mandala-Therapie wider und bietet eine Fülle neuer Mandala-Darstellungen aus verschiedensten Kulturen, Zeiten und Bereichen des Lebens. Übungen bekommen ebenso Raum wie einfache Rituale der Zentrierung.

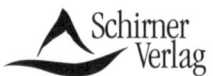
Schirner
Verlag

Ebenfalls vom Autor im Schirner Verlag erschienen

Ruediger Dahlke
Worte der Heilung
144 Seiten, ISBN 978-3-89767-876-7

In diesem Büchlein versorgt Sie Dr. Ruediger Dahlke mit Worten – und zwar auf die gleiche Weise, wie ein guter Heilpraktiker homöopathische Mittel verabreicht: in kleinen, höchst heilsamen Dosen.

Ruediger Dahlke
Worte der Dankbarkeit und des Vertrauens
144 Seiten, ISBN 978-3-8434-1009-0

Urvertrauen. Der Dank für die kleinste Blume.

Lassen Sie sich von den Worten Dr. Ruediger Dahlkes in die Welt der kleinen und großen Dinge des erfüllten Lebens geleiten – in die Facetten von Dankbarkeit und Vertrauen.

Ruediger Dahlke
Ich bin mein Lieblingstier (CD)
Entspannung und Fantasie für Kinder
72 Minuten, ISBN 978-3-89767-853-8